자연치유학

Introduction to Naturopathy

저자; 이 응철 고 은애 이 형환

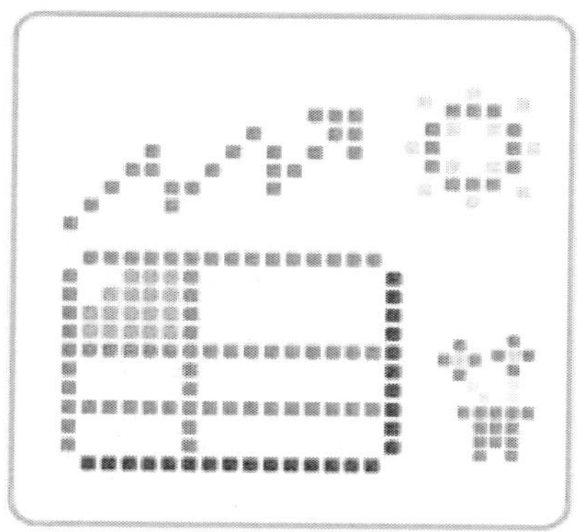

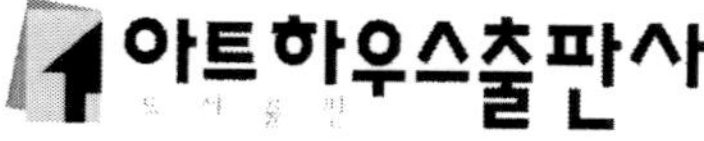

| 서문 | Epilogue

현대는 잘못된 섭생 등에서 비롯한 생활 습관 병이 주류를 이루는 이른바 만성병의 시대이다. 자연치유는 인간의 모든 질병의 근원은 전적으로 인간의 어리석음과 마음에 원인이 있고 '자연은 인간을 위하여 최선을 다하고 있다.'고 믿음에서 출발한다. 자연치유는 자연과 인체를 기계와 같은 고정된 실체로 보지 않으며 한순간도 정지하지 않고 변화해가는 역동적인 흐름으로 이해하고 자연과 인체는 수많은 요소가 통합된 생명 단위로서 마음과 정보, 자연치유력 등을 매개로 어우러진 전일적(全一的)인 에너지체로 본다.

질병을 보기보다는 먼저 사람을 보아야 하며, 특히 생활 습관병이 주류를 이루는 현대인의 질병을 치유하고 건강을 회복하기 위해서는 자연치유시스템을 중심으로 이를 활용하여 자연치유력을 증대시키는데 최대의 목표를 삼아야 한다. 히포크라테스는 "자연이 병을 치료하는 의사"라는 위대한 명제를 남겼으며, 본디 자연(*physis*)이라는 용어에서 의사(*physician*)라는 단어가 유래하였다. 이는 인체의 본성인 자연치유력이 질병을 치유시키고 건강을 유지시켜 주는 의사라는 의미로 해석 할 수 있으며, 자연현상을 축소하고 각종 독성물질, 화학물질사용, 수술 등 자연과 배치, 역행하여 공격적인 방법을 감행하는 치료에 급급한 오늘날의 제도권 의료에 시사 하는 바가 크다.

의술은 시대의 조류와 문화가 상호 교류함에 따라 전승되고 변화 발전해 왔으며 지역마다 문화권에 따라 서로 다른 형태가 존재해 왔다. 고대 그리스 의학, 이집트의학, 인도의 아유르베다(Ayurbeda)의학, 중국의학, 이슬람의 아랍의학, 한국의 침술과 한의학 등이 지역적인 문화권을 형성하고 나라별 자연환경과 풍토 자원의 영향을 받아 독자적으로 발전해 왔고, 중국의학만 보더라도 북방과 남방, 동방과 서방 등 각 지역에 따라 다양한 양상과 서로 다른 방식 및 형태가 존재한다. 인류는 전통적으로 이러한 의술을 발전시키고 발달하는 과정에서 무속, 종교, 예술, 철학, 과학 등을 도구로 사용하여 왔다.

정신문화권이라고 할 수 있는 동양에서는 의술에서도 철학적 형이상학적인 사고로 지식을 축적해왔으며 서양에서는 물질문화의 극치라고 할 수 있는 과학과 기술로 발전시켜 과학적 객관적 사고로 의료체계를 구축하여 오늘날 현대 의학의 기틀이 마련되었다. 20세기 산업화 사회를 거쳐 물질문명이 극도로 발달된 현대에 이르기까지 서구과학은 절대적 존재로 믿음을 지니게 되었고, 의학도 우리의 전통적인 의술을 밀어내고 이러한 서양의학이 주류를 차지하게 되었다. 하지만 자연치유에 대한 세계적인 재조명과 인식의 변화에 따라 지금은 우리의 고유한 전통의술들도 다시 그 가치를 인정받고 부상하고 있다. 양자물리학의 발전과 함께 사람이 몸과 마음으로 되어있듯이 우주도 마찬가지로 되어있을 것이라는 생각이 확산되어 서구의 물질론적 세계관에 새로운 패러다임을 낳게 하였으며, 우리가 실체로 여기는 이 세계도 상대적으로 존재한다는 의미에서 허상에 지나지 않는다는 동양의 전통사상을 서양에서도 관심을 갖게 하는 계기를 마련하였다.

과거 지난 세기까지만 해도 인류는 세균감염에 의한 질병과 사망원인이 가장 높았지만 현재는 공해 물질과 환경오염과 영양 불균형 스트레스와 잘못된 생활습관에서 비롯된 각종 질환, 자살 등에 의한 사망이 대부분이며 세균감염에 의한 경우는 불과 3%에 지나지 않는다. 따라서 의학은 인간과 자연환경을 하나로 보는 넓은 시각에서 질병을 바라보아야 할 시기에 도래하였다. 역증적인 방법을 주축으로 한 서양의학이 자연현상을 축소하고 각종 독성물질, 화학물질사용, 수술 등 공격적인 방법을 감행하는 치료법에 급급한 결과 다른 쪽의 부작용으로 인해 질병이 악화되고 오히려 더 심각한 상태에 이르는 경우가 다반사이므로 이는 분명히 실패한 의학일 수밖에 없다.

오늘날 대체의학, 또는 보완대체의학이 부상한 원인은 이러한 현대 의학에 내재된 커다란 문제점이 드러났기 때문이라고 할 수 있으며, 현대 의학은 현재와는 다른 새로운 보완대체의학, 자연치유학을 의료에 편입시켜 환골탈태하고 자기수정의 길을 가야만 할 것이다. 작금에 현대의학의 중심이 급성에서 만성으로, 예방과 건강증진으로 선회하면서 현대 의학의 장점과 보완대체의학, 자연치유학의 장점을 통합하는 새로운 통합의학이 모색되고, 의료현장에서 의사와 자연치유사가 협력하는 통합의학협의체가 구성된 것은 매우 고무적인 현상이 아닐 수 없다.

20세기 후반에 이르러서 서구의 과학자들은 동양사상에 눈을 돌려 물리학과 기(氣) 혹은 도(道)의 관계, 음양오행과 주역 등 동양의 정신을 진지하게 연구하게 되었다. 양자물리학에서 소립자의 발견은 동양의 사상과 우주관을 더 과학적으로 증명해준 것으로 나타난다. 끊임없이 회전하며 진동하는 에너지장으로서의 성질을 가진 이들 소립자는 파동과 에너지로, 이는 다시 말해서 기(氣)로서 이루어졌다는 것을 현대과학의 힘으로 밝혀준 것이다. 기의 존재와 몸과 마음이 서로 영향을 주고받는 관계에 있음을 깨닫게 되었으며 우리 몸과 마음이 서로 독립적인 존재라는 데카르트의 주장은 맞지 않는다는 사실 또한 입증되었다.

데카르트(R. Descartes)는 물질과 마음을 분리된 존재로 간주하고 마음이란 재현성이 없고 구체적인 수치로 나타내기 어려우므로 과학기술의 연구대상이 아니라고 보았다. 오늘날 양자물리학 등에서 그의 주장이 틀린 것임이 과학적으로 입증되었다. 인체는 비선형적이며 나선형구조로 조직체가 개방시스템으로 구성되어, 분자 내부에서 에너지장은 빠른 회전운동(vortex)을 함으로써 우주의 에너지장과 연결하여 우주의 에너지를 흡입한다. 자연치유는 인간과 우주, 자연, 환경을 유기적인 관계의 대상으로 보고 총체적 전인적으로 치유하며 신이 인간을 위해 예비한 최선이자 최고의 치료원리이다.

살아온 역사만큼이나 질병과 투쟁하여 왔지만 여전히 인류는 각종 질병에 시달리고 있으며, 건강과 질병과의 관계는 인간과 생활양식, 자연환경, 문명구조, 대중의식 등 수많은 차원과 요소가 그물처럼 연결되어 나타나는 다차원적인 현상이다. 앞으로의 의학은 하나의 유기체적인 관점에서 이루어지는 통합의학, 총체적 의학으로 이는 자연과 인간, 개인과 사회 전체 및 더 나아가 생태계 전체의 총체적인 건강을 유지시키는 자연치유학(自然治癒醫學)이 중심이어야 한다. 그동안 많은 독자에게 관심을 받았던 본서가 개정판을 내게 되었으며 본 책자의 발간이 우리나라의 의학의 새로운 시각과 지혜를 발전시키는 작은 초석이 되길 바란다.

2021년 개정판을 내며
저자 드림

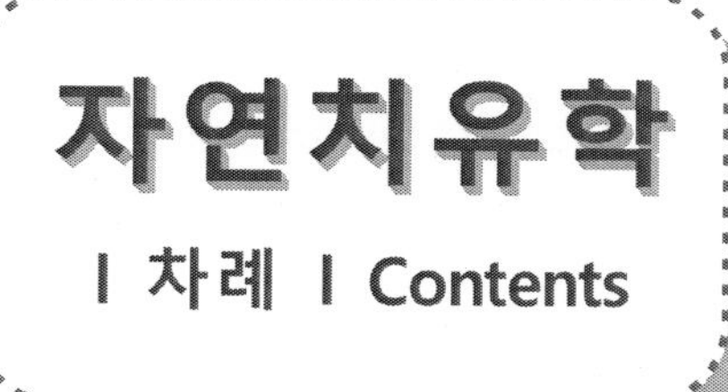
자연치유학
I 차례 I Contents

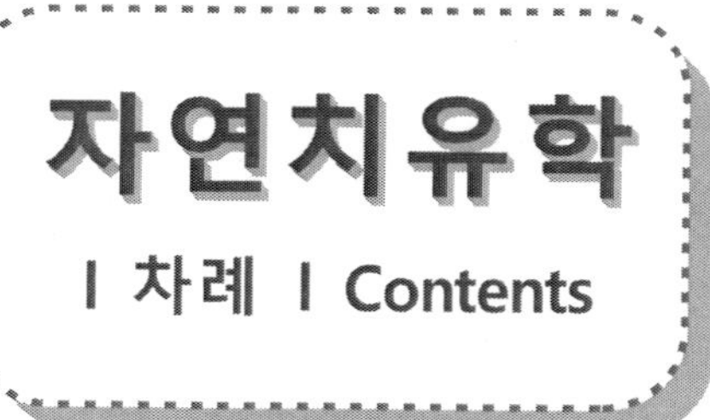
자연치유학
| 차례 | Contents

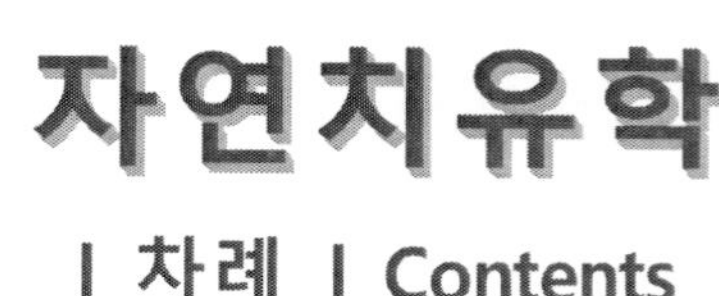
자연치유학
I 차례 I Contents

chapter

01

자연치유의 이해

『 건강과 질병과의 관계는 생활양식, 자연환경, 문명구조, 대중의식 등 수많은 차원과 요소가 그물처럼 연결되어 나타나는 다차원적인 현상이다. 우주는 근본적으로 하나이고, 어떤 하나의 객체는 다른 모든 것과 연계된 것이라는 홀리즘(Holism)을 기본으로 한 자연치유는 인간의 몸과 마음과 정신 및 자연 환경을 유기적인 관계의 대상으로 보는 최선의 치료원리이다. 』

Chapter 01

Part 01

보건의료와 건강문화

예로부터 인류공통의 소원은 不老長生이라고 하며, 그 소원을 만족시키는 지표가"건강"이라고 한다. 인간은 누구나 건강하고 행복하게 살기를 원하고 있으며 이를 위한 노력 또한 꾸준히 지속되어오고 있다. 최근에 건강증진에 관한 국민의 관심과 요구가 증가하고 있으며, 많은 국가에서 보건의료 분야에 정책과 투자를 늘려가고 있는 추세이다. 또한 경제성장과 과학의 발달로 건강의 목표가 단순히 생존기간의 연장이 아니라 삶의 질(Quality of Life)의 향상과 질병예방을 위한 건강정책과 건강문화가 확산되고 있다. 즉 수명연장을 위한 단순한 치료(cure)의 기능 뿐 아니라 건강수명을 연장.유지시키는 관리(care)역할의 의료시스템에 대한 요구(needs)도 높아지고 있다.

오늘날 건강문제는 감염성질환이나 열악한 환경위생으로 인한 위험보다는 인간의 잘못된 생활습관(Life Style)과 인구의 고령화에 따른 만성퇴행성질환 등 발병의 원인과 질병의 형태가 변해가고 있다. 즉, 잘못된 식생활이나 운동부족 및 휴(식)양, 과도한 음주나 흡연 등으로 인한 암, 뇌혈관질환 및 당뇨병, 고지혈증, 치매 등과 같은 만성질환이 급증하고 있다[1]. 또한 건강문제는 단지 개인의 문제에만 국한된 것이 아니고 전체 국가경제 비용손실로 이어지기 때문에 국민건강증진에 적극적으로 관심을 가져야 한다고 생각된다. 따라서 건강은 건강문화가 선행과제로서 이루어져야 한다고 생각된다. 즉 건강문화는『인간의 건강』,『사회

1) 松本千秋、健康行動理論の入門書、医歯薬出版、2002.이응철 역, 건강행동이론의 입문, 야스미디어, 2007

의 건강』, 『환경의 건강』을 중심으로 한, 전 인류의 삶의 질 향상을 위한 모든 과정이나 활동이 주체가 되어야 한다. 인간의 수명, 건강관리, 보건복지, 의료시스템, 질병예방(관리)측면의 개발은 물론 사회병리적인 건강 및 쾌적한 환경 등의 균형 (homeostasis:항상성), 특히 인간만 건강하면 모두가 괜찮다는 인식에서 건강이란 인간과 사회 그리고 자연과 조화롭게 어우러져야 한다는 시민들의 건강에 대한 의식변화를 가져다줌으로서 스스로 건강한 지역사회를 개발하는 건강문화 조성을 기대할 수 있다[2].

건강이란 단어에는 생물학적 건강, 심리학적 건강, 사회학적 건강의 공간적 차원의 다른 요소가 포함되어 있는 것과 동시에 어제의 건강, 오늘의 건강, 내일의 건강, 장래의 건강이라는 시간적 차원의 요소가 포함되어 있다. 이러한 관점에서 볼 때 인류의 역사는 질병과의 싸움이라고 해도 과언이 아닐 정도로 질병과의 투쟁을 해 왔으며 현재도 수많은 질병의 퇴치를 위해 싸우고 있다. 물론 대부분이 현대의학과 한의학 등에서 이루어지고 있다. 그러나 최근, 많은 질병들이 현대의학으로만 치유가 불가능하다는 인식이 높아져 가고 있는 것도 사실이다. 특히, 세계보건기구(WHO)는 미래의 인류건강은 현대의학과 자연치유(自然治癒: Naturopathy)[3] 즉, 통합의학에 의존할 수밖에 없다는 연구 결과를 발표하였으며, 미국의 경우 연방예산을 할애하여 그 연구에 박차를 가하고 있다고 한다. 또한 최근 보건의료 현장에서 자연치유적인 의료와 함께 다양한 치료방법을 포함한 전인적이며 통합적인 치료체제의 요구가 세계적인 추세이다. 그 이유는 자연치유가 그 동안 쌓아온 경험적인 신뢰성과 경제성, 개개인의 수용성, 그리고 의료요구의 다양성 때문이라고 생각되며, 또한 자연치유란 인간의 온갖 질병과 고통을 신체가 본래 가지고 있는 자연치유력을 이용해서 건강을 유지하고 질병을 치료하기 때문일 것이다. 즉 인체의 면역기능과 회복능력을 증진시켜주는 여러 가지

2) 畑 栄一、土井由利子、行動科学、2003 . 이응철 역, 행동과학과 건강, 야스미디어, 2007

3) 일반적으로 **"자연치유(自然治癒,자연치료의학, 자연치료요법 등으로도 불리어지고 있음)"**는 보완대체의학 또는 전통의학의 범주에 포함시키는 경향이 있으나, 본문에서의 **"자연치유"**의 의미는 인간의 건강증진과 질병예방 및 치료를 위한 모든 의료시스템(현대의학, 한의학, 전통의학, 통합의학, 전인치유, 보완대체의학, 전승의학, 민족의학 등)을 활용한 치료와 치유를 포함한다. 즉 인체의 면역기능과 회복능력을 증진시켜 주는 다양한 의료자원 통하여, 환자를 전인적인(Holistic) 인간으로서 질병의 신체 부위만 치료하는 것이 아니라 정신적, 사회적, 환경적인 부분까지 관찰하여 조화로운 치료를 추구하는 것이다.

"자연치유"란 인간의 온갖 질병과 고통을 다양한 의료자원을 통해 신체가 본래 가지고 있는 **자연치유력**을 높이고 유지시켜 건강증진과 질병예방 및 치료를 하는 분야이다. 그리고 본 논문에서는 현대의학 이외의 보완대체의학 등은 자연치유와 병행하여 사용한다.

자연적인 접근방식을 동원하여, 환자를 전인적인 인간으로서 질병의 신체 부위만 치료하는 것이 아니라 정신적, 사회적 , 환경적인 부분까지 관찰하여 조화롭게 치료하는데 기인한다고 생각한다.

1. 건강문화론

1-1. 건강의 개념

『건강』이란 용어는 건전함과 신체의 전체성을 지칭하는 의미로서 A.D.약 1000년경의 문헌에 구 영어 “hoelth"로 나타나기 시작했으며, 그 시대의 문학에서는 신체적 능력, 재치, 지성, 영적구원 등의 인간성의 한 부분으로 나타내는데 사용되었다고 전해지고 있다. 초기의 『건강』개념은 주로 신체적 완전함과 결부되어 이해되었고 19세기 중엽에 이르기 까지도 현재 우리가 알고 있는 “정신건강”이라는 개념은 존재하지 않았었다. 19세기 중엽 이후 심신(정신건간)의 개념이 포함되기 시작되었다. 그리고 1948년 이후에 발표된 세계보건기구(WHO)[4]의 건강의 정의가 생활개념으로 확대되어 짐으로써 넓게 인식되고 자주 인용하기 시작 했다.

" Health is a dynamic state of complete physical, mental, social and spiritual well-being and not merely the absence of disease or infirmity " . 즉, ‘건강 (健康: Health)이라는 것은 단지 질병이 없고, 허약하지 않을 뿐만 아니라 신체적 (身體的: Physical), 정신적 (精神的: Mental), 사회적 (社會的: Social), 그리고 영적 (靈的: Spiritual)[5]으로 완전무결한 상태’를 말한다. 다차원적이며, 삶의 모든 측면 (생물, 심리, 사회)을 포함하여 고려되어야 하며, 건강은 질병의 부재가 아니다[6].

또한 고이즈미[7]는 건강을 객관적인 건강과 주관적인 건강이 있으며, 건강을 접근할 경

4) WHO Basic Documents: Constitution(Geneva: WHO,1948). 1.
5) WHO에서 2002년도에 추가한 사항이다. 영적인 건강이란 믿음을 전제로 한 종교적 신앙심을 의미한다.
6) 김석범. "보완대체의학과 통합의학." (영남대의과대학원석사학위논문,2001). 2-3.

우 양자를 구별해서 생각해야 한다고 지적하였다. 그리고 「『상태』로서의 건강」,「『가치』로서의 건강」,「『자기표현』로서의 건강」, 의 3가지 측면을 제시했다. 「『상태』로서의 건강」이란 인간은 환경에 영향을 많이 받기 때문에 어느 때는 건강하고, 어느 때는 건강하지 못한 경우도 있다. 즉 물이 온도라는 환경에 의해서 수증기가 되기도 하고, 물이 되기도 하고, 얼음이 되기도 하는 것처럼 건강이라고 하는 상태도 환경의 영향에 따라 변화는 것이다. 「『가치』로서의 건강」이란 건강은 가치가 있기 때문에 그 가치를 손에 넣기 위해서 인간은 많은 노력을 해 왔다.「『자기표현』로서의 건강」이란 질병이나 장애가 있어도 스스로 열심히 살아가려고 하는 것이 인간이 가진 건강관이다. 그리고 중국을 중심으로 한자를 사용하는 지역 (중국대륙, 한국, 대만, 일본 등)의 에서는『養生(양생)』이라는 개념이 현대의 건강 개념과 같이 사용되었다. 양생이론은 중국 전국시대 (B.C. 550-300)에 파생한 여러 사상 즉, 공자, 맹자, 장자, 여씨춘추(呂氏春秋) 등에서 나타나고 있다. 이러한 초기의 양생은 주로 지식층에서 신봉했으며, 신체적 및 정신적인 안정을 도모하고, 자연의 법칙에 따라서 자율적인 생활을 이상으로 하는 인간 철학의 원리였다. 일반적으로 양생의 내용을 크게 나누면 양형(養形: 身)과 양신(養神: 心)으로 분류한다. 양형은 신체적 건강에 관한 양생법(건강법)의 총칭이며, 양신은 정신적인 안정에 관한 양생법을 총칭하는 개념이다[8].

1-2. 건강관의 비교

현대의학에서의 건강관은 질병과 건강이라는 2분법적이다. 예를 들어 만성 피로나 편두통· 미열 등의 부조(不調:고통)로 병원에 가서 소변검사나 혈액검사·X레이 등의 다양한 검사를 받은 다음 의사가 그 검사 결과에 근거하여 이상이 없으면, 병은 없다고 말할 것이다. 당신이 아무리 고통을 호소해도, 검사 결과에 이상이 없는 한 치료의 필요는 없다고 진단되어 치료를 받지 못하는 게 현재 보건의료시스템이다. 이것이 현대의학의「건강관」을 단적으로 나타나고 있다. 검사치에 이상을 있을 때만 질병이라고 판단하고, 그렇지 않을 때에는 건강하다. 라는 것이다. 이러한 현대의학의 건강관은, 어떠한 인간도 건강한가, 질병인가 어느 쪽인가에 속하게 된다. 즉 **「건강인」**인가 **「환자」**인가의 2 종류의 인간밖에 없게 된다. 그러나 실제로는 검사에 이상이 없어도 질병이 진행되고 있기도 하며, 건강진단이나 종합건강진단

7) 小泉明「健康概念に係わる理論的研究」「昭和60年度科学研究費補助金総合研究 (A)研究成果報告書」,1986
8) 瀧澤利行、健康文化論、大修館書店、1998、 p 18 – 35

으로 이상이 없다는 사람이, 수개월도 되지 않아 급사하는 일이 가끔 일어나고 있다[9]. 따라서 다차원적인 건강레벨의 자연치유(전인치유:Holistic Naturopathy)에서는 이러한 현대의학의「질병인가 건강인가」라고 하는 2분법적인 건강관에대해서, 건강에 대해 다음과 같이 생각하고 있다. 건강에는 다양한 레벨이 있으며 질병이라고 하는 것은, 하나의 레벨에 지나지 않는다고 보고 있다. 전인적인 자연치유의「건강관」에서는 인간의 건강은 하나의 산에 비유되어 설명되기도 한다(그림 A). 아래의 그림으로 산의 제일 기슭이 죽음의 레벨, 조금 오른 곳이 질병의 레벨이다. 그리고 산을 오르면 오를수록 건강레벨이 상승하여, 산의 정상은 최고의 건강레벨 되는 것이다. 이와 같이 지금까지의 의학의 2분법적인 건강관에대하여,「다차원적인 건강 레벨」을 생각한다(그림 B).

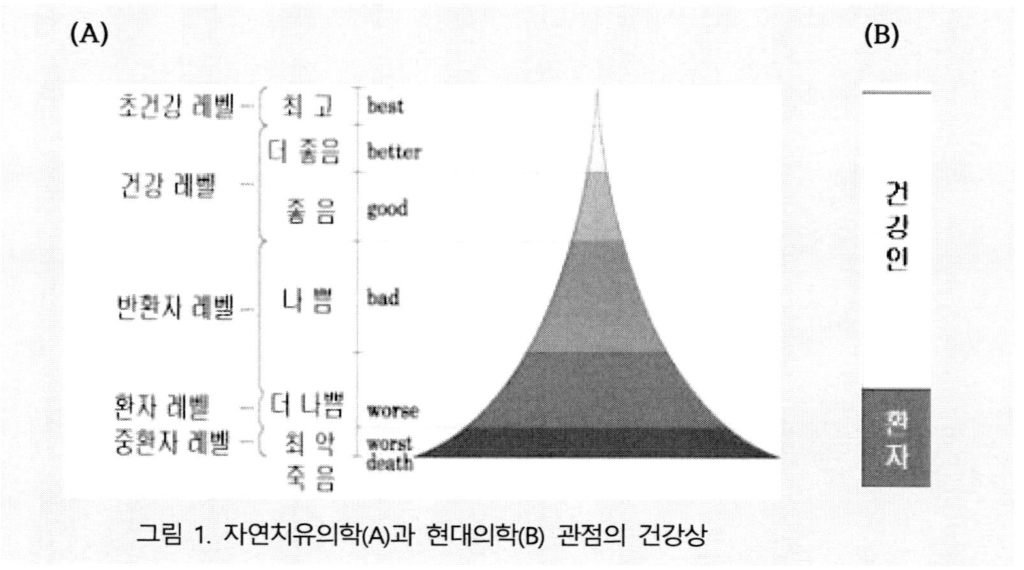

그림 1. 자연치유의학(A)과 현대의학(B) 관점의 건강상

9) 小池里予, · 小池英, ホリスティック健康学 · ホリスティック栄養学入門, ホリスティック栄養学研究所 ,2004

전인적인 자연치유의 건강관에 의하면, 지금까지 현대의학은 산의 기슭 가까이의 낮은 레벨만을 대상으로 해 왔다고 할 수 있다. 현대 의학에는, 전인적인 자연치유 같은「다양한 건강 레벨이 있다」라고 하는 시점이 없기 때문에 결국 죽음에 이르게 하지 않는 것을 목적으로 한다고 해도 과언은 아닐 것이다. 건강에 주목하고, 건강레벨을 한층 더 끌어올리려고 하는 의식이 부족하다는 것이 지적되고 있다[10].

1-3. 문화의 개념

문화라는 용어는 라틴어의 cultura에서 파생한 culture를 번역한 말로 본래의 뜻은 경작이나 재배였는데, 나중에 교양·예술 등의 뜻을 가지게 되었다. 영국의 인류학자 E.B.타일러는 저서《원시문화 Primitive Culture》(1871)에서 문화란 "지식·신앙·예술· 도덕·법률·관습 등 인간이 사회의 구성원으로서 획득한 능력 또는 습관의 총체"라고 정의를 내렸으며, 전경수 (1994)[11]는 "인간이 집단을 이루어서 살아가는 삶이 표현하고 있는 행위와 행위를 이루어내는 전 과정의 사고, 그리고 그에 관련된 삶의 현장", 그리고 한상복 (1995)[12] 은 "한 인간집단의 생활양식의 총체"라고 정의하고 있다.

오늘날 우리가 사용하는 문화의 의미는 근대적 삶의 복합적인 형태를 반영하듯 복잡하고 다층적인 의미 층을 형성하고 있다. 한국문화, 대중문화, 노동자문화, 군대문화, 도시문화, 청소년문화, 음식문화 등의 말을 통해 알 수 있듯이, 문화는 시간과 공간의 차이뿐만 아니라 계층, 계급, 세대, 성, 국가, 민족, 인종 등의 차이를 인식하는 하나의 잣대로 기능하고 있다. 문화는 아주 작은 것에서부터 시작한다고 본다. 그리고 작은 것에서 시작하여 한나라를 대표하는 것이라고 할 수도 있겠다. 그리고 '문화가 경쟁력이다'라는 말처럼 그 나라의 문화는 곧 그 나라의 경쟁력, 상업적 가치와 연관시켜 볼 수 있을 것 같다. 즉 현재의 자연치유, 대체의학, 통합의학, 웰빙 등은 새로운 건강문화를 형성하는 데 큰 역할을 했다고 할 수 있다.

---

10) 小池里予, 小池英, 위의 책(9)
11) 전경수, 인류학과의 만남, 서울대출판사, 1996, p57-60
12) 한상복 이문웅, 김관억, ,문화인류학, 서울대학교출판부, 1998, p63-84

1-4. 건강문화란?

21세기 인류사회의 건강문제를 선도할 주요한 개념의 하나가"건강문화"라고 전해지고 있다. 타키자와[13]는『건강문화』를 인간의 건강에 관한 주체적창조적 활동이라고 정의하고 그 배경으로 3가지를 들었다.

첫 번째로『문화』의 문제이다. 즉 타키자와[14]에 의하면 현대는 의료의 소비자인 시민들이 자신에게 있어서 바람직한 의료는 무엇인가, 또는 스스로 건강관리를 하지 않으면 어떤 문제가 일어나는지를 절실하게 생각해야 하는 시기라고 지적하였다.

두 번째 배경으로는 보건의료 현장에서 설명과 동의(informed consent)[15] 가 강조되고 있는 가운데 "개인의 주체적 선택"이다. 이러한 개인의 주체적 선택의 과제는 그 문제에 대하여 생각하고 행동하는 사람들의 문화 행태가 중요시 되고 있다는 점이다.

세 번째 배경은 "고도의 의료기술에 의존"이다. 그 결과 반작용으로 근대의료와는 다른 건강의 접근방법으로서의 자연치유를 비롯한 건강에 관련된 다양한 건강문화가 등장하게 되었다. 현재 우리나라의 보건의료의 요구도와 건강문화, 웰빙 건강산업 현상 등이 대표적 사례라고 할 수 있을 것이다.

---

13) 瀧澤利行 위의 책 (6) p126-141
14) 瀧澤利行 위의 책 (6) p126-141
15) **informed consent** 란 의사 · 간호사 · 약사 등이, 질병이나 약, 검사법이나 치료법에 대해 충분히 "**설명**"해야 하며, 환자가 올바르게 이해한 다음 자신이 받을 치료를 선택해서 결정하여 "**동의**"하는 것을 말한다.

Chapter 01

Part 02

자연치유의 개요

1. 인류와 자연치유의 역사

자연치유의 역사적 기원은 인류의 역사와 함께 동반된 오랜 역사를 가지고 있다. 6만년 전의 네안데르탈인의 분묘에서 몇 가지 질병이 발견되고 고대 이집트의 미이라에서도 폐결핵, 암, 늑막염과 신장결석증 등이 발견되었다. 질병은 인류뿐만 아니라 생명이 존재하는 한 언제나 존재하였다는 사실로, 고고학자들은 3억 5천만 년 전의 화석에서 기생충이 발견되었고 2억년 된 공룡의 뼈에는 관절염, 암, 충치의 흔적이 있었다고 보고되었다.
중국인들은 5천년 이상 약용식물에 대한 방대한 지식과 경험을 축척하여 사용해 오고 있으며, 최근에 발견된 미이라의 사인을 분석한 결과 왼쪽 관상동맥경색증에 의한 심장마비로 밝혀졌는데, 혈관 내에서 오늘날 중국병원에서 지금도 사용하고 있는 약재가 발견되기도 하였다.[16] 고대 그리스인들은 히포크라테스와 파라샐서스와 같은 위대한 자연치료학자들이 자연치료법을 연구개발하고 운동과 마사지 등 물리치료방법을 발전시켰으며, 러시아와 불가리아에서는 증기를 이용한 목욕법이 발달했다.

기원전 이집트인들은 뼈를 맞추는 방법을 알았으며 이스라엘사람들은 오염의 원리와 위생관리법을 개발하고 식이요법을 종교적 규범으로 삼았던 것은 구약성서에 나타나 있는 사실이다. 자연치유는 이와 같이 인류의 역사와 같이 동반되어 그 궤를 같이 하여 왔으며 세

16) Reading the body, Ohashi' book of oriental diagnosis,김종수, 2001, 13p

계 각국은 나라마다 고유한 전통의술을 전승하고 존재하고 있다. 자연치유술은 자연을 통한 치유로서 독성 있는 의약품사용 및 수술이라는 극단적인 수단을 사용하지 않고, 자연의 힘을 빌리거나[히포크라테스는 '**자연이 병을 치료하는 의사다**.'(*Νογζό Ρήψζτέζ ίετοί*)[17]라고 하였다], 인체가 지닌 자연치유의 시스템을 이용하고, 인체의 고유한 자연치유력을 높여서 질병을 치유하는 효과적인 자연요법을 사용하여 질병을 치유하고 건강을 증진시키고 있는 것이다.

2. 자연치유학의 세계적인 재조명

20세기 들어 눈부시게 발달한 현대의학에 밀려났던 자연의학, 대체의학. 보완의학이 현대의학의 약점을 메워주는 의학으로 새롭게 조명되고, 제도권의료는 이들 자연의학, 대체의학, 보완의학들과 통합의학의 단계로 첨차 나아가고 있다.[18] 현대의학은 천연두, 홍역, 말라리아와 같은 감염성 전염병의 위험에서 구제하고, 심장 혈액순환 방해의 제거, 심심기구 및 측관기구 등의 각종 수단으로 생명연장에 공헌한바 적지 않지만 의학적 방법은 증상치료에 그치고 있다. 근육통은 진통제로, 심장병은 혈청회전으로, 두통은 진정제로 눈에 보이는 증상만 다루어 재발의 소지가 있는 불완전한 치료법이다.[19] 이미 독일, 영국, 프랑스 등 유럽 각국과 미국에선 자연치유와 자연의학이 눈부신 발전을 거듭하고 있어 제도권 의료계가 주눅이 들고 있다고 표현될 정도로 발전하고 있다. 일본을 비롯한 아시아권에서는 전통적으로 자연치유학이 주류를 이루어 왔으나 현대에 이르러 암을 비롯한 각종 자가 면역성질환, 성인병, 아토피 등의 질환이 많이 발생하면서 이러한 질환에 대체의학, 자연치유학이 크게 힘을 발휘하고 있다.

2-1. 유럽의 자연치유학

독일의 경우 2002년의 통계로 보면 약 2만 명의 자연의학 의사들이 활약 중이며 2002

17) 히포크라테스선서, 권덕진, 사이언스 북스, 서울, 2006. p141
18) 보완대체자연치유학, 김종수, AKCA, 2007, pp12~21
19) 자연치유학 개론, A short history of Naturopathy, 국제선교, 신태웅, 2006, 88p에서 일부 발췌

년 한 해 동안 자연치유학의 하나인 동종요법에 지출한 연간 의료비만 30억 유로(약 4조 원)에 달한다. 현재 동종요법과 침술 등은 국가의료보험의 적용 대상이다. 그 외에 다른 자연요법들도 연방보건복지부 산하 6개 연구소 중 약제 및 의료기구 연방연구소에 보완대체의학을 등록하고 시술을 보장받고 있다.[20]

영국도 지난 1999년에만 500만 명의 환자들이 23억 파운드(약 6조 원)를 자연의학에 쏟아 부었다. 영국의 경우 자연요법, 민간요법 등에 대해서 시술을 제한하는 법이 없으며 1983년 의료위원회는 의사는 "환자에게 도움이 된다고 확신하면 어떤 형태의 대체요법(자연요법)이라도 사용 할 수 있다"고 규정하였다. 하지만 의사로서 대체요법을 사용하고자 하는 경우는 적절한 관련단체에서 훈련을 마쳐야 시술사로서 등록 한 후 시술할 수 있다. 현재 자연요법에 대해서 시술을 제한하는 법 규정은 없으며 시술사와 의료 소비자 간에 협의에 의해 자유롭게 제한 없이 시술이 보장된다.

프랑스에선 의사의 40%가 동종요법으로 환자를 치료하며 환자 치료에 쓰는 전체 의약품의 25%가 동종요법의 약이다. 프랑스에서 향기요법(아로마테라피;Aromathrapy)과 침술 등은 정식 치료법으로 인정되고 있으며, 식물요법(파이토테라피;Phytotherapy) 등 국민들의 자연의학에 대한 신뢰도가 매우 높다.

2-2. 미국의 자연치유학[21]

근대 자연치유학의 발전을 주도한 미국에서는 자연의학이 급증하고 있으며 제도권 의료에서도 미국의 가정의학과 의사 10명 중 7명이 자연의학 치료를 겸하고 있고, 의대생 10명 중 8명이 자연의학을 공부하고 있다. 미국 국립보건연구원(NIH)의 조사에 따르면 1998년 전체 환자의 절반이 자연의학의 도움을 청했다. 이에 지출한 비용만 270억 달러(약 40조 원)에 달할 뿐만 아니라 매년 자연의학에 쓰는 돈이 20%씩 증가하고 있는 추세이다. 백악관 보완대체의학 정책위원회(WHCCAMP)는 **"보완대체의학이 질병치료와 건강증진에 기여 할 수 있다는 명백한 과학적 증거가 있다"**고 하고 국민의 이익을 최대화하기 위한 입법적 행정적 권고를 하였다.[22]

20) 보완대체의학활성화를 위한 정책토론회 자료, 국회의원 김춘진, 2007, pp4~5
21) 국회, 보완대체의학활성화를 위한 정책토론회 자료, 2007, pp6~11
22) 보완대체자연치유학, 김종수, AKCA, 2007, pp12~21

* 미국의 국립보건원(NIH)은 자연의학을 전적으로 연구하는 NCCAM(국립보완대체의학센터)이란 기관을 산하에 두고 있으며, 하버드대, 듀크대, UCLA. 존스 홉킨스병원, MD앤더슨 암 센터, 슬로안 케터링 암 센터 등 유명 병원에 현대의학과 자연의학을 함께 제공하는 통합의학센터가 연달아 문을 열었다. <미국의 18세 이상 성인을 대상으로 대체 의학에 대하여 연구 조사한 결과 비교적 교육과 소득 수준이 높을수록, 만성 질환을 갖고 있는 사람일수록 대체 의료 서비스의 이용률이 높은 것으로 나타났다. 특히 만성 통증, 불면 및 만성 피로, 염좌 및 근육 긴장, 중독성 질환, 관절염, 두통 등의 질환에 대한 대체 의료 서비스의 이용률이 높게 나타났다. 오늘날 보완대체의학에 대한 미국의 법적 규제는 각주에 따라 법률 형태 및 내용이 각기 다르나 카이로프랙틱 의사에 대한 면허 제도는 미국의 모든 주에서 허용되고 있고, 침술사의 면허 제도는 34개주에서. 마사지사는 25개주에서, 자연요법의사는 12개주, 동종요법사는 4개주에서 각각 허용되고 있으며 이는 점차 증가하는 추세이다. 일반적으로 보건의료 전문직에 대해서 법적 규제를 두는 주요 이유는 무면허 의료 제공자에 의한 잘못된 진단 및 치료를 예방하여 소비자를 보호하는 차원에서 이루어지고 있다. 미국의 PWE위원회(Pew Health Professions Commission, 1995)는 대체 의료에 관한 법적 규제가 건강 산출을 효과적으로 촉진 하는 동시에 각종 위험으로부터 일반 국민을 보호하고 ,국민들에게 신뢰감을 주며, 소비자들에게 안전하고 다양한 대안의 의료 제공자를 선택할 권리를 부여하는 방법으로 각자의 전문 영역이나 지리적 장벽에 구애받지 않고 포괄적인 서비스를 제공 할 수 있는 방향으로 이루어져야 한다고 권장 하고 있다. 미국의 많은 주에서는 PEW위원회에서 제시한 방향 즉 소비자를 보호하기 위한 부득이한 경우를 제외하고는 대체의료의 발전과 그에 대한 접근성 및 이용가능성을 저해하지 않는 방향으로 법적 규제를 시행, 운영 하고 있는 상황이다.>

2-3. 일본의 자연치유학

일본은 정규 한의과대학이나 한의사 제도가 존재하지 않는 국가이며 명치유신(明治維新) 이후 근대화를 겪는 과정에서 전통의학이 현대의학에 완전히 흡수 통합됐다. 일본은 그 대신 의과대학에서 한의학 교육을 실시하고 있는데 전국 80여개 의과대학중 30% 가량이 의과대학 교육과정에 한의학 과목을 포함시키고 있으며 이중 10여개 대학은 한방을 필수과목으로 설치하고 있다. 따라서 일본의 의사들은 의사면허 취득과 함께 별도의 교육과정을 거치지 않고도 자유롭게 진찰조제, 침, 뜸 등 한방진료를 시행하고 있어 CAM(自然醫學)의 이용이 비교적 자유롭다.

일본의 전통의학은 權田의 사상에서 출발하였다고 볼 수 있다. 그는 이미 한방과 양방의 폐(弊)를 인정하고 일본 의도(醫道)의 부흥에 뜻을 두고 황조의도(皇朝醫道)의 진수를 널리 펼치고자 하여 자연건강을 강조하였다. 초근목피(草根木皮)로 질병을 고치려하는 것은 사도(邪道)라는 언급은 유명하다. 그의 저술 중에서 <醫道白首>는 옛 의술의 진수를 전한 것으로 니시의학(니시自然健康法)의 창시도 그 연구에 힘입은 바가 많다.

자신의 체험을 바탕으로 창안한 니시 가쯔조의 자연건강법은 현재 우리나라에서도 많은 병원과 요양기관에서 암환자를 비롯 건강을 회복하려는 사람들의 치유를 돕고 있으며 효과적인 건강법으로 인정받고 대중적으로 널리 이용되고 있다. 일본이 최장수국인 된 이유 중에 하나가 바로 니시건강법이라고 할 정도로 평판이 높은 건강법이며, 많은 난치병 환자들이 치유되는 효과를 보았으므로 제도권 의료에서도 이용하고 있다[23].

2-4. 국내의 자연치유학

서울에서 열린 보완의학 국제 심포지엄에서 서울대 유태우 교수는 '2002년에 현대의학에 사용된 의약품 비용이 약 5조 원 인데 비해서 보약(약 10조 원), 건강식품(약 10조 원) 등 자연치유학적인 치료에 지출 된 돈은 약 20조 원에 달한다.'라고 발표했으며 이는 계속적인 증가 추세에 있다. 과학과 현대의학을 맹신하는 요즘 자연치유학이 부흥하게 된 배경은 고혈압. 당뇨병. 심장병. 뇌졸중. 암 등 현대인을 죽음으로 몰고 가는 만성병과 생활습관성 질환들에 대해 현대의학이 한계를 드러냈기 때문이라고 보는 견해가 지배적이다.

대체의학, 보완의학 등으로 설명되는 자연치유학이 부각되는 이유는 현재의 의학이 가지고 있는 문제점이 그만큼 많다는 반증이기도 하다. 하지만 국내의 자연치유학은 유사의료방지라는 법테두리 속에서 무면허 의료행위에 대한 무조건적인 금지로 인해 지나치게 단순 경직되어 있으며, 철저한 분리제도에 의해 의사와 한의사간에도 상대방의 의술을 사용하지 못하게 되어있고, 자연의학과의 통합을 통한 서양의학의 자기수정의 길도 봉쇄되어 있어 제도개선이 필요한 실정이다.

* 이미 국내에는 2001년 포천중문의대 대체의학대학원을 시작으로, 경기대 대체의학대학원, 동방대학원대학교 자연치유학과, 서울장신대 자연치유선교대학원과 학부과정으로 전주대학과 남부대학 등 많은 자연치유 관련 전공과정이 개설되었으나 법제화 작업이 이루지지 않아 제도의 정비가 요구된다.[24]

23) 나시의학 건강원리, 니시가쯔조 저, 아트하우스출판사, 2018
24) 오홍근, 국내보완대체의학 교육현황 및 제도. 보완대체의료활성화를 위한 정책토론회자료, 2007, 36p

3. 자연치유란 무엇인가?

3-1. 자연치유학이란?

자연치유학(Naturopathy)은 분류상으로 전통의학의 하나라고 할 수 있다. 전통의학은 약 5000년의 기원을 가지는 세계 4대 전통의학인 인도의학(아유르베다), 중국의학, 유나니 의학, 티베트의학 그리고 동의보건을 중심으로 발전한 한의학(韓醫學), 호메오파시, 온천요법, 자연치유 등이다. 자연치유학은 태어날 때부터 신체가 가지고 있는 자연치유력을 극대화하여 건강을 유지 및 증진 시키고 질병을 고치려고 하는 학문이다. 신체에 자연치유력이 있다고 하는 역사는 매우 오래 되었으며, 다양한 전통의학에서도 볼 수 있다[25].

인류 초기의 치료는 아픈 곳을 핥고 싸매거나 물로 깨끗이 씻는 등의 기본적인 자연치료법에서 시작하여 자연의 식물이나 광물 음식물 등을 이용하여 체온을 유지하거나 소독해독 내지는 체력을 보충하는 방법을 시행하였을 것이다. 자연치유학이란 이런 인류 본래의 기본적인 치유 행위에서 유래하여 오늘날까지 전해 내려온 것이다. 자연치유학은 엄밀한 의미에서 전문적인 치료를 의미하는 의학이기라기보다는 인간에게 부여된 놀라운 재생력, 치유력을 최대한으로 개발하고 이용하여 스스로 건강을 유지하고 신체의 고장을 수리하여 건강증진과 질병을 예방하는 것으로 의료보다는 보건에 가까운 학문이다[26].

3-2. 자연치유력의 이해

자연치유력(自然治癒力)이란 인간을 포함한 모든 생물이 주위 환경의 적응능력, 질병, 몸의 이상 등이 생겼을 때 항상성「Homeostasis」을 유지하려는 기능에 의해 적응력, 상처의 치료, 질병 등이 회복되고 재생되는 힘을 말한다[27]. 즉, 자연치유력은 인간이 건강을 유지하려고 하는 기능으로 선천적으로 가지고 있는 것이다. 그러나 그 기능이 강한가 약한가는 태어난 이후의 생활환경에 영향을 받는 것이 많다. 또한 자연치유력의 저하 원인은, 식사의 불균형, 과로, 수면과 운동부족, 과도의 스트레스, 심야형의 생활 등이 원인으로 작용한다고 전해지고 있다. 자연치유력은 항상성 유지, 자기방어, 자기재생이라고 하는 3개의 기능이 있

25) 渥美和彦、廣瀬輝夫、代替医学のすすめ、日本医療企画、2000、 p 14－37
26) 신태웅.「자연치유학 개론」65.
27) http://www.h2.dion.ne.jp/~rondo/3.htm

다[28]).]

첫 번째 항상성 유지기능 (恒常性維持 機能:Homeostasis)이란, 생체의 외부 환경의 변화 혹은 체내의 생리 기능의 균형의 혼란에 대하여 자연스럽게 신체 상태를 정상적으로 일정하게 유지하려고 하는 기능이다. 예를 들면, 바깥 공기의 온도가 극단적으로 변동해도, 몸은 열의 방산과 생성의 조절에 의해서, 체온이 현저하게 오르거나 내리거나 하지 않는다. 또 물을 과음해도, 다량의 땀을 흘려도, 뇨의 양을 조절하는 호르몬의 작용에 의해서, 체내의 수분 양은 항상 일정으로 유지되며, 운동에 의해서 산소의 소비량이 증가하면, 심장의 맥박은 빨리 되어 혈액 순환을 촉진한다. 이러한 항상성 유지 기능은, 주로 자율신경이나 대사 에너지, 내분비(호르몬)의 기능에 의해서 조절되고 있다.
특히 자율신경은 교감신경과 부교감 신경이 있는데, 교감신경은 흥분시키는 기능, 부교감 신경은 릴렉스 기능을 중심으로 각각 상반되게 움직이며, 건강한 때에는 항상 균형을 유지하고 있지만, 자율신경의 균형이 붕괴되어 다른 한쪽에 치우치면 다양한 질병을 초래하게 된다. 즉 릴렉스 모드의 부교감 신경이 우위가 되면 임파구가 증가하여→알레르기 등을 일으키고, 흥분 모드의 교감신경이 우위가 되면 과립구가 증가해→암 등 조직의 파괴를 일으킨다.

두 번째 자기재생기능(自己再生機能)이란, 상처를 입어 세포가 파괴되어도 시간이 지나면 세포를 수복하거나 새로운 것으로 교환하는 기능을 말한다. 인간의 경우 연령으로 비교해 보면 발육 도중의 유아는 재생 기능은 높으나 방어 기능은 미완성이라고 할 수 있으며, 성인의 경우 재생 기능은 저하하지만, 피부의 방어 기능은(개인의 능력 차이는 있음) 완성이라고 할 수 있을 것이다.

세 번째 자기방어기능(自己防禦機能)이란, 감기에 걸렸을 때에, 신체는 세균과 싸워 극히 자연스럽게 원 상태로 돌아온다. 그 세균의 바이러스와 싸우는 기능입니다. 자기 방어 기능을 높이려면 항산화 효소, 임파구, 과립구 등의 균형을 강화할 필요가 있는데, 그 중 임파구는 면역 전사로서의 역할이 크고, 면역이야말로 자연치유력의 주역이라고 할 수 있다. 이러한 체내에 갖춰져 있는 면역력을 유효하게 활용하여 암 세포를 사멸시키는 것이 암 예방의

28) http://ryu1.health-life.net/tisiki/01.html

가장 확실하고 안전한 방법이라고 말할 수 있을 것이다.

또한 환자 자신에게 이러한 자연치유력이 없으면, 수술 등은 처음부터 성립되지 않는다. 아무리 명의가 집도해도 환자 당사자에게 자연치유력이 없으면 절제된 장기는 절제된 채로 다시 정상적으로 회복할 수 없으며, 몸의 피부에 있던 상처도 아물지 않으며, 그리고 어떠한 항생 물질을 투여해도, 소독약을 이용해도, 그 부위는 화농 해, 썩어 가는 것이 자명하기 때문이다. 질병은 자연치유력이 정상적으로 활동하지 못하면 발생하며, 또한 자연치유의 과정이기도 하다. 예를 들면 감기는 일반적으로 발열· 두통· 콧물·근육통 등으로 나타나며, 피부과로는 가려움· 붉은 반점· 인비늘· 각화· 자반 등으로 나타나며, 과잉 반응으로서의 두드러기 등도 있다.

인간이 아직 「생명의 설계도」는 완벽하게 밝혀내지 못해서도 자연치유력은 모든 메커니즘을 이해한 다음 치료에 전념하고 있다. 인간은 체내에「모두를 알고 있는 전임의 의사」와 가장 신뢰할 수 있는 **「체내 종합병원」**을 가지고 있다고 할 수 있다(그림 3)[29]. 우리들이 질병에 걸리면 병원에 가서 **「치료」를** 받지만, 이 치료는「치유」에 대한 유익한 원조(support)가 되는 것이다. **치료 = 치유**라고 이해하고 있지만 그렇지 않다는 것이다.

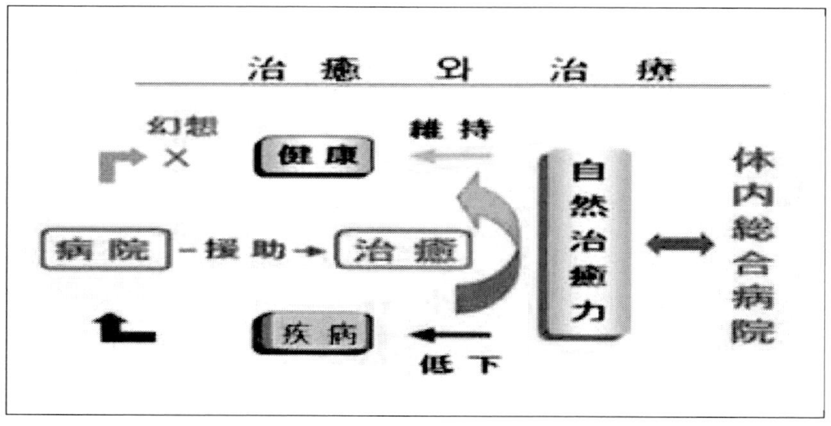

그림 3. 치유와 치료의 메커니즘

29) http://homepage3.nifty.com/tainaisougoubyouin/sub4.htm

골절을 입었을 때의 치료와 뼈가 붙는 일과는 직접 관계없는 것으로부터도 이해할 수 있을 것이다. 미국의 안 데이·윌리암스 박사의「의사나 약, 수술이 질병을 고친다고 하는 환상에 사로 잡혀 온 것이 20세기의 의학이다」라는 말에 무게를 느낀다. 의학이나 약은 인류가 획득한 새로운 치유력이다. 다시 말하면 의학이나 약도 인류가 획득한 질병에 대한 자연치유력을 보충하기 위한 수단이라고 할 수 있다. 의학이나 약이 발달하지 못한 옛날이라면 도저히 생존 할 수 없는 개체도 현재는 생존할 수 있기 때문이다.

3-3. 자연치유학의 개념과 이념

자연치유학이란 인간 본래의 타고난 자연치유력을 바탕으로 인간의 고통, 상해와 육체적 정신적 증세를 치유하는 학문으로서 자연약물(천연물)과 자연적 절차로 생산된 식품, 자연요법을 사용하여 치유한다.

자연치유학은 1897년 미국의 베네딕트 러스트(Benedict Lust)에 의해 “Naturopathy" 란 이름으로 명명되었다[30]. 자연의학(natural healing), 대체의학(alternative medicine), 보완의학(complementary medicine), 통합의학(whole medicine) 등이 비슷한 개념의 치유 영역에 속한다.

대체의학은 미국에서 주로 사용되는 학술 용어이며, 보완의학은 영국을 중심으로 한 유럽에서 사용되고 있다. 이는 서양 정통 의학 체계를 인정하며 그 안에서 미진한 현대 의학적 난제들을 해결하는 대안으로 제시할 수 있는 자연치료의 의학적 방법들을 총칭하고 있다. 통합의학은 서양의학의 주류의학뿐 아니라 대체의학, 동양의학 등의 각각의 장점을 취해서 질병을 치료하자는 의미로 사용된다. 대체의학이라는 용어는 기존의 의학 체계에 대항하는 의미가 내포되어 있으며, 통합의학이나 보완의학 이라는 용어는 기존의 의학 형태에서 보완할 부분, 또는 통합해서 총체적으로 활용해야 한다는 의미가 있어 한결 우호적이고 중립적인 표현이다[31]. 자연치유학은 치유의 기본적인 원리를 다음과 같이 해석하고 있다[32].

30) 신태웅.「자연치유학 개론」(서울:세계자연치유학회,2004). 7.
31) 오정현, 위의 책(16)
32) 오정현, 위의 책 (16)

첫째, 모든 형태의 질병의 원인은 하나라고 본다. 즉, 인간의 그릇된 생활 습관, 부적절한 식생활, 잘못된 몸 관리 등으로 체내에 축적되어온 노폐물과 독소에 의해 질병은 발생하며 또 근심, 과로, 무기력 등 온갖 심리적 위축에서 오는 스트레스 때문에 질병이 심화된다.

둘째, 인체는 아무리 혹사를 당해도 언제나 최선의 상태를 유지하려는 항상성의 법칙이 작용한다. 설사, 열병 등은 체내의 유독 상태를 배설해내려는 자구노력이 대부분이며, 만성적인 질병이란 이런 신체적 노력이 실패 할 때 나타나는 현상이다.

셋째, 인체는 자체의 치유력을 가지고 있다.
우리 몸은 DNA로부터 생물학적 조직의 모든 단계에 이르기까지 자기진단, 자기회복, 재생의 메커니즘이 존재하며 필요 시 언제나 활동할 준비가 되어있다.

넷째, 치유보다는 예방을 궁극적 목적으로 한다.
따라서 건강한 삶을 유지하기 위한 인간 자체의 생활 습관의 개선과 자연과의 조화로운 삶의 유지를 위해 노력한다. 이런 원리를 기초로 하는 자연치유학은 동서양의 여러 문헌에서 그 이념적 기초를 찾아볼 수 있다.

의학의 아버지로 불리는 히포크라테스는 그의 저서에서 '평형 상태로서의 건강, 환경의 중요성, 정신과 신체의 상호 의존성, 자연 본유의 치유력'을 의학의 주제로 삼았었다. 치유에 있어 그는 "자연의 치유력"이라는 생명체 내의 본유의 치유력을 인정하였으며, 의사의 역할은 치료 과정을 위해 가장 유리한 조건을 구성함으로서 자연의 치유력을 보존하는 것이라고 설명했다[33].

천문학, 물리학, 고고학, 생리학 등에서 최근의 과학이 보여주는 많은 이론과 증거들은 우주의 태동과 생명체의 시작, 인류의 탄생 등이 다윈의 진화론적 유물론과 자연 발생설이 아닌 어떤 지적 설계자의 섬세한 계획에 의해 창조되었음을 뒷받침하고 있다[34]. 그 중 가장 오묘한 것이 인체의 섬세한 정보 전달과 면역 체계 등이다. 이것은 명백한 어떤 계획자의 설계에 의해서만이 가능하며 그렇게 주어진 인체의 시스템은 인간이 스스로 병을 치유할 수 있는 자연치유의 모든 가능성을 부여하고 있는 것이다. 이 만물 창조의 지적 설계자의 속성

---

33) 반덕진, 히포크라테스의 발견, 휴머니스트, 2005, 296-97.
34) Ree Strobel.홍종락 역.「창조설계의 비밀」335-58.

은 성경이 제시하는 하나님의 형상과 일치한다. 시작과 끝이 없이 언제나 있었고, 시간과 공간을 초월하며, 비물질적이고, 의지와 자유와 엄청난 파워를 가진 인격체의 존재는 성경에서 말하는 하나님의 속성을 그대로 표현하고 있다. 사람은 근본적으로 단순한 동물이 아닌 "하나님의 형상"에 의해 창조된 영·혼·몸이 함께 어우러진 존재이다[35]. 하나님께서는 본래 인간을 완전하게 창조했으며 건강하고 행복한 삶을 위해 외부의 장애를 받거나 내부적 고장을 막기 위해 완벽한 자연치유력, 강력한 면역력, 최상의 조화력을 갖추어 놓았다. 그러나 인간의 잘못되고 부주의한 생각과 행동으로 인해 질병은 인간 스스로에게서 가장 큰 원인을 가지고 발생 한다. 자연치유력의 회복과 최상의 건강을 유지하기 위하여 바람직한 생활 습관을 가지게 하고 적절한 영양을 섭취하며 알맞은 운동을 하게하고 지속적으로 스트레스를 해소케 하며 최선의 생활환경 유지능력을 함양하게 해야 한다.

3-4. 자연치유의 메커니즘

자연치유는 인간 자체의 자연치유력에 기반 하여 건강을 유지하고 삶을 통합할 수 있음을 뜻한다. 인체는 건강을 위한 강력한 자연 치유력을 가지고 있다. 선천적인 자가 복구 시스템과 유전자 자체에 기록된 치유시스템이 있다. 또한 세포 단위마다 치유를 위한 완벽한 시스템이 있으며 육체만으로는 이해될 수 없는 마음의 치유력을 가지고 있다. 이러한 자연치유력에 근거하여 자연 치유의 과정에는 다음과 같은 몇 가지 메커니즘을 가지고 있다[36].

첫 번째, 자연치유력은 생명의 고유 능력이다.
두 번째, 환자에게 부담을 주지 않는다. : 안전하고 효과적이면서 자연스러운 치유를 한다.
세 번째, 자연치유력의 환기 : 환자의 자연치유력을 높이는 것에 노력한다.
네 번째, 원인을 특정하여 치유 한다 : 증상을 억제하는 것이 아니라 원인을 찾는다.
다섯 번째, 환자를 전인적으로 진찰 한다 : 환자의 심신뿐만 아니라, 감정, 정신면, 사회적 배경도 고려한다.
여섯 번째, 의사는 교사이다 : 건강하게 대하는 환자의 자기책임을 가르쳐 이끈다.
일곱 번째, 예방은 최선의 치유 : 건강 유지의 생활 습관은 질병을 막는다.

35) Paul Tournier, *A Doctor's Casebook in the Light of the Bible*. 마경일 역.「성서와 의학」(서울:다산글방,2004). 162-69.
36) John Wilkinson. *The Bible and Healing*. 김태수 역.「성경과 치유」(서울:기독교연합신문사,2001).60

여덟 번째, 건강의 확립과 유지 : 환자를 적극적으로 육체적인과 정신적인 상태를 증진 시킨다.
아홉 번째, 치유 체계의 유지에는 자연과의 조화가 필수적이다
따라서 생명체에 부여받은 이렇게 뛰어난 자연치유력과 이것을 유지시키려는 인체 자체의 치유 메커니즘을 활성화하고, 더불어 자연 세계와 조화 상생하도록 교육하여 건강을 유지하게 하는 학문이 자연치유학이다.

3-5. 자연치유의 분류

자연치유의 범위를 육체「Body」, 마음「mind」, 영「spirit」이라고 하는 생체를 3개의 존재로 나누는 방법과 자연환경 그 자체를 활용하는 종합적으로 치유력을 회복시키는 방법을 고려하여 각각의 자연치유의 특징을 분석하여 분류한 것이다.

첫 번째 신체적인 자연치유 (Body Naturopathy) : ① 부족한 영양소를 보충하는 자연치유 (식이요법, 분자영양요법, 약초요법), ② 암이나 난치병에 면역요법, ③ 적당한 스트레스와 자극으로 신체를 가꾸는 자연치유 (온열요법, 온천요법 등), ④ 효소 활성을 높이는 자연치유 (건강보조 식품, 효소 제재), ⑤ 육체적 불균형을 교정하는 자연치유 (각종 운동요법, 정체, 안마 치료, 카이로프랙틱, 유도 접골방법, 기공, 태극권, 요가 등), ⑥ 칼로리 제한이나 단식, ⑦ 피부를 자극하여 혈액순환 촉진시키는 자연치유 (침과 뜸, 지압, 안마, 마사지, 사혈, 아로마테라피, 오일 마사지, 추나, 족심도, 봉침요법, 물치료, 온천요법, 수중 지압법), ⑧ 체내 독소를 정화하는 방법 (인공투석 요법=현대 의학적인 정화 요법, 발한· 대변을 촉진시키는 정화 요법, 디톡스, 아유르베다)

두 번째 마음의 자연치유 (Mind Naturopathy) : ① 각종 릴랙스법 (자율훈련법, 점진적 근육이완법, 바이오 피드백, 명상), ② 이미지요법(최면요법, 사이먼 톤 요법), ③ 내관요법, 내관명상, ④ 에니멀 테라피(동물을 사용해 심신의 사회 복귀 요법을 실시함),⑤ 예술요법(컬러 테라피, 원예요법, 음악요법),⑥ 보디워크(마음을 케어하는 방법으로서 육체적인 트레이닝 효과와 함께 요가, 기공, 태극권, 체조 등)

세 번째 영적인 자연치유 (Spiritual Naturopathy) : ① 생체 에너지&파동요법 (레이키(靈氣), 영적치유, 기공, 정령(淨靈), 호메오파시), ② 기원을 이용한 치료법 (종교적인 기도, 아유르베다), ③ 명상 (요가의 명상=만트라 명상, 스트라 명상), ④ 최면 요법, 전생 요법 등.

3-6. 자연치유가 현대에 재조명된 계기는 무엇인가?

현대의학은 지난 세기의 주요 사인(死因)인 세균 감염을 비롯한 급성질환에는 강하나, 대부분의 현대인의 질병인 스트레스, 환경오염, 잘못된 식생활 등에 의한 질병을 예방하고 고치는 데는 취약하다는 평가를 받고 있다. 또 항생제, 호르몬제, 스테로이드 등 현대의학에서 흔히 쓰는 약들의 부작용이 널리 알려지면서 그 대안으로서 자연치유학을 찾고 있다.[37) 현재의학에 대한 또 다른 비판적 시각으로, 환자를 상업적. 기계적으로 대하는 현대의학의 비인간화가 역시 자연의학으로 눈길을 돌리게 했다고 보는 주장도 늘어나고, 의료계 내부에서 자성의 목소리도 점차 높아가고 있다. 미국의 노벨상 2회 수상자이기도 한 라이너스 폴링 박사는"단편적이고 분석적인 현대의학으론 인간 전체를 보는 통합적인 치료가 불가능하다" 며 "인간을 다루는 의학은 종합적이고 전인적인 접근 방식이 필요하다"고 강조했으며 이는 곧 자연의학적인 견해와 일치한다. 폴링 박사는 또한 "현대의학이 인간의 건강을 증진하는 데 오히려 방해가 될 수 있으며, 현대의학이 질병을 예방하고 교육하는 쪽에 관심을 기울이지 않으면 그 미래는 희망적이지 않다"고 경고했다. 자연치유학은 인체의 자연치유력을 높이는 것을 중시하며 이는 증상을 억누르거나 부족한 것을 보충하려 하는 현대의학과는 확실히 다른 점이다.

37) 보완대체의학활성화를 위한 정책토론회 자료, 국회의원 김춘진, 2007, pp4~5

Chapter 01

Part 03

자연치유의 역사적 배경

1. 자연치유와 고대 동양사상

중국고대의 의서 황제내경(黃帝內經)에서 자연치유의 이론과 부합하는 자연치유의 필요성을 황제와 그의 스승인 기백과의 대화중에서 다음과 같이 설명한 대목이 있다. 황제의 물음에 기백은 "인간의 생사와 만병의 근원은「육장육부의 음양, 허실, 한열」을 조절치 않고 증상치유, 병명치유, 통계치유, 국소치유를 행하면 근본 치유를 할 수 없다.“라고 대답하였다. 또한 ”사람들은 주색을 일상으로 삼아 정기를 고갈시키고, 진기를 흩으리니, 정기를 충만하게 유지 할 줄 모르고 정신을 잘 다스리지 못하여 마음을 유쾌하도록 하는 데만 힘써서 양생의 즐거움을 거슬리고 기거에 절도가 없어 일찍 노쇠 한다.“고 하였으며 상고천지론편(上古天地論編)에서는 “상고시대에는 진인(眞人)이라는 사람들이 있어 천지변화 규율을 파악하고 음양의 변화를 파악하였으며 정기를 호흡하고 홀로서서 정신을 안으로 지키고 기육(肌肉)을 한결 같이 유지하여 그 수명이 천지가 다하도록 끝이 없었다고 하였는데 이는 양생의 도와 더불어 사는 것입니다.”라고 하는 글은 사람의 그릇된 생활습관과 건강의 관계를 알려주고 동시에 올바른 삶의 태도는 어떤 것 인가에 대해서 지적해주고 있다.

현대과학에서 에너지를 입자(粒子, Particle)이면서 동시에 파동(波動, Wave)이라고 한다. 빛과 소리는 다 파동이며 우주 만물은 다 크고 작은 율동, 즉 파동과 주기의 영향을 받는다. 우리는 자연의 크고 작은 다양한 리듬의 복잡한 패턴(Pattern)속에 살고 있다. 그것도 한두 가지가 아니라 수백 수천의 다양한 리듬 속에 있다. 이렇게 복잡하게 얽힌 가운데에도 간단하고 명확한 질서가 숨어 있는데 그 중 대표적인 리듬이 음양(陰陽) · 오행론(五行論)이다.

<수(數)에도 보이지 않는 질서가 있으며 자연수인 1에서 9까지의 수에 담겨져 있는 성질(性質)을 살펴보면 동양에서 바라보는 우주(자연)의 개념을 이해할 수 있다. 이러한 동양사상은 현재 서양과 학계에서도 활발하게 연구되어 양자물리학 양자의학 등의 현대과학과 의학체계 확립에도 기초적인 바탕을 마련하고 있다.

하나(1) 완전성(完全性) ------ 태극설(太極說)
둘(2) 상대성(相對性) ------ 음양설(陰陽說)
셋(3) 시간성(時間性) ------ 삼태극(三太極)
넷(4) 공간성(空間性) ------ 사상설(四象說)
다섯(5) 조화성(調和性) ------ 오행설(五行說)
여섯(6) 안전성(安全性) ------ 육기설(六氣說)
일곱(7) 생성성(生成性) ------ 칠요설(七曜說)
여덟(8) 변화성(變化性) ------ 팔괘설(八卦說)
아홉(9) 복잡성(複雜性) ------ 구궁설(九宮說)

태극설(太極說)은 하나는 쪼갤 수 없는 전체이고 우주는 영원불멸의 하나이며 우주 안의 부분들은 흩어지고 변하고 모이고를 되풀이 하지만 우주인 하나는 절대적이고 영원하며 무한하며 스스로 쪼갤 수 없는 완전한 것이라는 것이다. 보이지 않는 숨어 있는 질서로서의 하나(1)와 나타나는 질서로서의 하나(1)가 그대로 하나(1)로 영원히 존재한다는 뜻인데 이는 있음(有)이 극(極)에 달하면 없음(無)이 되고, 없음(無)에 극(極)에 달하면 있음(有)이 된다는 것이다. 사물을 하나의 틀 안에서 바라보는 포괄적(包括的)이고 종합적(綜合的)이고 전일적(全一的)인 사고방식은 특히 의학에서 인간의 생명을 올바르게 이해하는데 중요한 개념이라 할 수 있다.

음양설이란 우주 만물의 성질과 변화 이치에 대한 인식체계이다. 우주의 모든 만물은 각각 음 또는 양의 속성이 있고 어느 한가지의 사물의 내부에도 음, 양 두 가지가 서로 존재하고 대립하면서 조화를 이룬다. 즉, 상대성(相對性, Relativity)의 이론이다. 음양의 균형과 조화가 이루어지면 이는 정상 또는 건강이 되는 것이요, 음양실조(陰陽失調)하면 불건강(不健康)이요 비정상(非正常)이 되는 것이다.

삼태극설(三太極說) - 음양중(陰陽中);우주의 모든 사물(事物)이 음(陰)과 양(陽)으로 이루어져 있다고 하였는데, 모든 것이 陰과 陽이 두 가지로 완전히 분리되어 존재한다면, 이 우주는 서로 독선적으로 대립(對立)하여 교류(交流)하지도, 순환(循環)하지도 못하고 다만 정체된 상태일 것이다. 그러나 陰과 陽의 중간에 어떠한 중간적인 것, 즉 中(중)이 있음으로써 우주의 모든 사물을 세 가지로 구분하여 우주의 변화(變化), 생성(生成), 소멸(消滅)의 원리를 자연히 터득할 수 있게 되는 것이다. 그러므로 지구와 사회와 인간이 이렇게 오랫동안 존속되어 온 이치는 음양론(陰陽論)이 아닌 구원론적인 음양중(陰陽中), 즉 삼태극(三太極) 사상이 근본원리(根本原理)인 것이다. 달(月)은 陰이고 태양(太陽)은 陽이며 地球(지구)는 中이므로 이것들이 합해서 태양계(太陽系)가 이루어지는 것이며, 빼기(-)는 陰이고 더하기(+)는 陽이며 영(0)은 中이 되어 이것들이 수학(數學)의 기본원리가 되는 것이라 할 수 있다. 또 물질의 구성요소 중 원자(元子)에 있어서도 電子(전자)는 陰이고 陽性子(양성자)는 陽이며 中性子(중성자)는 中이므로 이들이 합하여 하나의 원자를 이루는 것이다. 우주(宇宙)에 존재하는 원력(原力)의 종류로는 陰에 속하는 음력(陰曆), 陽에 속하는 양력(陽力), 中에 속하는 중력(中力)이 있는데, 이와 같이 음력(-)과 양력(+)은 중력(0)에 속하는 힘의 중계(中繼)를 받아 서로 작용함으로써 다섯 가지 종류의 힘이 나타난다. 이것을 오행(五行), 오운(五運)이라 한다. 이 우주(宇宙)의 모든 사물(事物)은 陰이 있고 그와 상대되는 陽이 있으며 이 두 가지가 고정되고 정체되어 있는 것이 아니라 중간자적인 中(중)이 있어 이 우주(宇宙)는 항상 생성(生成)되고 그것이 성장(成長)하면서 변화(變化)하며, 끝내는 소멸(消滅)하는 것이다. 이러한 현상이 계속 반복되어지는 것이 바로 자연(自然)의 원리(原理)라고 보는 것이다.

사상설(四象說); 사상(四象)이라 함은 오행(五行)의 원리(原理)를 살아 움직이지 않는 땅에 응용할 때에 동쪽(東) 木, 서쪽(西) 金, 남쪽(南)은 火, 북쪽(北)은 水로 각각 배정하고, 중앙(中央)은 土로 배정하며 변조(變造), 응용(應用)하는 것이다. 이렇게 오행(五行)의 원리(原理)에 의하여 의학(醫學), 체질분류(體質分類), 사주(四柱), 관상(觀相) 등 일상생활에 적용(適用)하고 응용(應用)하였다. 하지만 살아 움직이지 않는 땅에만 적용되는 원리를 움직이는 우주(宇宙)의 원리(原理)로 설명하려 함은 모순(矛盾)과 문제점(問題點)이 따른다. 이것은 단지 하통지리(下通地理)의 근본원리(根本原理)가 될 뿐이다.

< '1'은 점(点)이고, '2'는 선(線)이며, '3'은 평면(平面)이고, '4'는 입체(立體)이다.>

입체는 삼차원(三次元)이면서 공간(空間)이고 물질(物質)이고 형체(形體)를 의미한다.
동서남북(東西南北), 전후좌우(前後左右), 춘하추동(春夏秋冬)이 다 넷의 리듬을 탄다. 오전, 오후, 저녁, 밤의 주기(cycle)가 하루를 이루고, 소년기, 청년기, 중년기, 노년기가 사람의 일생을 이룬다. 두 개의 음양이 더 쪼개어 네 개의 음양이 된다. 즉 태양, 소양, 태음, 소음으로 되는데, 봄은 소양의 성질을, 여름은 태양의 성질을, 가을은 소음이 성질을, 그리고 겨울은 태음의 성질을 갖게 된다. 사람도 봄의 성질과 비슷한 체질이 있고 여름, 가을, 겨울의 성질과 같은 체질을 가지게 되는데, 이 체질에 맞게 섭생(攝生)과 치료를 해야 한다는 것이 소위 '사상체질의학(四象體質醫學)'인 것이다.

오행학설(五行學說); 음양은 자연계의 모든 사물과 현상을 이원론적으로 설명하고 있는데 그것을 더욱 세분화시켜 음양의 질을 다섯 가지 형상 목, 화, 토, 금, 수로 나누어 오행론(五行論)이라고 하였다. 오행을 이루는 다섯 가지 요소 사이에는 서로 조장하고 협력하는 상생(相生)의 관계와, 서로 억제하고 저지하는 상극(相剋)의 관계가 있으며 변화와 안정의 과정을 설명하는 데 가장 이상적인 것이 오행설이다. 다섯 개의 개체가 서로 항진(亢進, Facilitation)시키고 동시에 억제(抑制, Inhi bition)하는 상관관계를 형성할 때 가장 효율적으로 동중정(動中靜)의 안정을 얻을 수 있다. 다시 말해서, 5개체의 상관관계는 동중정(動中靜)의 이상적인 모델이다. 우주의 기본적인 다섯 가지 힘-분리하는 힘, 해산하는 힘, 집합하는 힘, 결성하는 힘, 조직하는 힘-의 상징이기도 하다. 양자물리학에서 소립자의 발견은 우리 조상들의 우주관을 더 과학적으로 증명해준 것으로 나타난다. 만물이 목화토금수의 5가지 원소로 이루어졌다는 믿음은 현대과학에서 소립자의 발견으로 원자, 전자, 중성자, 양성자의 기본 물질이 표준모델에서는 6종의 소립자와 이들의 반소립자 6종으로 되어있다는 것이 확인되었고 이들 소립자는 끊임없이 회전하며 진동하는 에너지장으로서의 성질을 가지고 있다. 이들 소립자는 파동과 에너지로, 이는 다시 말해서 기(氣)로서 이루어 졌다는 것을 현대과학의 힘으로 밝혀준 것이다.>

2. 서양의 근대적인 자연치유학의 발달

근대 자연치유학의 창시자로 자연치유의 아버지 또는 자연치유의 시조로 추앙받고 있는 베네딕트 러스트(Benedict Lust; 1887~1945)는 어려서부터 몸이 허약하여 여러 가지 질병에 시달리던 중에 세바스찬 크나이프(Kneipp)신부를 만나서 그의 자연치유법을 통해 건강을 되찾게 되었다. 그 후에 미국에 건너온 베네딕트 러스트는 크나이프 신부의 모든 자연요법을 연구하고 터득하게 되어 자연요법을 집대성하고 자연치유법을 미국에 전파하여 자연치유학의 체계를 수립하는데 평생을 헌신하였다.

자연치유(Naturopathy)의 학문적 체계를 확립한 베네딕트 러스트[38)]

베네딕트 러스트는 자연치유학의 학문적 체계를 확립한 창시자이자 "미국 카이로프랙틱 학교"의 설립자이기도 하다. 러스트에 가장 큰 영향을 준 인물은 독일의 자연치유사이자 신부인 크나이프(Kneip)이다. 크나이프 신부가 개발한 수치료법(Hydrotherapy)은 지금도 유럽에서 가장 대표적인 수치료법으로 현재도 유럽의 많은 클리닉(Clinic)에서 널리 사용된다. 러스트는 자연치유사를 위한 전국적인 잡지를 창간하는 등 많은 활동을 하였다. 그가 발간한 잡지에는"자연치유사와 건강의 기수","자연요법"등이 있고 외국잡지도 발간하여 그의 명성이 전 세계적으로 알려지게 되었다. 면허 없이 의료행위를 했다는 이유도 30여 번이나 투옥 당해 고초를 겪었으며 50년 동안이나 러스트만 없어 지면 자연치유도 사라질 것으로 여긴 "뉴욕 의사 협회"에서 의뢰한 탐정에게 항상 감시를 당해야 했다고 전해진다. 러스트는"나는 법정에 설 때 마다 핍박과 모욕 받고 또 다시 피소되었으나 법정을 나올 때마다 나의 결심은 굳어졌고 자연치유는 절대로 타협이나 굴복을 않을 것이다. 왜냐하면 나는 하나님이 인간에게 주신 최선의 치유법이 자연치유임을 믿기 때문이며, 수많은 사람들이 자연치유법에 의해 죽음의 경지를 벗어나 살아났기 때문에 내 생명이 붙어있는 한 자연치유를 위해 싸울 것이다. 나는 내가 죽은 후에도 자연치유는 계속 될 뿐 아니라 더 왕성해지리라는 것을 확신한다." 라고 술회하였다.

근대적인 자연치유개념의 확립과정

러스트 등이 주도한 서양에서의 자연치유(Naturopathy)의 철학은 그 핵심에 광범한 종류의 자연적 치유법들에 대한 확고하고 근본적인 신념과 포용력, 협력관계가 있으며 자연치유 즉 내츄로파시(Naturopathy)는 오늘날 행하고 있는 시술법과 관련된 기술과 방식을 상당수 포함하고 있다. 자연치유는 동종요법을 제외하고 뒤에 나타난 모든 치유법보다 일찍이 1800년대에 통일된 치유 개념을 성문화 하고 학문적으로 체계화 하였다. 동종요법은 그 당시 널리 퍼져 있었음으로 이에 부분적으로 편입되었다. 러스트(Benedict Lust)에 의해 정립된 자연치유의 개념은 미국 연방 의회에서 제정 공포된 미국의 자연치유법을 확립하는데 모태가 되었다. 1931년 미 의회는 '1927년 2월 27일 승인된 자연치유란 용어는 다음의 행위, 시술, 취급 등으로 구성된 말로 모든 자연치유를 포괄하고 내포한다.'라는 자연치유법의 규정안에서 치유를 위한 생리학과 재료학상의 진단과 시술로서 기계요법, 관절의 수기치유, 교정적 정형운동, 신경요법, 심리요법, 물 치료법, 철분욕, 전자요법, 온열요법, 광선요법, 색채요법, 진동요법, 그리고 식이요법을 포함하는 획기적인 법안을 통과시켰으며 카이로프랙틱 역시 합법화된 의료분야로 발전하였다. 그러나 현재 제도권에 포함된 자연치유분야는 자연의학의 기본개념에서 일탈하여 기존의 제도권의료와 혼합되는 성향을 가져오기도 하였다.

38) 자연치유학 개론, 도서출판 국제선교, 신태웅, 2006, 19p

◎ 미국의 초기 자연치유요법

분 류	자연요법
자연의 순리를 따르는 요법	① 광선 요법 ② 물 요법 ③ 산림 요법(일광 요법) ④ 식이 요법(영양요법, 단식요법) ⑤ 방사선 요법 ⑥ 소리 요법(음악치료) ⑦ 색채 요법
영적 치유법	① 신비 요법 ② 신유 요법 ③ 영성치유
운동요법	① 호흡 요법, ② 운동 요법, ③ 신체훈련 요법, ④ 기공 요법
수지요법	① 마사지 요법 ② 정골 요법 ③ 기계 요법 ④ 카이로프랙틱 요법 ⑤ 지압 요법 ⑥침술 요법 ⑦ 반사 요법
자연약재를 이용하는 법	① 약용식물 요법 ② 생물 요법 ③ 생화학 요법 ④ 동종 요법 ⑤ 변압공기 요법 ⑥ 아로마 요법
형이상학적인 요법	① 심리 요법 ② 심리분석 요법 ③ 정신 요법 ④ 최면 요법 ⑤ 황홀 요법 ⑥ 자성(自省) 요법
* 이상의 분류는 미국의 초기자연치유요법을 중심으로 나누어진 것이나, 현재 세계 각국에는 전통적인 많은 자연요법이 다양하게 존재한다.	

참고 ☞ 내츄로파시(자연치유)에 대한 미국 국회의 법령내용[39]

근대적 의미의 내츄로파시(Naturopathy;자연치유)의 정의는 1931년 2월 7일 반대 없이 미합중국 국회를 통과하였다. 토의 과정에서는 출석한 35명의 의사들로부터 큰 반대가 있었는데 이들은 역증요법 이사국에서 파견된 특별대표들과 역증요법 단체들의 사람들로 이들의 맹렬한 반대가 있었다고 기록되었다. 1931년 미국 국회 법안으로 통과된 자연치유에 대한 법안 내용을 보면 다음과 같다.

(제 2 항)

전술한 법령에서 사용되고 있는 1927년 2월 27일 승인된 자연치유란 용어는 다음의 행위, 시술, 취급 등으로 구성된 말로 모든 자연치유를 포괄하고 내포한다. 치유를 위한 생리학과 재료학 상의 진단과 시술은 다음과 같다. [기계요법, 관절의 수기치유, 교정적 정형운동, 신경요법, 심리요법, 물 치료법, 철분욕, 전자요법, 온열요법, 광선요법, 색채요법, 진동요법, 그리고 식이요법 - 생화학적 조직구성 산물 식품, 정상적인 인체에서 발견되는 세포염 식품이 포함된다. 그리고 식물유(기름), 탈수되고 가루로 만들어진 과일, 꽃, 씨, 나무껍질, 약초,

39) 자연치유학 개론, 도서출판 국제선교, 신태웅, 2006, 16p

뿌리, 그리고 화합되지 않은 채소, 즉, 자연 상태로서의 채소가 포함된다. 이와 같은 일부, 또는 전부의 자연요소로서의 광물욕, 신체기관의 건강을 위해 요구되는 조직과 세포화학물질 염분 등의 사용은 자연치유 시술하는 모든 사람에게 미합중국 연방의회의 확고한 특별법령이 부여하는 합법적인 권한이다.]그리고 미합중국연방국회의 법령은 모든 개체 주(州)의 상반되는 법률보다 우선하는 최고의 법이므로 모든 자연치유시술사들은 의학적 법적 제제에서 면제되고 전문적인 교육과 훈련을 통해서 자연치유의 행위가 허용된다. (이상 미국의 자연치유관련법 내용)

이러한 법이 제정됨에 따라서 자연치유학문의 어떤 부분이든 이수하고, 훈련으로 습득한 그의 기술과 지혜로 병든 자와 각종 질병과 인간의 고통을 자유롭게 진단하고 치유시술을 하게 되었다. 또 이곳에 규정한 방법과 절차를 따라 모든 각양각색의 인류의 질병과 괴로움을 치유하고 법령에 정의된 절차와 방법으로 신체의 건강과 안녕을 회복시키는 사람은 이전에 역증요법 단체에서 주장한 것과 같은 무허가 의술을 시행하는 것이 아니며 합법적으로 정당하게 자연치유를 시행하고 있는 것이다. 중앙정부 의회의 법령은 자연치유에 대항하는 모든 법률제정을 무효화한다. 헌법상에도 이 헌법과 그에 준하여 만들어진 미합중국의 법률은(모든 국회의 법령을 포함한다.) 미국의 전 국토 내에서 최고의 법이 된다고 기록되어있다. 또 모든 중의 재판관들도 이 법에 종속되어있고 헌법에서 규정된 이에 반하는 어떤 주의 법률보다도 이 법에 우선 할 수 있다고 6조 2항에 명기되어있다.[40] 화학물질, 화학약품과 수술이라는 공격적인 치유 방식을 사용하지 않고 곡물 채소와 과일 산초, 물, 바람, 공기 등의 자연의 힘을 빌려서 각자가 지니고 있는 생명력, 항상성, 면역력을 증대시키고 강화시켜 우리 인체를 균형과 조화를 찾아 질병을 치유하고 예방하는 전인치유(全人治癒)와 인간과 자연 우주를 하나로 보는 홀리즘(Holism)을 근본으로 한 전일치유(全一治癒)로 발전하여 현대의 자연치유학의 기본을 확립시키는데 기본적인 초석이 되었다.

40) 자연치유학 개론, A short history of Naturopathy, 국제선교, 신태웅, 2006, pp41~61

3. 근대 자연치유의 발전과정과 배경

3-1. 서양의 근대적인 척추 수기술의 탄생

역사가 짧은 미국에는 당시 여러 가지 사정으로 의사가 부족하였기 때문에 대중의 필요성에 의해 많은 민간요법사가 활약했으리라 상상되는데 팔머도 그중에 한 사람이다. 팔머는 다음과 같은 계기로 척추교정의 치료법에 흥미를 갖게 되었다고 전해지고 있다.[41] 팔머 박사는 각 척추들 사이에 있는 척추신경과 몸의 각각의 기관 사이에는 무엇인가 관계가 있다는 가정을 세운 후 질병의 상관관계를 체계적으로 연구하기 시작하여 카이로프랙틱(Cairopractic)을 창시하게 되었다. 미국에서 창시된 새로운 의학인 카이로프랙틱은 현재 전 세계 80여 개국에서 다양한 형태로 의료계의 한 부분으로 자리 매김하였으며, 특히 미국, 캐나다, 호주, 일본 그리고 유럽 등지에 널리 보급되어 많은 카이로프랙틱 의사(Cairopractic D.C) 들이 배출되고 있다. 또한 이들은 지역사회에서 지역 주민의 보건복지에 많은 기여를 하고 있다.[42] 추나요법은 카이로프랙틱과 매우 유사하며 카이로프랙틱은 서양의 추나요법이라고 설명하기도 한다.[43]

오스테오파시(정골법); 히포크라테스 이후 척추수기(Spinal Manipulation)는 학문과 기술의 양면에서 거의 발전되지 못하였으며 카렌(B.C.199~129년)이 손가락 마비를 경추교정으로 치료한 것 등의 이야기가 있는 정도이며 그 기술이 유럽에서 가정 요법적으로 전승되어지는데 그쳤다. 그러나 이 기술의 일부가 아메리카 대륙에 이주해간 유럽 사람들과 함께 그들의 신천지인 아메리카 대륙으로 건너가 아메리카 인디언(대륙원주민)에게 전해 내려오던 골격 치료기술이 하나의 의학 형태를 이루어 역사상에 재등장한다(1874년). 그것의 의학

41) 척추가 중심이다, AKCA, 김종수, 2002, 86p<역사적으로 첫 번째 카이로프랙틱 치료는 미국 아이오와에서 1895년 데이비드 팔머에 의해 행해졌다. 자기 요법 치료사로 일하던 중 17년 동안 청력 저하로 고생하던 건물관리인 하비 릴라드(Harvey Lillard)의 척추 중 일부가 돌출된 것을 발견하고 그 돌출된 부분을 지렛대 원리를 이용하여 제 위치에 돌아가도록 누르자 돌출된 뼈가 원위치로 돌아왔고 놀랍게도 할비씨의 귀가 들리게 되었다.>

42) 보완대체의학활성화를 위한 정책토론회 자료, 국회의원 김춘진, 2007, pp24~55

43) 아이러니컬한 사실은 추나요법 등 오랜 수기요법의 역사를 가진 중국에서도 요즈음은 카이로프랙틱의 수법을 대부분 이용하고 있다는 사실이다. 북경한의대 등에서 발간된 추나교재를 보면 카이로프랙틱교재를 대부분 인용하여 설명하고 있다.

체계명이 정골법(Osteopathy)으로 앤드류 테일러 스틸(Andrew Taylor Still)이 주도적으로 오스테오파시를 확산시키고, 발전시키는 역할을 담당하였다.

카이로프랙틱; 앤드류 테일러 스틸의 오스테오파시 발표로부터 21년 후 다니엘 데이비드 팔머(Daniel David Palmer)에 의해 카이로프락틱이라는 자연치유학이 1895년 발표된 것이다. 팔머는 1885년에 아메리카 아이오와주의 데븐 포드에 이주하여 거기서 자기(磁氣) 치료요법을 행하는 한편 수장요법(Handtheraphy)이나 정골법(Osteopathy), 베사라우스의 해부학 등으로 연구하고 있었다고 추측된다.

◎ 미국의 초기 자연치유사와 AMA(정통의사회)와의 갈등

초기에 미국 자연치유시술사들이 그러했듯이 미국 내에서 자연치유업을 변질시키고 파괴하려는 음모가 자연치유사들에게 있어왔던 것과 마찬가지로 똑같은 음모가 카이로프랙틱(Cairopractic)에 대하여도 이루어졌다. 그것은 카이로프랙틱 반독점소송위원회와 AMA(정통의사회)의 관계와 같은 것들이다. AMA(정통의사회)의 주된 반대 이유는 환자의 안전과 카이로프랙틱의 비과학적 방법론에 문제가 있다는 것이다. 최종적인 문제는 환자를 위한 과학적 방법론에 관한 고려가 경쟁을 제한하지 않는 방법으로 적절히 적용되었느냐 하는 점이다. AMA(정통의사회)가 말하는 환자를 위한 과학적 방법을 사용하는 유일한 길이라고 한다면 이것으로 법원을 설득하기에는 매우 어려운 일이다.

대중적인 교육의 측면에서나, 기타 경쟁적이면서 제한적인 교육이 AMA(정통의사회)의 능력이나 자원이 미치지 못하는 영역에 있거나 이들이 시행착오를 거쳤다는 것에 대하여 증거를 제출하지 못하고 주(洲)별로 카이로프랙틱 면허를 무너뜨리는 데 실패하였다. AMA(정통의사회)와 여타 관련의료계가 좋은 관계를 유지하는 것처럼 보여 제도를 바꾸려고 노력했으나 AMA(정통의사회)가 사용하는 방법을 소비자에게 교육하거나, 카이로프랙틱을 비과학적이라고 배척하는 것만큼 효과적인 운동이 있었는지 증거는 없다. 카이로프랙틱이 비과학적인 교리라는 엉터리 주장과 같은 주장이 수년간에 걸쳐 자연치유업을 조준하여 왔고 자연치유학은 1910년부터 1943년 까지 쌓아온 영향력과 경제적 매력을 오래 전에 상실하여 1960년대까지 자연치유는 이해관계와 철학적인 면에 있어서 의학의 주요 경쟁자가 되지 못하였다. 하지만 대체 건강관리 방안(Alternative Medicine/ Naturopathy)에 대한 운동과 함께 자연적 건강관리 방식이 되돌아오고 이에 대한 시민의 호응으로 부상하고 있다.

자연치유와 의료산업의 갈등에 대한 교훈

내츄로파시라고 부르는 자연치유가 본격적으로 부상한 이후 미국의 의료업계와 제약 산업은 자연치유협회와 법률, 입법, 치료에 대한 태도, 사업 등에 막대한 영향을 끼쳐왔다. 그러나 의료산업이 자연치유 문화 내에서 어떻게 형성되었으며, 또 의료산업이 정치적 압력 단체로서 뿐만 아니라 하나의 경제적 세력으로서, 또 미래를 형성하는데 있어서 얼마나 큰 영향력이 있는가 하는 점보다 시장을 누가 지배하느냐 하는 이권에 관련된 것이다. 정통적(혹은 교조적) 역증적 의학이 건강시장을 장악하여 지배하여 왔고 소수 건강관리 집단

들을 흡수 내지 파괴하려 하였으며 그들이 카이로프랙틱, 침술, 동종요법, 정골요법, 자연치유법 등을 없애려고 하거나 흡수하려고 한 수법들은 다양한 것이었다. 자연적 치료법들에 대한 이들의 공격 전략은 완강하고 의로운 행위로서 포장되었다. 과학적 증거와 확고부동한 진리로 위장한, 의료계의 로비스트들은 선택의 여지없이 제약 산업과 정치적 압력집단, 즉 미국의학협회(AMA), 의과대학과 연대하였다, 이들은 주로 FDA, HCFA와 같은 의료당국이 주도하는 정부기관을 통하여 의도적으로 소수 치료 전문업의 상권, 범위, 효율성을 제약하는 공격을 감행했다. 이는 오늘의 한국 이 직면한 현실과 다르지 않다. 이들의 극단적인 주장은 자연치유학을 검증되지 않은 비과학적인 것으로 거의 신화적이고 역사적인 의미를 띤 현상이라고 까지 말한다.[44]

4. 만성병의 증가와 정통적 치료방법의 변화

지금은 세계적으로 만성병의 시대라고 할 수 있다. 세대가 바뀌고 특정의 과학적 패러다임이 의학 교과과정과 의료 술의 기초를 형성하게 됨에 따라 미국 의학의 형태는 점점 오늘날 정통적 방법이라는 것으로 변해갔다. 20세기 초에 들어서 인간의 수명이 점차 길어짐에 따라 만성병의 발병이 증가하고, 현대의학은 대부분 이런 만성병이 나타나는 현상을 설명하는데 실패하고 있다.

이제 추세는 반대가 되어 생활방식, 식사요법, 운동요법, 약초와 해를 주지 않는 의료기술을 지향하게 되었다. 자연치유사가 전면에 대두된 계기도 만성병에 대한 기존의 의학이 치료에 실패하면서 점차 자연요법에 대한 수요가 증가한 이유였다.[45] 또 다른 문제는 오늘날 혼합적인 의료체계에 있어서는 내과의와 외과의의 역할이 혼동되어 있다. 그러나 전통적으로 의사라는 개념은 외과의(外科醫)와는 아주 다른 의미와 유래를 갖고 있다. 의사를 사람들의 신체적 고통과 어떤 의미에서 정신적 고통도 돌보는 일반 건강관리자로서 정형화되어 있으며, 한편 외과의사는 수술에 특별한 기술과 경험을 가지고 있는 전문의였다. 이 두 용어에 대한 이분법이 현대 언어에 와서 혼동되어 있으나 전 세계적으로 치료법의 진보와 관계가 있다.

44) 자연치유학 개론, A short history of Naturopathy, 국제선교, 신태웅, 2006, pp41~61
45) 보완대체의학활성화를 위한 정책토론회 자료, 국회의원 김춘진, 2007, pp24~55

고전적인 의미에서 의사(醫師)란 환자를 치료하고, 출산을 돕는 것으로 [재료와 치료법의 신축적인 응용과, 환경적 조건과 체질이 질병에 노출되는 것을 예방하는 것을 돕는 일을 포함하거나 지칭하는 의미]를 갖고 있다.(이 용어들에 대한 개념이 20세기에 와서 변하였는데 그것은 대부분의 질병치료를 하려면 의사가 다양한 기술을 적응할 필요성이 있었기 때문이었다.)

의료계 자체가 많은 전문분야로 분화되기 시작하였으나 이는 사람의 질병에 관련된 구체적인 문제에 초점을 맞추려는 최선의 의도로 되어 진 것이다. 그리고 이 모든 전문 분야들은 하나의 체계 아래에 통합되어 있고 공통의 이념을 갖고 있다. 그러나 이들 각 전문 분야가 그들 체계의 특수성에 너무 깊이 빠져들기 때문에 가끔 환자를 치료하고 봉사하도록 만들어진 그들의 의료체계의 전체적인 연관성과 기본목표를 망각하게 된다.[46]

상당한 기간 동안 역병과 전염병의 위협이 사라졌지만 그것은 의학이나 항생제의 효과 때문만은 아니며 공중보건의 개선, 위생과 청결, 공중 안전 대책 식사와 영양의 개선, 일반적인 경제수준의 향상이 여기에 기여하였지만 의학이 성장하였고 이 시기에 제약 산업은 동종요법을 억압하며 밀어내는데 큰 역할을 하였다. 하지만 현재 자연치유가 다시 각광을 받고 보완대체의학이 세계적으로 확대되는 대표적인 이유로는, 질병의 양상이 만성병으로 이행하였음에도 현대의학이 급성기 질환의 치료가 중심이라는 점과, 의료소비자의 관심이 질병의 치료보다는 예방과 건강증진에 있으며, 현대의학은 환자를 지나치게 세분화, 전문화하여 전인치유에 실패하고 있다는 점 등을 들 수 있다.[47]

46) 초기의 역증의학협회(AMA;정통의사회)는 전통적으로 훈련받은 동종요법사에 의하여 주도되었다. 세균학항균제와 항생제의 도입, 수술 기술의 발전으로 질병의 특정한 국면을 치료하는데 놀라운 효과를 발휘하였으나 그것이 완전한 체계를 제공하는 것이 아니었다.(신태웅 편저 자연치유학 개론)

47) 방건웅, 새로운 의학 새로운 삶, 창작과 비평사, 2000.pp11~21

자연요법과 제도권 의학간의 괴리[48)]

미국에서도 만성병의 증가는 자연요법이 대두되는 계기가 마련되었으나 당시 의료계에 이런 일들이 진행되고 있을 즈음에 내츄로파시(Naturopathy)와 같은 치료체계에서도 그 회원과 기반에 변화가 있었다. 시간이 지나고 자연치유 즉 내츄로파시(Naturopathy)의 분야가 점차 확대되어 감에 따라 선각자들의 효과적인 치료법과 생활방식, 교훈, 중 많은 부분을 버리고, 자신의 생각과 보다 현대화된 과학적 개념으로 대체하며, 의학적 형태와 치료법을 포함시키는 사람들이 있었고 정통파가 아닌 유사 자연치유사집단이 생겨나기도 했다. 당시에 미국에서 의학을 전공한 의사들은 대략 30% 미만이었고, 자연요법사와 치료에 대한 철학적, 방법론적 괴리가 자리 잡고 있었다. 자연치료의학은 아직 성숙단계에 있지 않았지만, 업계를 통제하려는 그들의 제안은 공중보건을 보호하고, 의학적 연구와 학문에 대한 기본 방법과 그 효율성을 보호한다는 그 동기는 타당한 것이었다. 그 제안은 치료집단들에 속하여 있는 많은 구성원에 대하여 제시되었다. 당시 카이로프랙틱의 적통계승자라고 할 수 있는 B. J. 파머에게도 교섭이 들어와 '만일 카이로프랙틱 교육방침을 조정한다면 의사 면허증을 주고, 또한 자격증을 그의 문하생들에게도 준다'는 것이었다. 하지만 당시 B. J. 파머는 카이로프랙틱이 의학과 혼합된다는 이유로 이 제안을 거절하였다.[49)] 카이로프랙틱, 내츄로파시(Naturopathy)와 개념적으로 아주 유사한 기초를 가지고 있는 정골요법[整骨療法(오스테오파시;Osteopathy)]의 창시자 앤드류 스틸(Andrew Still)은 이 제안을 받아들였다. 스틸자신과 제자들, 동료들은 거의 모두 정통의학의 학위가 없었으며 그가 의료계의 조직적 계획에 참여하는 것이 타협이라 할 만한 것이 아니었다. 의학교가 번창하고 의료계 집단에 문화적으로 사회적으로 적응된 의사가 되겠다는 세대가 나타나자 이들과 다른 내츄로파시(Naturopathy)의 이념적철학과 방법론을 가진 이전의 세대들의 열정은 소멸되어 갔다.

5. 자연치유와 보완대체의학의 입법화 문제

미국의 경우 1931년에 자연치유법이 제정되어 합법화 되었지만, 의료계의 갈등은 계속되어 1960년대 초 AMA(정통의사회)는 카이로프랙틱을 전문의료직에서 배제하고 제한하려는 결의를 하였다. 1966년 AMA (정통의사회)대의원 총회는 카이로프랙틱이 비과학적 교의로 결정하는 결의안을 통과시켰다. 의료계는 실제로 어떤 소수 치료법도 허용하지 않고 있으며, 침술, 카이로프랙틱, 동종요법, 자연치유, 기타치료법에 대하여 최근까지 배타적인 입장에 있었다.[50)]

48) 신태웅 편저 자연치유학 개론중 'A short history of Naturopathy'등에서 발췌, 국제선교, 2006, pp41~61 .
49) 척추가 중심이다, AKCA, 김종수, 2002, 86p
50) 참고사이트.www.akca.or.kr /척추가 중심이다, AKCA, 김종수, 2002, 86p

현재 정통 의학의 주도를 억제하기 위하여 개혁과 노력으로 국립 보건원(NIH)에 대체의학과 대체의학센터를 설립하였다. 이들 조직은 많은 험난한 과정을 지나 어렵게 설립되었는데 많은 소수 치료사들이 지칠 줄 모르는 노력과 이 치료술을 강력한 노력으로 지지하는 인사들, 스트롬 서몬드 상원의원, 버클리 베델 하원의원, 상원의원 톰 하킨 등에 의하여 추진되었다. 이러한 노력들은 비록 찬사와 격려를 보낼 만 한 일이긴 하지만 "보완대체의학(CAM; Comple mentary & Alternative Medicine)"의 건강관리법을 지지하는 이 기구가 효과적으로 계획들을 집행하는데 대하여 이를 혼란케 하려고 지속적인 방해는 계속 될 것으로 보인다.51)

"질병치료와 건강증진에 보완대체의료가 명백한 과학적 증거를 가지고 있다"라는 근거로 2000년에 창립된 WHCCMP(백안관 보안대체의학 정책위원회)는 의회와 행정부에 국민에게 기여하는 이익을 최대화하기 위한 보안대체의학의 입법적 행정적 권고를 하였다. 세계보건기구도 자연요법(보완대체의학)에 대한 연구조사의 결과 상당수가 과학적으로 명백하고 확실한 치유효과가 있는 것으로 밝혀져 이의 효능을 인정하고, 각국에 적극적인 이용을 권고하고 있다.52)

6. 정통의학과 CAM, 자연치유의 상호보완적 관계로의 발전과제

정통의학과 카이로프랙틱 및 자연치유분야가 초기에는 정통의사회(AMA)등과 마찰을 빚고 심한 갈등의 시기를 거쳤으나 현재의 카이로프랙틱은 미국에서 정통의학과 상호보완적인 관계로 발전하여 국민들에게 양질의 의료혜택을 줄 뿐만 아니라 정통의학적인 치료에서

51) 자연치유학 개론, A short history of Naturopathy, 국제선교, 신태웅, 2006, pp30~65
(미국은 1990년 시술권의 자유를 보장하는 법안이 통과되었다. 여기에 의료계가 보안대체의료분야의 소수 치료술들의 방법과 견해를 일부 흡수하려고도 하고 그들의 시장 점유율을 유지하기 위하여 의료계가 소수 치료법들을 공격하기 위한 전략을 채택할 우려가 상존해 있다.)

52) 우리나라는 이러한 제도면에서 아주 후진적 양상을 지니고 있으며, OECD국가 중에서, 2007년 현재 자연요법(보완대체의학)에 관한 법규정을 가지지 않은 나라는 우리나라뿐이므로 관련 종사자, 업계와 학계가 함께 노력하여 시급히 해결해 나가야 할 과제이다./ 보완대체자연치유학, 김종수, AKCA, 2007, pp12~21

실패하고 다른 치료방법을 찾고 있는 사람들에게 희망을 주고 있다. 미국의 대체의학국과 대체의학센터의 진정한 목표는 대체건강관리법을 법률적으로 규제하고 승인하며 이들의 시장점유율을 동일하게 유지하는 것이 될 것이며 향후 전향적으로 발전방향을 모색해 나가고 있는 추세이다.

기존의 의료체계와는 다른 자연치유를 중심으로 한 보완대체의학(보완대체의학(CAM; Complementary & Alternative Medicine)이라는 새로운 보완 대체 건강관리방안(Alterna tive Medicine/Complementary Medicine/Nature Healing, Naturopathy)에 대한 현재의 활발한 움직임과 함께 자연적 건강관리 방식이 인식되고 이에 대한 시민의 적극적인 호응과 함께 카이로프랙틱 등 대체의학 및 자연치유관련 분야도 같이 동반성장하고 있다.[53)]

7. 근대 자연치유 전통과 사상적 배경

근대 자연치유는 전술한 바와 같이 미국에서 베네딕트 러스트가 주도한 내츄로파시에 근거하여 발전하였다. 러스트에게 가장 큰 영향을 준 사람은 크나이프 신부이다. 지난 19세기 전체론(全體論)의 한 형태인 전인(全人)치료법에 부수하여, 크나이프(Kneipp)신부가 러스트(Benedict Lust)박사에게 위임한 것 중 특별한 것은 학문과 자연치유방법에 관한 교훈과 유산 중에 근본적인 이타주의(利他主義)가 있었다. 자신을 희생하여 타인의 행복과 복지를 위하여 헌신하고자 하는 이타주의적 사명은 "주린 자를 먹이고, 벗은 자를 입히고, 병든 자를 낫게 하라"는 의무를 표현한 것으로 이는 크나이프가 신부라는 성직자였다는 사실과도 무관하지 않은 것으로 보인다. 또한 보편적 휴머니즘으로 승화된 히포크라테스적 사유가 19세기 후반 파스퇴르를 거처 내츄로파시의 전통에도 영향을 미친것으로도 해석된다. 하지만 다수의 사람들이 시간이 흐름에 따라 자연치유사로서 인간에게 봉사한다는 열정은 퇴색하고 새로운 자연치유사들은 그들의 의무와 감각, 통찰력, 지식, 위엄을 소홀히 하고 포기하였다. 이 점에 관하여 러스트는 새로 등장한 자연치유사들이 이기심과 이득을 보려는 면에서 이기적

53) 보완대체의학활성화를 위한 정책토론회 자료, 국회의원 김춘진, 2007, pp24~55

인 의사를 모방하였다고 말하였으며 그들의 부패와 현실과의 타협은 더욱 심하게 만연되어 갔다.[54] "건강한 의사가 없고, 잘 죽는 변호사가 없다."는 19세기 속담은 의사가 그들이 봉사하는 사람들의 질병, 빈곤, 불결을 늘 가까이 하는데서 발생하는 위험으로부터 유래하며 또한 그들의 시술에 대한 일반적인 존경과 성실을 나타내는 것이기도 하다.

(러스트와 크나이프의 전통은 숭고한 이상을 갖고 있었으며 초기의 극적인 성공은 인간에 대한 희생과 봉사의 정신과 더불어 시대를 초월한 자연치유의 효과성 때문에 그들의 시술법이 부각되었다. 이타주의(利他主義)는 19세기의 전형적인 이상주의라고 할 수 있으나 이는 또한 자연치유사 업계가 물려받은 고귀한 정신적 유산이며 소중한 전통의 일부이기도 하다. 의술은 인술이라는 점을 생각할 때, 상업주의에 물든 제도권, 비 제도권 의료계를 막론하고 자연치유의 숭고한 이상과 이타주의사상은 이 시대의 귀감이 되어야 할 것이다.)

54) 신태웅 편저 자연치유학 개론 중 'A short history of Naturopathy'등에서 발췌, 국제선교, 2006, pp41~61

Chapter 01

Part 04

질병과 자연치유

1. 자연치유와 자연치유력의 관계

자연치유(自然治癒)는 질병치료에 있어서 현재의 정통의학(역증요법을 주축으로 하는)이 체계화되기 이전부터 인체는 완전무결한 존재라는 신앙에서 출발하여 자연과 신의 섭리에 따라 순리대로 살면 치유력, 면역력, 조화력에 의해서 건강 장수할 수 있다는 확신을 바탕으로 한다. 이는 인체의 자연치유력의 회복에 중점을 두어 인공적인 약물이나 화학물질, 수술 등을 사용하지 않고 질병을 예방, 치유하려는 것이다.55)

자연치유란 인간이 지니고 있는 자연치유력인 항상성, 면역력, 회복력을 증대시키고 강화시켜줌으로써 우리 인체를 균형과 조화를 찾아 질병을 치유하는 것이다.

자연치유력과 자연치유시스템과의 관계

자연치유란 질병을 치료하는 힘은 스스로 존재하는 것이라는 의미를 지니며 자연치유란 스스로 낫는다(癒;나을 유)는 의미를 지닌다. 즉 의사에 의한 약물 주사 수술 등의 방식에 의한 치료가 아닌 자연과 자신이 지닌 자연치유력에 의해 질병이 낫는다는 것이다.56) 그러

55) 신태웅 편저 자연치유학 개론중 '자연치유란 무엇인가?'등에서 발췌, 세계자연치유학회, 국제선교,, 2006, 서울, pp22~25.

56) 자연치유에서 치유와 치료의 차이점; 세계자연치유학회 신태웅 회장을 비롯한 한국자연치유학계에서는 자연치유(自然治癒)의 치유와 질병치료에서 사용하는 치료란 말은 기본저인 개념과 의미에 있어서 커다란 차이가 있다고 주장한다. 한자(漢字)의 료(療)는 병고칠 료이며 그 뜻은 의치지병(醫治止病 ; 의사의 다스림으로 병(病)을 낫게 한다)이라는 뜻이다. 따라서 자연치유의 유는 병(病)나을 유(癒)자로 질병을 스스로 고친다는 의미가 내포되어 있다고 할 수 있으며, 그러므로 "자연치유는 궁극적으로 치료와 치유의 개념을 모두 다 포함하고 있다"라고 할 수 있다

므로 자연치유는 인체의 고유한 자연치유력을 높여 질병을 낫게 하고자 한다. 자연치유력은 인체의 자연치유시스템으로 이는 항상성, 면역력, 회복력, 복원력 등을 말한다. <자연치유란 인간이 지니고 있는 자연치유력인 항상성, 면역력, 회복력을 증대시키고 강화시켜줌으로써 우리 인체를 균형과 조화를 찾아 질병을 치료하는 것이 아닌 치유하는데 그 뜻이 있으나 이는 또한 치료의 개념을 동시에 포함한다.>
다음은 강길전(충남대 의대)교수의 자연치유력에 관한 글에서 발췌한 내용이다.

우리들의 몸에는 하루 100만개의 암세포(참깨 한 알 정도의 크기)가 생기지만 누구나 암이 생기지 않는 것은 인체에는 자연치유력이 있기 때문이다. 우리가 "암"하면 반드시 죽는 병으로 연상하기 쉬우나 1966년 미국의 에버슨은 암이 자연치유 된 176사례를 보고한 일이 있고, 미국의 케롤 허쉬버그는 암이 자연치유 된 사람을 직접 찾아다니면서 면접 조사하여 46 사례를 발표한 일이 있으며, 일본 규슈 대학 내과의과 이케미 유지로는 20여년 동안 암이 자연치유 된 72사례를 보고한 일이 있다. 또 암의 자연 치유를 중점적으로 연구하는 네델란드의 헬렌듀잉 연구소는 1000명에 1명 꼴로 암의 자연치유가 일어난다고 발표하였다. 이와 같이 현대의학의 도움을 받지 않고 암이 자연치유되는 것은 자연치유력 때문이다.
< 위벽은 5일마다, 지방조직은 3주마다, 피부는 5주마다 그리고 뼈는 3개월마다 새로운 조직으로 교체된다. 이때 탈락된 부위가 본래의 모습대로 재생하는 것도 자연치유력이 있기 때문이다. 외과의사가 수술한 후에 피부에 수술 상처가 생기면 상처 부위가 깔끔하게 아무는 것도 자연치유력이 있기 때문이다. 사람은 질병을 유발할 수 있는 수많은 물리학적, 화학적 및 생물학적 위험에 노출되어 있으나 질병은 생각보다 훨씬 적게 걸리는 것도 자연치유력이 있기 때문이다. >

자연치유력을 방해하는 인자

1) 나쁜 음식은 자연치유력을 방해한다.
   음식과 자연치유력과는 밀접한 관계가 있다. 다음과 같은 음식은 자연치유력을 방해하는 것으로 알려져 있다.

- 계란흰자, 탈지우유, 요구르트를 제외한 모든 동물성 식품
- 식물성 기름, 견과류, 씨앗류 등과 같이 기름이 많은 식물성 식품
- 포화지방이 많은 견과류, 씨앗 그리고 포화지방
- 콜레스테롤이 많은 케이크나 아이스크림, 설탕, 꿀 등과 같은 단순 탄수화물
- 많은 양의 소금, 카페인, 흥분제, 조미료

2) 술과 나쁜 물은 자연치유력을 방해한다.

3) 운동이 부족하면 자연치유력을 방해한다.

4) 나쁜 공기는 자연치유력을 방해한다.

5) 간접흡연(담배 연기)은 자연치유력을 방해한다.

6) 나쁜 냄새는 자연치유력을 방해한다.

물질에서 발산하는 냄새가 자연치유력을 방해한다. 예를 들면 새집에 이사를 하면 벽지 냄새, 페인트 냄새, 시멘트 냄새 등이 자연치유력을 방해할 수 있다.

7) 나쁜 전자파는 자연치유력을 방해한다.

고압 전선 가까이 있을수록 그리고 가전제품 사용이 많을수록 자연치유력이 억제된다는 연구가 있다. 특히 파라 볼라 위성 안테나는 자연치유력을 매우 억제하는 것으로 알려져 있습니다. 이동전화기의 약 절반은 자연치유력을 억제하는 것으로 알려져 있다. 임신 중 천둥 및 번개에 노출되거나 임신 중 전자레인지, 전기담요 등에 장시간 노출되면 자연치유력이 억제되는 것으로 알려져 있다.

8) 나쁜 마음은 자연치유력을 방해한다.

슬픔, 공포, 분노, 불안 등과 같은 스트레스는 자연치유력을 억제한다는 사실은 많이 알려져 있다. 일본에서 행한 실험에 의하면 의대생 10명을 졸업 시험 전후 자연살해 세포의 활성을 검사했는데 시험 기간 중에 활성이 감소했다가 시험 2주후 정상으로 회복되었다고 하였다. (여기서 자연살해 세포의 활성은 자연치유력의 마크로 생각해도 된다.) 미국 텍사스 대학 폴록 박사는 85명의 수술 받을 환자를 대상으로 수술 전후의 자연살해 세포의 활성을 조사한 결과, 수술 후 활성이 저하되었다고 하였다. 일본의 연구 결과를 보면 111명의 대학생을 대상으로 다면적 인성 검사에서 우울증으로 밝혀진 학생을 대상으로 자연살해 세포의 활성을 조사한 결과, 우울증 학생은 정상인보다 활성이 낮았다고 하였다.

자연치유력을 촉진하는 인자

1) 음식은 자연치유력을 촉진하는데 매우 중요한 역할을 한다.

다음과 같은 음식은 자연치유력을 촉진하는 것으로 알려져 있다.

- 곡물(정백하지 말 것): 쌀, 보리, 메밀, 옥수수, 기장, 귀리, 호밀, 밀
- 야채: 부추, 상추, 양배추, 당근, 고구마, 오이, 토마토, 가지, 마늘, 감자, 호박, 쪽파, 시금치, 콩나물, 무, 배추, 근대, 무청, 물냉이, 죽순, 생강, 브로콜리, 샐러리, 케일, 버섯
- 과일: 포도, 딸기, 사과, 복숭아, 배, 파인애플, 자두, 석류, 건포도, 산딸기, 귤, 살구, 바나나, 수박, 레몬, 오렌지, 키위, 버찌, 무화과

- 음료: 탄산수, 무카페인 커피 혹은 차, 과일주스, 약몽차, 광천수, 야채 주스
- 콩류: 검은콩, 완두콩, 메주콩
- 동물성 식품으로 허락할 수 있는 음식: 계란흰자, 탈지우유, 요구르트(하루 1컵)

2) 좋은 물을 자연치유력을 촉진한다.

자연치유력을 촉진하는 물에 대해서는 일본의 Masaru Emoto는"물은 답을 알고 있 다"라는 책에서 물을 동결하고 그 절편을 특수 현미경으로 관찰하면 자연치유력에 좋은 물과 나쁜 물을 구별할 수 있다고 하였으며, 미국의 화학자 로렌젠(Lee lorenzen)은 인체에는 2 종류의 물이 있는데 하나는 덩어리(cluster)가 큰 것이 있고 다른 하나는 덩어리가 작은 것(microcluster)이 있는데 "덩어리가 작은 것"이 자연치유력에 좋다고 하였으며, 한국과학기술원 전무식 교수는 물의 구조는 5개의 사슬구조, 5각형 고리구조(5각수) 그리고 6각형 고리구조(6각수)의 3가지로 나눌 수도 있는데 6각수가 자연치유력에 좋은 물이라고 하였다. 그러나 물의 구조를 일일이 따질 수 없으므로 자연치유력에 도움이 되는 정수기를 잘 골라야 한다. 정수기의 종류에는 역삼투압을 이용한 정수기, 작은 덩어리를 만드는 정수기 혹은 6각수를 만드는 정수기 등이 있으므로 정수기 선택을 잘 하는 것이 중요하다.

3) 규칙적인 운동은 자연치유력을 촉진한다.

하루 1시간 걷기 운동은 자연치유력을 촉진하는데 매우 도움이 된다.

4) 최근 대체의학이 발달하면서 뼈를 만짐으로써 자연치유력을 촉진시킬 수 있고(정골요법), 척추를 만짐으로써 자연치유력을 촉진시킬 수 있으며(척추교정 요법), 연조직을 만짐으로써 자연치유력을 촉진시킬 수 있고(마사지요법), 경혈을 만짐으로써 자연치유력을 촉진시킬 수 있으며(지압 요법), 발바닥을 만짐으로써 자연치유력을 촉진시킬 수 있고(반사 요법), 근육을 만짐으로써 자연치유력을 촉진시킬 수 있다(응용기생리요법)는 사실이 알려져 있다.

5) 좋은 아로마는 자연치유력을 촉진한다.

최근 아로마는 암을 치료할 수 있다는 보고가 있다.

6) 기공치료(氣功治療)는 자연치유력을 촉진한다.

7) 심령치료(spiritual Healing)는 자연치유력을 촉진한다.

최근에 심령치료사(Spiritual Healer)를 이용하여 질병을 치료하는 병원이 늘고 있다.

예를 들면 미국의 유명한 듀크대학병원이나 영국의 유명한 암센터인 브리스톨 암센터에서는 심령치유사를 기용하여 환자를 치료하고 있다.

8) 나쁜 마음을 제거함으로써 육체적 질병을 치료할 수 있다.

샌프란시스코 마운트 시온 병원의 포웰과 도오슨은 초조심과 적개심으로 가득 차 있는 환자를 타인에 대한 배려와 사랑의 기분으로 전환시킴으로써 심장경색의 재발율이 유의하게 감소하였

다고 하였고, 미국의 종양학자 칼 사이몬튼은 원한을 극복하는 방법을 배워두지 않으면 암을 비롯한 많은 종류의 질병이 치료되지 않는다고 하였다.

9) 사랑의 마음은 자연치유력을 촉진한다.

미국 아리조나 대학의 게리 슈발츠(Gary Schwartz) 교수의 연구에 의하면 대학 시절에 자신의 부모를 사랑하였던 사람들은 나중에 나이가 들어 중년이 되었을 때 병에 걸릴 확률이 25%인데 비하여 자신의 부모를 사랑하지 않았던 사람들은 병에 걸릴 확률이 85%나 된다고 하였다.

< 미국의 하트매스(HeartMath) 연구소는 심전도를 이용하여 사람의 감정을 측정하는 장치를 개발하였는데 사람이 분노를 느낄 때 마음의 파동을 보면 불규칙적을 파형을 보이는데 사랑의 감정을 가질 때의 마음의 파동을 보면 매우 규칙적인 싸인 곡선을 그린다고 하였다. 이를 토대로 하트매스(HeartMath)는 암 환자가 수술이나 방사선 등으로 치료한 후에 마음의 파동을 검사하여 "매우 불규칙적인"인 사람을 대상으로 사랑의 감정을 갖도록 교육을 시켰는데 이러한 연습에 의하여 정말로 마음의 파동이 사랑의 파동과 같은 "규칙적인 파동"으로 변하면 그 환자는 암으로부터 회복될 확률이 높다고 하였다. 반대로 아무리 연습을 해도 사랑의 파동과 같은 "규칙적인 파동"으로 변하지 않으면 그 환자는 암으로부터 회복될 수 없다고 하였다. 그래서 사랑의 감정을 연습하여 사랑에 능숙하면 암도 치료할 수 있다고 하였다. 뿐만 아니라 하트매스 연구소는 "사랑의 감정"을 연습하면 스트레스 호르몬의 감소, 혈압 하강, 면역력 증강, 노화 방지, 초등학생의 학업 성적의 향상 그리고 회사원의 작업 능률 향상 등을 유도할 수 있다고 하였다.>

< 레오니드 라스코프(Leonard Laskow)는 "사랑으로 치료하기(Healing With Love)"라는 책을 통하여 사랑의 감정에 집중한 다음 시험관에 넣어둔 DNA를 향하여 "DNA야 풀려라!"하고 마음먹으면 실제로 DNA가 풀리게 되고, 반대로 "DNA야 감기라!" 하고 마음먹으면 실제로 DNA가 감기게 된다고 하였다. 다음에는 매우 화가 난 사람이나, 좌절에 빠져 있는 사람들에게 DNA를 풀거나 혹은 감기게 하는 실험을 했으나 DNA에 아무런 변화가 나타나지 않았다고 하였다. 라스코프가 말하는 "사랑의 마음은 DNA에 작용한다."라는 말은 매우 큰 의미가 있습니다. 왜냐하면 DNA가 망가져서 생기는 암을 "사랑의 마음"으로 치유할 수 있다는 뜻이 되고, 또 인간 진화의 방향을 마음으로 조절할 수 있다는 뜻이 되기 때문이다.>

10) 감사하는 마음은 자연치유력을 촉진한다.

미국의 자연의학자 와일(Anrew Weil)은 <자연치유>라는 책을 통하여 하루 세 번 식사시간마다 음식에 대한 감사한 마음을 갖는다면 그것만으로도 자연치유력이 촉진된다고 하였다.

11) 웃음은 자연치유력을 촉진한다.

노만 커즌스(Norman Cousins)는 <신비로운 몸과 마음의 치유력>이라는 책에서 자신은 현대의학에서 치료 방법이 전혀 없는 강직성 척추염을 앓았는데 통증이 있을 때마다 10분간 통쾌한 웃음을 웃음으로써 2시간 동안 아프지 않았다고 하였다. 그래서 그는 입원실에서 코미디 프로그램을 자주 보거나 간호원에게 부탁하여 유머 책을 읽어 줄 것을 부탁하는 방법으로 기적적으로 병을 회복할 수 있었다고 하였다. 일본에서 발표한 바에 의하면 일반인 18명을 대상으로 웃음 후의 자연살해 세포의 활성을 조사한 결과, 13명에서 활성이 3-4배 증가하였다고 하였다. (여기서 자연살해 세포의 활성은 자연치유력의 마크로 생각하면 된다.)심지어는 웃는 표정만 지어도 자연살해 세포는 증강한다고 하였다. 그래서 지금 미국에서는 웃음 크리닉(Humor Clinic)이 등장하였다.

12) 기도는 자연치유력을 촉진한다.

정신과 의사 랄슨(D. B. Larson)은 기도를 하면 정신질환 환자의 92%가 호전되었다고 하였고, 미국의 내과의사 디팍 초프라는 폐암 환자에게 하루에 4-5 차례 눈을 감고 앉아서 5분 가량 되풀이해서 자신에게 "나는 낫는다, 완전히 낫는다"라고 반복하도록 했는데 3년 후 폐암이 흔적도 없이 말끔히 나았다고 하였다.

13) 상상이미지는 자연치유력을 촉진한다.

칼 사이몬튼은 159명의 말기 암 환자를 대상으로 상상 이미지를 가르친 결과, 환자의 평균수명은 24.4개월로써 상상이미지를 배우지 않은 환자의 평균수명 12개월에 비하여 2배 이상 연장되었고, 암이 완전히 소실된 경우가 14명으로써 전체의 22.2%나 되었으며, 51%의 암 환자들은 생활의 질(質)을 높일 수 있었다고 하였다. 메사추세츠 의과대학의 피부과 교수 버나드(Jeffrey Bernhard)는 상상 이미지는 건선 피부병 치료에 효과적이라고 하였다.

14) 최면을 통해 자연치유력을 촉진시킬 수 있다.

스텐포드 대학의 스피겔(David Spiegel)은 86명의 말기 유방암 환자를 대상으로 <표 준 치료>와 <표준 치료 + 최면치료>를 비교한 결과, <표준 치료>를 한 경우보다 <표준 치료 + 최면치료>를 한 경우에서 생존율이 18개월 더 연장되었다고 하였다.

15) 전신마취 시 치유의 말을 속삭이면 자연치유력을 촉진시킬 수 있다.

베네트(H. L Bennett)는 수술 환자가 전신마취에 들어간 직후에 치료사가 환자의 귀에 대고 수술 후에 잘 치유되도록 속삭여 주면, 실제로 수술 후 다른 사람에 비해 경과가 좋아진다고 하였다.

인간의 내부에는 이러한 자연치유력이 존재하고 있기 때문에 이 자연치유력을 지칭하여 "내부에 존재하는 훌륭한 의사"라고 말하는 사람도 있다. 그러므로 타인의 손에 의존하지 않고 우리 스스로 치유할 수 있는 힘을 배양하는 것은 매우 의미 있는 일이다.

2. 보완대체의학(CAM;Complementary & Alternative Medicine)과 자연치유

자연치유학의 의미와 보완대체의학

자연치유학은 제도권 의료계의 관점에서 바라본 이른바 보완의학(Complementary medicine) 혹은 대체의학(Alter native medicine)을 포괄적으로, 넓게 의미하는 보완대체의학(CAM: Complementary & Alternative Medicine)이며 정통의학의 어떤 부분을 보완한다는 의미의 보완의학과 정통의학에서 기존의 치료방식이 아닌 대체의학의 개념을 포함하고, 사람의 전체를 보고 치료한다는 의미이다.[57] 보완의학과 대체의학이라는 용어는 제도권의료의 입장에서 바라 본 시각으로 구분한 것이고 보완의학과 대체의학의 범주를 구분한다는 것이 불분명한 경우가 많으므로 보완대체의학 혹은 대체보완의학으로 통합하여 사용하고 이를 통합의학으로 수용하려는 추세이다.

대체의학의 일반적인 정의와 의료보험

대체의학이란 인체를 종합하고 전인적인 방법으로 고찰하여 질병을 치유하는 의학의 한 분야라고도 하며 미국 국립보완대체의학연구소에서는 "다양한 범위의 치료 철학, 접근방법, 치료법들을 포괄하는 것으로 의과대학이나 병원에서 일반적으로 교육하거나 사용하지 않고 의료보험을 통해서 수가가 지급되지 않는 치료나 진료행위"라고 정의하였으나 대체의학도 점차 의료보험이 적용되는 범위가 증가되고 있다.

자연치유술의 개념

자연치유(自然治癒)로 번역되는 내츄로파시(Naturopathy)라는 용어는 동종요법자쉴에 의하여 명칭이 발전하여 베네딕트 러스트에 의해 발전하였으며 이들의 사상은 재래의 민간요법이나 전통적인 민중의술 또는 민속치료에만 국한하지 않는다. 또한 자연치유는 과학적 방법으로 검증되지 않은 전래의 치료기술 만을 의미하지도 않는다. 자연치유의 시술사는 질병을 치료(治療)하는 의사가 아니라, 인간의 전체성을 보고 인체가 가지고 있는 항상성

---

57) 보완대체자연치유학, 김종수, AKCA, 2007, pp12~21

과 조화력, 면역력 등 자연치유력을 높여서 자연치유능력을 조율하고 복원하는 치료술의 개념이 아닌 치유(治癒)술을 사용하는 개념이라고 주장한다. 따라서 기존의 제도권 의료와 중복내지 상충되는 부분이 없으므로 별개의 개념으로 이를 이해하고 존립시켜야 한다고 보는 것이다.

'자연치유는 의약치료술이 아니다' 라는 주장의 근거.[58]

1) 자연치유는 독성있는 의약품이나 신체를 훼손시키는 수술을 치료 수단으로 이용하지 않는다.[59]
2) 자연치유는 공기, 일광, 물, 전기, 열, 빛, 식이요법, 수지, 심리학 등 자연적 힘만 사용하고 자연과 더불어 신체 자체의 치유 과정을 돕는다.
3) 자연치유는 신체의 독성 노폐물과 기타 불결한 것들을 청소함으로 질병의 원인을 제거한다. 자연 치유는 수지(手指)를 이용하여 잘못된 구조적 또는 기능적 균형을 교정한다. 그뿐 아니라 자연의 음식을 통해서 영양 부족을 보충하고, 활력을 증강하며, 순환을 촉진하고, 정신 또는 정서 상태를 정상화하고 건강을 회복하고 유지하기 위하여 모든 자연적 방법을 사용한다.
4) 자연치유는 치유할 뿐 아니라 질병이 나타나지 않도록 주로 예방을 한다.
   이는 단순히 질병이 없는 상태뿐 아니라 건강(health)의 본래적 의미에 부합하는 완전한 건강으로 추구하는 것이다. 이를 위하여 자연 치유는 고정적 식이요법을 사용하고, 건강에 좋지 못한 생활습관과 조건을 버리고자 노력한다. 또한 건강의 법칙을 잘 지키고 바른 생활과, 적당한 운동을 하고 힘써 일하며, 휴식을 취하고 레크리에이션을 즐기고 그 이외에도 건강에 합당한 행동을 하는 것이다.
5) 자연치유는 어떤 경우에도 해롭거나 위험한 것을 환자에게 사용하지 않는다.
6) 비록 자연요법이 단순하고 해가 없는 것이지만 수많은 치유 받은 환자들이 그 높은 효과를 나타내 보여주고 있다. 그렇기 때문에 자연치유가 그 진가를 유지하기 위해서는 고도의 숙련이 필요한 것이다.

58) 신태웅 편저 자연치유학 개론중 일부 발췌, 국제선교,, 2006, pp22~66
59) 히포크라테스 선서중에는 나는 어떤 요청을 받아도 치명적인 약을 누구에게도 주지 않을 것이며 그 효과에 대해서도 말하지 않을 것 입니다.라는 귀절이 있다. / 히포크라테스 선서, 반덕진 역, 사이언스 북스, 2006년, 15p

자연치유와 제도권 의료에 사용하는 치료술과 차이점은?

1) 제로권의 의약계는 약품, 혈청, 독소, 항독소, 백신 등을 사용하여 인체의 화학 반응을 일으킴으로 질병을 치료하려고 한다.
2) 정골사는 모든 질병의 주된 원인은 신경과 혈관의 억압 상태에 원인이 있다고 믿어 근육, 뼈, 관절 등을 손으로 풀어 질병을 치료한다.
3) 카리로프랙틱 시술사는 척추 신경의 억압 상태가 병의 원인이 된다는 학설에 기초하여 척추의 척추골을 조정함으로 질병을 치료한다.
4) 물리치료는 물리적 힘과 에너지만으로 질병을 치료한다.
5) 자연치유는 완전히 다른 철학을 가지고 치유의 능력이 인체자체 내에 있음을 주장하고 또 신체 내에 자연스럽게 존재하는 화학적 물질과 방법을 이유하여 질병 치유에 도움이 되기를 원한다. 그리고 자연 치유는 환자의 심리적 필요성을 중요시한다. 자연 치유는 자연의 힘만을 사용하는 무약 치료방법의 합성 체계이다.
6) 의약물에 사용되는 대부분의 화학 물질들은 인체에 생소한 것들이며 조심스럽게 복용하지 않으면 대부분이 높은 독성을 지닌 물질들이다. 자연 치유는 식물의 성격에 달려 있고 그 식물은 체내의 구조 속에 들어가 자연이 의도하는 대로 신체의 기능에 동참한다.
7) 자연치유는 질병의 예방에 역점을 둔다. 이러한 목적에서 그 방법은 다른 어떤 치유체계보다 훨씬 유효하다[60].

3. 자연치유와 전인치유(全人治癒)

건강과 질병과의 관계는 생활양식 자연환경 문명구조 대중의식 등 수많은 차원과 요소가 그물처럼 연결되어 나타나는 다차원적인 현상이다. 전인치유(全人治癒)는 자연과 인체를 기계와 같은 고정된 실체로 보지 않으며 한순간도 정지하지 않고 변화해가는 역동적인 흐름

60) 자연치유사는 환자들에게 한번 고침을 받으면 어떻게 몸가짐을 잘 가질 것인가를 가르친다. 자연 치유방법과 질병 예방법이 더 널리 활용된다면 항상 병원 건물을 더 많이 짓고 건강관리 기금을 더 많이 준비해야 한다는 현재의 필요성이 훨씬 줄 것이다.

으로 이해하고 자연과 인체는 수많은 요소가 통합된 생명단위로서 마음과 정보, 자연치유력 등을 매개로 어우러진 전일적(全一的)인 에너지체로 본다는 사상으로 이는 홀리즘(Holism)과 상통한다.

양자의학으로 확인된 몸과 마음의 관계

현대의학은 지난 세기까지만 해도 우리의 의식이나 마음이 단순히 뇌의 전기적 작용 또는 생화학적(生化學的)인 작용에 의해 부수적으로 일어나는 현상으로 이해하였다. 따라서 인간의 마음이 질병과 크게 연관성이 있다고 간주하지 않았으나 양자역학(量子力學)의 연구로 서양의 과학자들은 몸과 마음이 서로 영향을 주고받는 관계에 있음을 깨닫게 되었으며, 우리 몸과 마음이 서로 독립적인 존재라는 데카르트(R. Descartes)[61]의 주장은 맞지 않는다는 사실이 입증되었다.[62] 20세기 후반에 이르러서 서구의 과학자들은 동양사상에 눈을 돌려 물리학과 기(氣) 혹은 도(道)의 관계, 음양오행과 주역(周易) 등 동양의 정신을 진지하게 연구하게 되었다. 양자물리학에서 소립자의 발견은 동양의 사상과 우주관을 더 과학적으로 증명해준 것으로 나타난다.[63] 우리말에는'心身이 건강해야 한다'라고 하여 우리의 선조들은 이미 오래전부터 우리 몸이 심(心)과 신(身)으로 이루어 졌다는 사실을 알고 있었으며, 또 다른 의미의 신(神)은 눈에 보이는 육신(肉身)과 보이지 않는 기(氣)로 되어있다고 수 천년 전부터 알고 있던 터이나 서양에서는 불과 한 세기 전에야 육체와 에너지장, 마음의 구조를 논하며 양자의학(量子醫學)을 태동시켰다.

전통적 동양의학적 견해와 현대의학의 공감대 형성

서양의 양자의학과 심신의학(心身醫學;Body−mind Medicine) 등에서도 마음을 다스리지 못하면 질병을 치료 할 수 없다는 전통적 동양의학적인 견해와 서로 상통(相通)한다. 마음이 의식의 실질적 조종자이고 의식이 뇌의 활동을 조종하며 그에 따라 우리의 몸도 움직이게 된다. 20세기 후반에 이르러서 서구의 과학자들은 동양사상에 눈을 돌려 물리학과 기(氣) 혹은 도(道)의 관계, 음양오행과 주역(周易) 등 동양의 정신을 진지하게 연구하게 되었다. 양자물리학에서 소립자의 발견은 동양의 사상과 우주관을 더 과학적으로 증명해준 것으로 나타난다.

---

61) 데카르트(Renatius Cartesius). 1596. 3. 31 ~1650. 2. 11. 프랑스의 수학자·과학자·철학자. 스콜라 학파의 아리스토텔레스주의에 처음 반대한 근대철학의 아버지. 모든 형태의 지식을 방법적으로 의심하고 나서 "나는 생각한다. 그러므로 나는 존재한다"라는 직관이 확실한 지식임을 발견. 사유를 본질로 하는 정신과 연장(延長)을 본질로 하는 물질을 구분하여 이원론적 체계를 펼침. 데카르트의 형이상학 체계는 본유관념으로부터 이성에 의해 도출된다는 점에서 직관주의적이나, 물리학과 생리학은 감각적 지식에 기초를 두고 있다는 점에서 경험주의적이다.

62) 방건웅, 새로운 의학 새로운 삶, 창작과 비평사, 2000.pp11~21

63) 이윤철『자연치유와 양자의학』,동서의학신문사, 2005.

홀리즘(Holism)과 전인치유의 사상

인간은 몸과 마음과 정신이 통일 된 하나이다. 몸은 마음과 정신이 없으면 존재 할 수 없고, 마음과 정신 또한 몸이 없으면 지구상에 존재 할 수 없다. 인간의 이 세 가지 양상은 하나이다. 하나의 증상이 육체적, 심리적, 정신적 특징을 나타낸다. 그 이유는 육체는 마음과 정신의 증상이기 때문이며 우리는 정신에 의해서 존재 하게 된 것이다. 건강이란 이른바 우주의식이라고 부르는 본래의 마음과 자아의식간의 상호 균형을 이루는 가운데 이루어진다고 할 수 있다. 이제는 의술도 홀리즘(Holism)과 전인치유의 사상을 바탕으로 하는 전체성의학, 보완대체의학(CAM) 및 자연치유(Naturopathy)와 함께 점차 통합의학의 단계로 나아가야만 한다.64) 전체는 어느 부분에서나 보여진다. 미시적인(micro)부분에서 거시적인(macro)부분을 볼 수 있고, 거시적인 부분에서 미시적인 부분을 볼 수 있다. 이 의미는 몸의 어느 한 부분에서 전체의 작용을 볼 수 있다는 것이다. 역증요법을 주축으로 하는 현대 서양의학도 마음과 정보, 자연치유력 등을 매개로 어우러진 전일적(全一的)인 에너지체로 보는 자연치유의 원리를 적용하지 않고는 근본적으로 질병을 고칠 수 없는 것이다. 현대의학의 의사들은 질병에 대해서는 해박하지만 건강에 대해서는 소홀한 경향이 있으며 그렇기 때문에 진정한 치유의 열쇠인 자연치유시스템을 파괴하는 치료행위를 감행하는 경향이 있다. 질병을 치유하고 건강을 회복하기 위해서는 자연치유시스템을 중심으로 이를 활용하여 자연치유력을 증대시키는데 최대의 목표를 삼아야 한다. 현대적 의미의 자연치유이란 학문은 베네딕트 러스트 등 학문적인 엘리트들이 자연과 신의 섭리를 따라 건강을 회복하고 유지하려는 동기에서 꾸준한 실증적 체험과 이론적 개발로 정립하고 확립해 놓은 과학적 학문체계이다. 일찍이 미국에서는 표준화된 자연치유의 개념으로 내츄로파시(Naturopathy)와 CAM의 정의를 내린바 있다. 1931년에 미 의회에서는 자연치유에 관한 입법을 히고 화학물질, 화학약품과 수술이라는 공격적인 치유방식을 사용하지 않고 곡물 채소 산초, 물, 바람, 공기 등의 자연의 힘을 빌려 각자가 지니고 있는 생명력, 항상성(恒常性), 면역력(免疫力)을 증대시키고 강화시켜 우리 인체를 균형과 조화를 찾아 질병을 치유하고 예방하는 전인치유(全人治癒)이라는 점을 밝혔다.

64) 방건웅, 새로운 의학 새로운 삶, 창작과 비평사, 2000.pp11~21

4. 질병의 개념

고대로부터 인간은 고통 없는 삶 즉 편안함(ease)을 추구해 왔으며 질병으로부터의 해방을 희원하여 왔다. 불편함(disease)이 질병이 된다. 의술이란 불편에서 불(不.dis)을 없애고 편(便,ease)을 지켜주는 것이라고 할 수 있다. 과거 지난세기 까지만 해도 인류는 세균감염에 의한 질병과 사망원인이 가장 높았지만 현재는 공해물질과 환경오염과 영양불균형 스트레스에 의한 사망이 대부분이며 감염에 의한 경우는 불과 3%에 지나지 않는다. 이제는 인간과 자연 환경을 하나로 보는 넓은 시각에서 질병을 바라보아야 할 시기에 도래하였다. 역증적인 방법을 주축으로 한 서양의학에서는 나타난 증상만을 치료하기에 급급하여 피상적으로는 질병이 치료되는 것 같으나 다른 쪽의 부작용으로 질병이 악화되고 더 심각한 상태에 이르는 경우가 다반사이다.

자연치유에서는 인간의 모든 질병의 근원은 전적으로 인간의 어리석음과 마음에 원인이 있고 자연은 인간을 위하여 최선을 다하고 있다고 믿는다. 질병이라는 것은 자연이 정상화를 시도하는 노력이외에 아무 것도 아니다. 인간이 자신의 어리석음을 버리고 자연에 순응하여 살면 어떤 큰 질병도 고칠 수 있다고 믿는다. 조급하게 인위적인 방법을 쓰는 것은 오히려 해가 될 수 있다고 생각한다. 자연치유의 관점에서 질병의 원인을 정리해 보면 다음과 같다.

『 **질병의 원인**; 인간의 그릇된 생활습관, 부적절한 식생활, 자세의 불균형, 잘못 된 몸 관리 등 ➡ 체내의 오물과 찌꺼기 등의 축적 ➡우리 몸의 변질 ➡ 질병이 발생하며 근심, 과로, 무기력, 심리적 위축, 중압감과 강박관념으로 인한 **마음의 부조화** 때문에 질병이 발생한다. 』

정통의학에서는 증세를 억제하고 자연현상을 축소함으로 질병을 치료할 수 있다고 믿는다. 그러나 자연치유에서는 내가 아니고 자연이 치유한다고 믿는다. 내가 할 수 있는 것은 단지 자연이 하는 일을 돕는 것뿐이라고 생각한다. 자연치유는 인체를 몸과 마음과 정신을 모두 하나로 묶는 전인적(Holistic)이라는 측면에서 가장 첨단적인 치유방법이라는 실증이 되고 있다.

< **질병의 정의와 치유** ; 질병이란 개체가 받은 자극과 스트레스에 대한 적응기전에 파탄이 생겨서 생체의 기능이나 구조에 장해가 초래 된 상태를 말한다. 질병은 어느 한 가지 원인에 의해서 발생하는 것이 아니고 서로 겹쳐서 발병하게 되는 것이다. 이런 견해로서 질병에 대한 예방 대책을 강구하는데 보다 현실적으로 대처 할 수 있을 뿐만 아니라 질병 발생에 관여한 여러 가지 요인을 찾아 낼 수 있는 기회도 최대한 높일 수 있다. 대부분의 질병은 심인성(心因性)이므로 질병에 걸렸다면 먼저 자신을 반성하여 원한과 증오심을 제거하고 용서, 화해, 감사, 사랑으로 치유하여 마음의 조화와 균형을 되찾아야 한다.>

5. 자연치유와 질병의 예방과의 관계

자연치유는 근본적으로 질병을 치유하는 것보다 질병이 나타나지 않도록 예방할 뿐만 아이라 건강을 증진시키는데 더 큰 목적을 두고 있다. 고대 중국에서 왕족을 돌보는 의사들은 그들이 돌보는 사람들이 질병에 걸리지 않았을 때만 수고비를 받았다고 한다. 왕이 병이 나면 왕실의 의사는 처형을 당했다.[65] 동의보감을 집필한 조선의 명의 허준도 인조의 승하를 막지 못했다는 이유로 귀양을 가야 했다. 이는 현대의 의학이 위기상황에 대처하는 것으로 그 소임을 다한다는 사고와는 배치되나, 예방의 측면이 더욱 강조되는 시대에 의료계가 추구해야 할 방향이기도 하다. 일반적으로 질병의 발생 과정은 감수성기. 증상 발현 전기, 임상 질환기. 장애기 등으로 분류하고 있으며, 여기에 대한 1차,2차,3차 예방의 단계가 있다. 자연치유는 1차 예방과 증상발현전기에 더 많은 관심을 두고 있다.

질병의 발생과정 단계

1) 감수성기(stage suscptibility); 이 시기는 아직 질병이 발생 한 것은 아니지만 질병을 일으키기 쉬운 요인들로 인해서 질병이 발생 할 수 있는 여지가 있는 시기이다.
2) 증상 발현 전기(presymptomatic stage); 임상 증상은 나타나지 않으나 여러 가지 인자가 서로 작용하여 병적 변화가 일어나기 시작하는 시기이다.
3) 임상 질환기(stage of clinical disease);해부학적 또는 기능적으로 변화가 생겨서 뚜렷한 임상 증상이 나타나는 시기이다.

65) Reading the body, Ohashi, 김종수 역, AKCA, 2001, 13p

4) 장애기(stage of clinical disability);질병에 따라서는 치료를 하거나 또는 치료를 하지 않더라 도 아무런 신체적 장애 없이 완전히 회복 되지만 때로는 일시적 또는 영구적으로 어느 정도 신체장애를 남기는 시기이다.

예방의 단계

1) 1차 예방; 병이 발생하기 전에 이를 막는 것이다. 인간의 건강 수준 자체를 향상 시키고 병에 대한 저항력을 높여서 사전에 예방 주사를 맞아 면역을 갖도록 한다면 병을 예방 할 수 있으므로 여러 가지 질병에 대한 사항을 예방 하거나 제시하는 것이 필요하다. 자연치유는 질병이 없는 상태의 예방차원이라기 완전한 건강을 유지하고 건강을 증진시켜 무병장수를 목적으로 한다.
2) 2차 예방; 질병에 걸렸을 경우 조기에 진단하여 치료를 받거나 병이 발생 하였더라도 더 이상 진전되지 않고 정지하도록 한다든가 또는 병적 원인을 찾아서 진전을 지연 시켜 후유증을 줄이는 것 등이다. 병이 나서 치료를 받게 되면 통증과 더불어 경제적, 신체적으로 고통을 받을 것이며 후유증이 생길 가능성이 매우 높다. 그러므로 사전에 진단을 통해 조기치료를 하면 불필요한 대가를 치를 필요가 없어지는 것이다.
3) 3차 예방; 1차 또는 2차 예방을 하였더라도 불가피 하게 질병이 생겼을 경우 3차 예방을 해야한다. 이것은 병에 걸린 후 그 잔재효과를 최대한으로 줄이는 것이다. 자연치유는 질병을 하나의 계기로 삼아 더욱 건강을 증진시키고 삶의 질을 높여가는 단계로 이해한다.

6. 질병에 대한 자연치유의 철학

질병은 인체의 균형과 조화가 무너진 상태로 항상성이 유지되지 못하여 자연의 본성에서 벗어난 것이다. 자연치유는 자연(본성)을 복원하는 것이 목적이며 자연은 스스로 치유한다는 이념을 실현하고자 한다. 이는 화학물질사용과 수술이라는 공격적인 치유 방식을 탈피하여 곡물과 제철에 얻어지는 채소와 과일 산초, 물, 바람(풍욕), 공기 등의 자연의 힘을 빌려서 생명력, 항상성, 면역력을 증대시키고 신체의 균형과 조화를 찾아 질병을 치유하고 예방하는 전인치유학(全人治癒學)이다. 자연현상을 존중하고 질병은 자연이 치유한다고 믿으며 내가 할 수 있는 것은 자연이 하는 역할을 돕는 것이라는 사고의 바탕이 내재한다.

현대인의 질병치료는 라이프스타일(Lifestyle)의 변화가 우선

질병은 잘못된 생활에서 비롯된 것으로 그 동안 본인의 음식(飮食), 마음가짐(心), 행동(行動), 배변(排便), 수면(睡眠), 생활(生活)을 통해 나타나는 거울로서 잘못된 습관 들이 반복되어 나타나는 메시지이다. 보편적으로 질병을 원망의 시간으로 보내는데 이는 잘못된 것으로 자신의 잘못에서 비롯되었음으로 질병은 반성의 시간, 참회의 시간이 되어야 한다. 또한 이를 자연에 감사하는 감사의 시간이 되어야 하는 것이 질병 치유의 과정이며 질병을 무엇보다 희망의 메시지이자 인생의 귀중한 선물로 받아들이라고 충고 한다. 과거의 잘못된 습관이 지금의 나의 육체적, 정신적, 심적인 질병을 유발시킨 것이므로 현재의 질병을 단순히 약물이나 수술로서 치유하는 것보다 과거의 잘못된 습관(음식, 마음, 행동, 생활 등등)을 바꾸는 데에서 치유의 실마리를 찾아야한다. 질병치유에는 심신의 조화를 파괴시켰던 혈의 막힘이나 기능의 장애가 되었던 부분을 자극시켜 원상태를 회복하도록 돕고 그 조화를 다시 찾는 것이 필요하다. 이런 과정은 먼저 자신의 마음을 다스리는 것부터 비롯된다. 생체 자율시스템을 가동하는 근원적인 에너지는 마음이며 인간의 의식이므로 심신의 부조화를 찾아 마음을 다스리는 것은 바로 오랜 전통의 동양의학적인 근본 원리이며, 따라서 잘못된 생활습관을 바로잡는 올바른 라이프스타일(Life style)의 제시는 곧 치료이다.[66] 만성병에 시달리는 대부분의 현대인들은 먼저 잘못된 라이프스타일을 올바르게 변화하여야만 하며, 여기에 자연치유사의 가장 기초적이고 중요한 역할이 존재하는 것이다. 자연치유사는 현대인의 건강을 위한 건강컨설턴트이자 라이프스타일을 디자인하는 라이프디자이너, 라이프스타일리스트라고도 할 수 있다.

자연스러운 치료방법은 무엇인가?

자연스러운 치료방법은 자연요법을 이용하여 인체의 면역력과 자연치유력을 향상시켜 그 본래의 조화를 회복하도록 하는 것이 올바른 길이다. 수술은 자연치유의 관점에서 부정적 입장이며 기본적으로 배제하고 있다. 이는 히포크라테스 이후 근대의 베네딕트 러스트에 이르기까지 일관된 사상이며, 현대에 와서도 공통적으로 의견을 같이하고 있다. 우리나라는 수술의 남용이 심각한 사회문제로 부각되고 있으며 의료계 내부에서도 자정의 목소리가 커지고 있다. 특히 성형수술로 인한 폐해는 매우 심각한 지경에 이르렀으며, 사회적으로 경각심을 불러일으키고 있다. 원래 타고난 신체조직의 어느 부분이 불필요하게 제거 되거나 파괴 되는 것은 자 연에 배치되는 것이며 사람의 연령이나 상태를 고려하여 최고의 건강을 유지하게 하고 건 강장수를 누리도록 하는 것이 자연치유사의 기본적인 의무이다.

66) Reading the body, Ohashi' book of oriental diagnosis,김종수,2001, 10p

자연치유가 질병에는 무관심한 이유는 무엇인가?

자연치유는 질병의 근원을 찾으려고 하며, 질병의 증상은 큰 관심을 갖지 않는데 이는 근본이 치유되면 모든 증상은 사라지기 때문이다. 또한 증상을 제거해야 할 대상으로 보는 것이 아니라 치유의 과정으로 간주하므로 역증적인 정통의학과 달리 증상치유 국소치유에 대해서는 부정적인 시각을 갖는다. 절대로 독성이 있는 약물이나 의약품을 사용해서는 안 되며 자연치유의 효과를 억제하는 어떤 종류의 식품 또는 독성 물질을 투여해서는 안 되고 그러한 치유법이나 처방을 사용해서도 안 된다. 그뿐 아니라 신체의 모든 배설 작용을 저해하는 어떤 일을 해서도 안 된다.

질병의 증상은 치유의 자연스런 과정

자연치유의 관점에서 모든 질병의 증상은 치유의 자연스런 과정으로 본다. 따라서 증상을 제거하려는 노력이나 배설되는 작용을 멈추게 하는 것은 해로운 것으로 보는 것이다. 일본의 자연의학자 니시 가쯔조는 「증상 즉 요법」이라고 하여 증상은 인체가 취하는 최선의 요법이라고 하였다[67]. 인간의 모든 질병은 전적으로 인간의 어리석음이 원인이 있고 자연은 인간을 위해 최선을 다하고 있다고 믿는다. 그러므로 자연에 순응하면 모든 질병은 치유할 수 있다. 내가 아니고 자연이 치유한다고 믿으며 단지 내가 할 수 있는 것은 자연이 하는 역할을 돕는 것이다. 질병은 필연적 사고로서 불운하여 원인 없이, 외부에서 들어오는 세균이나 병원균에 의해 질병이 발생되는 外因性(외인성)이 아니라 우리의 잘못에 의하여 질병이 발생되는 것이므로 모든 책임은 우리 자신에게 있다고 본다.

7. 자연치료체계란 무엇인가?

전통적인 동양사상과 동양의학을 넓은 의미로 해석하면 자연의학과 그 밖의 다양한 치료방법을 포함한 자연치료체계(통합의학적, 전인적치료체계)이라고 말할 수 있다. 그러므로 인간의 온갖 질병과 고통을 신체가 본래 가지고 있는 치유력을 이용하여 건강을 유지하고 질병을 치유하는 것이라고 할 수 있다,[68] 자연치료의 방법으로는, 기본적으로 여러 가지 자연적인 접근 방법을 동원하며, 환자를 전체성을 가진 인간으로 보고, 질병의 신체 부위만 치

67) 니시의학 건강원리, 니시 가쯔조,저, 아트하우스출판사, 2018
68) 방건웅, 새로운 의학 새로운 삶, 창작과 비평사, 2000.pp11~21

료하는 것이 아니라 정신적, 환경적인 부분까지 관찰하여 조화롭게 치유하자는 것이다. (이러한 자연치료체계의 원칙으로는 인체는 자연치유력이 있는 유기체이기 때문에 원인을 치료하되 우선 부작용이 없어야하고 전인적으로 인간을 치유하되, 예방을 최고의 치료법으로 하는 것이다. 이와 같은 정신은 전통적인 동양의학의 근본원리와 본질적으로 같은 것으로, 예를 들어 음양오행의 원리에 따른 섭생법은, 인간이 각기 가지고 있는 체질의 원기를 귀히 여겨 그 활성화와 극대화의 이치를 추구하며, 인체의 신기를 보양하고, 진기를 보전함에 있어서 질병자체를 치료하는 것보다는 아직 발생되지 않은 상태의 질병을 예방하자는 것이다.)

8. 자연적 치유와 항상성(恒常性)

자연적 치유(Spontaneous Healing)란 사람의 몸은 치유체계를 내재하고 있으므로 치유체계의 활동에 의해 스스로 치유할 수 있다는 의미이다. 우리 몸 안에 DNA부터 생물학적 조직의 모든 단계에 이르기 까지 자기진단, 자기회복, 재생의 메커니즘이 내재하므로 내적 메커니즘을 이용하는 것이 역증적인 치료보다 효과적이다. 자연적 치유의 실 예로 2003년 세계를 공포에 떨게 한 사스(SARS; 중증급성호흡기증후군)도 감염된 수만 명 중에서 극히 일부만 심각한 의학적 상태로 치료받았을 뿐 90%이상은 자연치유시스템에 의해 자연적 치유가 이루어졌다. 미국의 생리학자 웰터 캐넌은‘항상성’의 개념으로 이를 설명하였다.

항상성(恒常性)이란 생물이 가지는 중요한 성질의 하나로 생체의 내부나 외부의 스트레스 등 환경 인자의 변화에 관계없이 생체 상태가 일정하게 유지된다고 하는 성질 또는 그 상태를 가리킨다. 이것은 생물이 생물인 요건의 하나인 것 외에 건강을 정의하는 중요한 요소이기도 하다. 항상성은 인간 등 포유류의 경우 신경·면역·내분비(호르몬)의 상호작용에 의해서 유지되고 있다. 항상성(恒常性)이 유지되는 범위는 체온이나 혈압, 체액의 침투압이나 pH 등에서 시작하여 병원 미생물의 배제, 창상의 재생 등 생체 기능 전반에 이른다. 항상성(恒常性)이 유지되기 위해서는 이들이 변화했을 때 그것을 바탕으로 되돌리려고 하는 작용, 즉 생긴 변화를 지우는 방향의 변화를 낳는 기능이 존재해야 한다. 이 작용을 주로 맡고 있는 것이 자율신경계나 내분비계(호르몬 분비)등, 모두 면역계이다.(19세기에 생리학자 클로드 베르나르(1813~1878)는 체내의 항상성(homeostatis of internal environment) 개념을 발전시켰으며 체내의 내분비계, 신경계, 면역계 등의 원활한 기능과 조화를 강조하는 주장이 확산되어 제도권 의료계에서도 '건강은 항상성이다'라는 인식이 확산되고 있다.69))

질병이란"우리 몸은 신체내의 균형 상태를 유지하기 위하여 외부의 환경변화나 스트레스에도 불구하고 정상범위를 지키려고 노력하며 스스로 조절한다. 이 때 모든 질병은 자연치유의 한 과정이며 신체가 스스로 정상화하려고 내부에서 장애요인을 제거하고 외부의 침입 장애물을 축출하려고 싸우는 과정이다."라는 사유가 가능하다.

자연치유는 이러한 사람의 몸속의 치유체계를 내재한 자연적 치유(Spon taneous Healing)와 항상성에 의한 치유체계의 활동을 높여주면 스스로 치유할 수 있다는 면에 일찍이 주목하였다.

자연을 통한 자연적 치유의 개념

자연을 통한 치유개념인 자연적 치유(Natural Healing)는 자연의 모든 물질들을 통해 인체의 흐름을 자극하여 건강해 질 수 있도록 도움을 받아 건강을 증진하는 모든 치유방법이다. 인간이 질병을 스스로 낫는다는 스폰테니어스 힐링(Spontaneous Healing)의 자연적 치유개념과 함께 자연을 통한 자연적 치유인 내츄럴 힐링(Natural Healing)은 지역성과 풍토성을 지니게 되며 자연적 여건에 따라 각기 성장 발전하였다. 지역의 기후 토양 강수량 일조량 등 제반 자연환경과 풍토가 다르므로 지역에 따라 그 방법도 달라질 수밖에 없다. 고대 그리스 의학, 인도의 아유르베다(Ayurbeda), 중국의학, 이슬람의 아랍의학, 한국의 침술과 한의학 등이 나라별 자연환경과 풍토 자원의 영향을 받아 독자적으로 발전해온 것도 같은 맥락이다.

< 중국 고대의 의서인 황제내경(黃帝內經)에도 지역에 따라 질병의 종류가 달랐고 자연적 치유(Natural Healing)와 자연을 통한 치유술도 지역에 따라 서로 상이하였다고 나타나 있다. 그 내용을 일부 살펴보면 [南方(남방)은 일광이 맑고 토질이 부드러우며 습하고 과일이 잘 자라 과일을 많이 먹고 햇볕에 그을려 살결이 붉다고 하였으며 그렇기 때문에 경련성마비가 많아 침술이 발달하였다. 북방(北方)은 바람이 한냉한 고원지대라 질병은 오장육부가 냉하여 생기므로 뜸, 온열요법과 같은 치법(治法)이 발달하였다.]등이 언급되어 있다.>

---

69) 히포크라테스 선서, 반덕진, 사이언스 북스, 2006, pp 140`142

9. 자연치유사의 시술방법과 대증요법의 문제

미국에서 제정된 자연치유사의 윤리규정에는"자연치유사는 절대로 독성이 있는 약물이나 의약품, 독성 물질을 투여해서는 안 되고 그러한 치유법이나 처방을 사용해서도 안 된다" 라고 명기되어 있다. 자연치유는 자연치유사에 의해 시행되는 자연치료의 과학적 체계로 현재의 일시적인 치료가 아닌 근본적 치유를 목적으로 하므로 , 매우 긴급하고 부득이한 상황을 제외하고는 통증을 제거하기위해서도 미래의 건강을 저해할 진정제, 진통제, 마취제, 또는 최면제를 사용해서는 안 된다고 강조한다. 이것이 현명한 판단이라는 결론은 현재 여러 가지 경로로 증명되고 있다. 질병의 증상이나 배설작용은 자연본능 관점에서는 치유의 과정으로 간주하고 있으며 이를 저해하는 경우에 심각한 부작용이 나타나고 있다는 사실들이 현재 의학적으로도 입증되고 있다. 진정제, 진통제, 마취제 등의 사용도 금지하고 있는데 이것들을 계속 사용하게 되면 인체에 해로울 뿐 아니라 습관성이 생겨 환자들이 그것들을 의지하게 되고 종국에는 파멸을 면치 못하게 되기 때문이다. 현대의 성인병은 생활습관에 의한 생활습관병이 원인으로 잘못된 습관의 개선 없이 대증요법(對症療法)인 약물과 수술로 증상을 억제하려고 한다면 거의가 다시 악화되고 재발하므로 대증요법이 아닌 원인요법(原因療法)이 필요하다. 수술에 대해서는 원래 타고난 신체조직의 어느 부분이 불필요하게 제거 되거나 파괴 되는 것은 자연치유에 배치되는 것으로 보고 원칙적으로 부정하고 있다. <과거에 인체에 불필요한 장기라고 여겼던 맹장조차도 이제는 역류현상방지 등의 고유한 기능이 밝혀져 수술을 가능한 절제하고 지양하는 것으로 추세가 바뀌게 되었다. 자연치유사는 사람의 연령이나 상태를 고려하여 환자로 하여금 될 수 있는 대로 최고의 건강을 유지하게 하고 장수를 증진시키는 것이 자연치유사의 의무이다.>

10. 자연치유사 교육의 목표와 국내외 현황

자연치유교육은 사람의 몸과 마음과 정신을 묶고, 나아가 인간과 자연, 자연과 환경 사회 및 모든 인생 전반에 관한 연구를 내포하고 있어 육체적, 심리적, 정신적, 철학적, 사회적, 환경적인 제반 요구를 포괄한다. 급변하는 사회에서 건강한 삶에 필요한 사회적 직관을 얻을 수 있도록 교육을 받아야 하며 자율적인 기관이나 공적 기관과 전적으로 협력하여 사회에서 보다 나은 건강을 유지할 수 있도록 최상의 조건을 창출하도록 힘써야 한다.

자연치유사교육의 첫째 목적은 사회와 개인에 대한 전문적 봉사를 책임 있게 감당하려는데 있다. 자연교육은 자연적 치유방법에 기초를 두고 있으며 인류의 질병에 대한 예방과 근본적인 치유의 체계로서 건강한 삶의 방법을 가르치는 것이다. 그러나 세월이 흐르면서 질병에 대한 증상억제치료 방법이 발전하므로 자연치유와 다른 치료술과의 경계와 구분이 점차 모호하게 되었다. 수십 년 전의 자연치유사들과는 달리 현대의 치료사들은 그들 자신이나 그들의 환자들의 건강한 삶의 습관에 대한 관심이 감소하게 되었다. CAM과 자연치유의 교육이 자연치유에 대한 원래의 기초를 강조하지 않고는 자연치유교육의 특성을 결코 살릴 수 없으며 마침내는 법적으로도 유사의료행위내지 불법의료라는 판단을 면키 어려울 것이다. 현재 우리들의 자연치료 교육의 문제점은 국가의 입법이나 또는 조직화된 전문가들의 협력으로 자율적 규정 제정이 이루어짐으로 비로소 해결될 것이다. 이 일이 성취되지 않고는 건전한 조직이나 국가기관이 자연치유에 대한 철학과 올바른 사상과 관점을 얻지 못한 채 졸속하게 만들어진 속칭 돌팔이들 때문에 곤욕을 치르게 될 것은 자명한 이치이다.

자연치유의 근본적 원리는 원칙적으로 생명에 관심을 갖는 것이며, 자연법칙을 따라 생명을 보존하는 것이나, 자연치유사는 일반적인 호응을 받아야 하며 전문인으로서 직업의 품위를 갖추고 또한 사회적으로 존경을 받아야 만 한다. 이러한 사상적 기반과 원리로 훈련을 받은 자연치유사는 자연건강을 위한 진정한 스승이 될 수 있으며 그들의 건강한 생활습관은 사회적으로 귀감이 되어야 하고 그럼으로써 대중의 존경과 찬사를 받을 수 있는 것이다. 오늘날의 자연치유교육은 사람의 몸과 마음과 정신을 묶고 나아가 인간과 자연, 자연과 환경 사회 및 모든 인생 전반에 관한 연구를 목표로 하고 있으며 이는 육체적, 심리적, 정신적, 사회적, 환경적인 제반 요구를 포괄한다. 급변하는 사회에서 건강한 삶에 대한 요구에

뒤떨어지지 않기 위해 필요한 사회적 직관을 얻을 수 있도록 교육을 받아야 하며 자율적인 기관이나 공적 기관과 전적으로 협력하여 사회에서 보다 나은 건강을 유지할 수 있도록 경제적이고도 사회적인 조건을 창출하도록 힘써야 한다. 이렇게 하려면 기초과학에 있어서 정확한 학문적 훈련이 요구되며 이런 훈련이 자연치유교육에서 잘 이루어지지 않으면 필연적으로 자연치유는 쇠퇴를 면치 못할 것이며 현실적으로 사회적 영향력을 잃게 되며 존립이 어렵게 된다. 자연치유사는 이 점에 유의하여 이름에 걸맞게 품위를 유지하고, 나아가서는 철저하게 빈약한 교육이나 철저하지 못한 훈련으로 양산되는 이 분야에 종사하는 사람들을 선도할 책임을 가지고 있다. 자연치유학의 향후 발전과 행보는 높은 수준의 학문적 기준과 기술적 기준의 전문적인 교과과정을 통해서 훌륭한 자연치유사를 양성할 수 있느냐 없느냐하는 점에 달려 있다. 자격이 있는 훌륭한 자연치유 전문인이 순수한 자연치유의 사명을 다 할 때 비로소 자연치유는 계속 뿌리를 내리고 살아남을 수 있으며 그렇지 못한 유사자연치유는 결코 생명이 길 수 없다. 따라서 자연치유교육을 담당한 지도자들은 향후 자연치유업계의 발전을 위해서 반드시 유사자연치유의 확산을 막아야 할 책무가 있다.

국내 교육기관의 자연치유교육

국내 자연치유학 및 보완대체의학 관련 교육은 대체의학 관련 정규대학 대학원 및 미용관련 교육기관, 그밖에 평생교육시설에서 이루어지고 있다. 국내의 60여개 전문대를 포함 미용관련정규 교육기관은 모두 아로마테라피, 경락, 발반사학, 영양학 등 자연치유관련 과목이 포함되어있다. 현재 우리나라의 자연치유학을 포괄한 보완대체의학(CAM; Comple mentary & Alter native Medicine)과정의 교육은 외국에 비하여 교육시간이 부족한 편이다.[70] 외국의 교육기관의 경우는 대부분 각 교육기관의 교육을 통일시켜주는 상위기관에서 상호간에 교육을 인정하고 통일된 주제에 대해서는 서로 객관적인 평가를 거처 공동으로 인정하며 국내 교육기관 간에도 점차 이러한 방향으로 나아가는 추세이다.

70) 국회, 보완대체의료 활성화를 위한 정책토론회자료, 2007

11. 자연치유와 제도권 의학의 괴리

제도권의학인 정통 서양의학의 철학적 근거는 인간의 질병은 우연에 기인한다고 생각한다. 즉 불운으로, 사고로, 혹은 원인 모르게, 밖에서 들어오는 세균이나 병원균에 의해서 질병이 일어나는 것이므로 무조건 대항하고 싸워서 격퇴해야 된다고 생각하는데 있다. 그러나 자연치유의 철학적 기초는 모든 질병은 인간자체에서 발생했는데 그 원인은 인간생활의 잘못에 전적으로 책임이 있다고 믿으며 자연은 항상 인간을 돕는다는 사상에서 출발한다.

대증요법과 원인요법의 차이

자연치유에서 질병에 대한 인식은 생활의 나쁜 습관(근심, 걱정, 성적 남용, 과로, 환경오염 등) 때문에 발병하며 병의 요인만 제거되면 모든 질병은 낫게 되어 있다고 믿는 자연치유의 관점을 따른 것이다. 따라서 자연치유의 관점과 정통의학의 관점은 다음과 같은 여러 가지 측면에서 큰 차이를 보이게 된다. 현대의 성인병은 생활습관에 의한 생활습관병으로 잘못된 습관의 개선 없이 대증요법(對症療法)인 약물과 수술로 증상을 억제하려고 한다면 거의가 다시 악화되고 재발하므로 대증요법(對症療法)이 아닌 원인요법(原因療法)이 필요하다. 대증(對症)적인 접근 방식은 신체를 움직이는 기관들로 가득 찬 기계로 본다. 각 기관은 다른 기관으로부터 분리 독립되어 있는 것으로 본다. 그래서 의료 전문가들은 각 분야별로 세분화 되어 있다. 뼈에 문제가 있으면 정형외과 의사, 코에 문제가 있으면 이비인후과 의사, 심장에는 심장전문의 이런 식이다. 인체를 이렇게 분리해서 보는 것은 다음과 같은 결과를 낳게 된다.

<현재 제도권 의사들은 여러 전문가들이 서로서로 떨어져 존재하고 있다. 또한 심장 전문의는 너무 바빠서 간에 관한 공부에 관심을 가질 수 없고 간 전문의는 신장에 관해 공부 할 시간이 없다. 간이 나쁜 환자가 치료를 받으러 간 전문의에게 간다. 의사는 약을 처방하고 간은 회복된다. 그러나 그 약의 부작용이 심장에 문제를 일으킨다. 그래서 환자는 심장 전문의를 찾아간다. 의사는 약을 주고 환자는 낫는다. 그러나 그 약이 신장병을 유발 한다. 환자는 이번에는 신장 전문의를 찾아 간다. 약으로 이번에도 낫는다. 그런데 이번에는 비장의 문제를 일으킨다. 환자는 비장 전문의를 찾고 약으

로 낫지만 소화 장애를 일으켜 죽고 만다. 각각의 의사는 "나는 성공했다."라고 말 하지만 환자는 죽었다. 이유는 의사는 단지 자기 분야만 보고 몸을 통합체로서 보지 못하기 때문이다.[71]>

동양의학적인 진단의의 마음속에는 두통, 피부발진, 소화문제는 신장, 간, 비장의 문제일 수 있고, 이것들은 음식이나 스트레스 혹은 심리적 문제에서 발생 할 수 있다고 생각을 떠올린다. 원인요법이 아닌 대증요법으로 역증적인 방법을 주축으로 한 서양의학에서는 나타난 증상만을 억제하려고 하여 자연현상을 축소하고 각종 독성물질, 화학물질사용 수술 등 공격적인 방법을 감행하는 치료에 급급하므로, 피상적으로는 질병이 치료되는 것 같으나 다른 쪽의 부작용으로 질병이 악화되고 질병이 오히려 더 심각한 상태에 이르는 경우가 다반사이다.

심각한 미국인의 건강에 대해서 조사한 미상원위원회 보고서 중에, 뉴욕대학의 알론조 클라크 박사는 "우리가 사용하고 있는 치료약은 모두 독(毒)이며 한번 먹을 때마다 환자의 활력을 떨어뜨린다. 병을 낫게 하려는 의사들의 열성이 도리어 심한 해를 입히고 있는 것이다. 자연에 맡기면 저절로 회복 될 것을 서둘러 묘지에 보내고 있다." 라고 분개하였다. 정통의학의 의사는 현미경적 관점을 택하고 박테리아, 바이러스 등 미세한 유기물에 포인트를 맞추므로 이것이 독성 있는 약물사용을 조장한다. 의사는 약으로 더 이상 사용할 수 없을 때까지 약을 사용하고 그 다음의 해답은 수술이다. 편도선염에서는 편도선을 제거하고 담낭에 문제가 있으면 종종 담낭을 제거한다. 심장의 문제는 바이패스나 심장 절개수술로 대응한다. 역증치료를 하는 의사가 증상을 치료하는데 사용되는 주된 도구는 약과 수술로, 의사는 병이라는 적군과 마치 총칼로 전쟁을 치르는 군인과 같다. 많은 사람들이 사는 마을의 몇 명의 침입자를 잡기위해 마구 총탄과 날려 무고한 양민까지 희생시키고 마을자체를 파괴하는 것과 다를 바 없다. 의사가 병자를 낫게 할 능력이 없다면 의사 역시 마땅히 책임을 져야 할 일이다. "평생 약을 복용해야 한다면 그것은 치료가 아니다. 죽을 때가지 약을 먹어도 눈이 실명되고 다리를 자르는 것이 당뇨병이고, 뇌 중풍으로 쓰러지는 것이 고혈압이거늘 이를 치료라고 한다면 국민을 속이는 일이다. 또한 이러한 약을 장기복용하면 장기조직들이 서서히 죽어간다는 것을 왜 말해주지 않는가?"라는 제도권 의료에 대한 불만의 소리가 커져가고 있다.[72]

71) Reading the body, Ohashi' book of oriental diagnosis,김종수,2001, pp 10~31

자연치유사의 환자의 치료에 대한 접근 방식은 약(藥)을 처방 하는 것이 아니라 생활습관의 변화를 먼저 제시한다. 이는 대부분의 질병이 잘못된 생활습관에서 비롯되었기 때문이며 바른생활건강을 유지하고 자연치유력, 면역력, 항상성을 높이는 것이 곧 질병의 치료이기 때문이다.>

만성병과 세균성질환은 별개의 문제

과거 지난세기 까지만 해도 인류는 세균감염에 의한 질병과 사망원인이 가장 높았지만 현재는 공해물질과 환경오염과 영양불균형 스트레스와 잘못된 생활습관에서 비롯된 각종 질환, 자살 등에 의한 사망이 대부분이며 세균감염에 의한 경우는 불과 3%에 지나지 않는다. 정통의사는 고도로 전문화 되어 있으며, 문제가 커졌을 때 위기관리에서는 큰 힘을 발휘하는 것이 사실이다. 그러나 만성병과 세균성 질환은 별개의 문제로 상이한 문제점이 존재하며 현대의학은 세균성질환에는 강력하게 대처하고 있지만 우리 몸이 변질되어 일어나는 만성병에는 속수무책이다.

현대의학과 영양학의 과오

현대의학과 영양학이 범한 몇 가지 커다란 과오와 실수는 항생물질의 남용을 막지 못했다는 점과 과잉의 영양물질이 인체에 미치는 폐해를 간과하고 방조했다는 점이다. 현대인은 과거에 비해 신체활동이 현저히 줄었음에도 많은 칼로리를 섭취하고 있어 늘어만 가는 비만인구는 사회적으로 심각한 문제를 안고 있고, 각종 성인병에 시달린다. 의사는 예방이 아닌 위기관리를 강조하여 만성질병보다는 급성 질병을 잘 치료한다. 그러므로 정통의사들도 반드시 필요하다는 점에서는 이론의 여지가 없다. 하지만 질병의 치료보다는 미병상태(未病狀態)의 관리와 질병의 예방이 더 중요하며, 자연치유사는 부드러운 접근 방식을 택하고 문제가 작을 때부터 시작한다. 또한 장기적인 안목에서 진정한 의미의 건강에 더 관심을 갖고 삶의 질을 강조한다. 서양의료세계에서는 수명의 연장을 강조하는 경향이 있지만 이는 다만'고통의 시간을 연장시키는 것뿐이다.'라는 것이다. 암 환자 등을 대상으로 조사한 자료를 보면 그들은 수명의 연장보다는 오히려 고통을 감소시켜 주기를 가장 원하고 있다고 한다. 현대인들이 건강한 노년을 보장받기 위해서는 자연치유의 이해와 활용이 매우 중요한 삶의 요소가 된다.

---

72) '흡각요법강론' 본문중에서, 이현기, 우리문화, 2007

Chapter 01

Part 05

자연치유와 미용

1. 피부미용과 자연치유

현대인이 가장 관심을 가지는 신체부분의 하나는 피부이다. 몸의 가장 큰 기관인 피부는 몸의 온도 조절(땀을 냄으로); 산소의 흡입과 이산화탄소의 발산: 접촉을 통한 물질 세상의 느낌: 땀구멍을 토해 독소의 제거 등을 포함한 여러 기능을 하고 있어 어느 장기 못지않게 중요한 기능을 담당하고 있다.

표면 아래로, 피부의 모공을 가지고, 땀샘과 지방을 보유한 피지 샘을 포함한다. 우리 모두는 피부가 매우 민감한 기관이고, 외부 환경의 변화에 즉각 반응한다는 것을 안다. 당황함을 경험한 사람은 누구나 타오르는 열기와 얼굴이 빨개지는 것을 안다. 피부는 다른 많은 변화를 겪어 왔다. 때로는 우리의 피부는 창백해지고, 때로는 빨간색, 노란색, 심지어는 회색이나 갈색으로 보인다. 주근깨가 나타났다가 많은 경우 다시 사라진다. 때로는 우리의 피부는 정상 보다 축축하며 예를 들어 우리 손의 손바닥은 때때로 대단히 젖어 있는 경우가 있다. 많은 사람들이 만성적인 지성피부로 고생하고 다른 경우는 건조 할 지도 모르며 심한 건성피부에 민감성 알레르기성 피부를 가진 이들도 있다.

얼굴의 특정 부분을 포함한 우리 피부의 다양한 부분은 다른 곳보다 더 기름기가 많을 수 있다. 예를 들어 코가 목보다 더 기름기가 많다. 가끔씩 피부는 벗겨지기 쉽고 건조하다. 다른 때는 상처, 발진, 여드름과 같은 여러 가지 뾰루지로 고통 받을 수 있다. 이 모든 곳이 피부가 매우 민감하고, 급격하게 변화하는 매우 변덕스러운 기관임을 보여 준다. 이들 변화는 사람들로부터 다양한 반응을 일으킨다.

일부계층이긴 하지만 피부를 마치 적으로 보는 관념을 지닌 사람들도 있다. 이들은 단순히 우리가 좋아하는 대로 행동하지 않고 ' 난 민감한 피부를 가졌어." 또는 "나는 지성피부" 또는 "난 건성피부' 라고 말하며, 마치 이런 조건들이 우리가 화장 할 때 영구적인 부분인 것처럼 이야기하기도 한다. 유전자가 피부의 결, 세기, 그리고 민감함에 중요한 역할을 한다는 것은 사실이다. 하지만 우리의 유전형이 무엇이건 상관없이 우리 모두는 건강하고 매력적인 피부를 가질 수 있다는 것도 똑같이 사실이다.

우리가 해야 할 일은 단지 우리의 피부가 우리에게 보내주는 통신에 귀를 기울이는 것이다. 피부는 우리의 내적 상태에 즉각적이고, 극적으로 반응하기 때문에 놀라운 기관이다. 피부의 민감성 때문에 이것은 우리의 생명의 척도로서 사용될 수 있고, 우리는 그것을 읽을 수 있다. 예를 들어 피부는 우리가 먹는 음식이 건강에 좋은지, 우리의 환경이 건강에 좋은지, 우리의 삶에 대한 태도가 건전한지를 말해 줄 수 있다. 스트레스는 피부에 영향을 미칠 수 있다. 두드러기-가렵고 부어 오른 뾰루지-는 자주 스트레스 또는 좀 더 정확하게 말하면 우리가 스트레스를 어떻게 다루는 지와 관련이 있다.

『 우리들 대부분은 민감한 피부를 저주하는데 실제로는 오히려 신의 축복이다. 민감한 피부는 당신이 외부 환경과 조화롭게 살 때에만 매우 아름다울 수 있다. 당신은 당신의 건강과 당신 피부의 건강에 적합한 음식을 먹어야 한다. 그렇지 않으면 당신의 외양은 영향을 받을 것이다.[73)] -오하시(Ohashi's book of Oriental Diagnosis)』

우주는 우리 인간의 허영심을 이용하여 좋은 건강으로 이끈다. 만약 우리가 적절하게 행동한다면-즉, 우리의 건강을 잘 지킨다면- 아무리 민감하더라도 우리의 피부는 빛나고, 유연하고, 선명하고 반짝일 것이다. 몸에 안 좋은 모든 종류의 음식을 먹고서도 여전히 좋게 보이는 사람들은 그들의 척도가 그들을 좋은 건강으로 인도하는데 사용될 수 없음으로 문제가 있을 것이라고 짐작할 수 있다.

모든 종류의 피부 변화를 하나하나 살펴보자. 흰색, 노란색, 또는 갈색 피부라고 말할 때 이것은 인종적 피부색을 의미하는 것이 아니라 각 인종 내에서 피부 색의 변화를 의미한다는 것을 주목하는 것이 중요하다. 물론 지구상의 누구도 정말로 흰 피부를 가지고 있지

73) 시아츄(Siastu 일본식 지압)의 전문가인 오하시는 일본계 미국인으로 Reading the body,Oriental Diagnosis 등의 저서를 집필하였다.

않다. 우리는 각 사람을 어떤 내적 변화를 가리키는 , 그 피부가 건강하게 보이는지 또는 원래의 색에서 변화가 있는지를 결정하기 위해 개인적으로 보아야 한다.

컬러테러피로 볼 때 피부에 좋은 빛은 핑크계열이며 자신의 생활주변에 핑크를 가까이 할 경우 피부가 좋아진다. 이를 피부의 핑크호흡효과라고도 부른다. (여드름치유에 사용하는 보조기구로 컬러테라피를 이용하여 핑크색을 쬐어 주어 여드름을 치유하는 작은 플래시가 개발되어 판매되고 있기도 하다.)

피부의 색

대부분의 사람들은 매우 광대하게 피부로 덮여 있기 때문에 여기서는 얼굴색에 제한하여 설명한다. 만약 어딘가에 색소의 변화가 있다면 몸의 그 부분을 따라서 흐르는 경락을 조사하는 것이 필요하다. 그러나 일반적으로 아래에 주어진 각 색에 대한 설명은 또한 몸의 다른 부분에도 해당 될 것이다. 예를 들어, 붉은 색은 대개 심장과 관련이 있고 그 사람의 생에서 지나친 양의 영향을 나타낸다. 비장 경락에 지나친 붉은 기운이 있다면 이것은 매우 많은 음의 물질- 당, 과일, 주스, 그리고 술-의 소비와 미네랄의 부족을 의미할 수 있다.74)

◎ **붉은 색;** 특히 얼굴의 붉은 색은 심장과 혈액순환계에 직접적으로 관련이 있다. 붉은 피부는 모세혈관의 팽창에 의해서 이다. 피부의 표면을 혈액의 색깔로 변하도록 하면서 피는 그 영역을 흐른다. 심장을 빠르게 뛰도록 만드는 모든 것-갑작스런 놀라움, 당황함, 웃음, 또는 운동-은 혈액순환을 증가시키고 피부가 붉게 되도록 만들 수 있다. 일반적으로, 음의 음식은 피부를 만성적으로 붉게 한다. 왜냐하면, 음은 말초 모세혈관을 팽창하도록 하기 때문이다. 그러므로 단 것, 술, 많은 양념, 격한 감정적 경험(울기, 소리 지르기, 웃기), 그리고 갑작스런 당황은 대개 음이고 따라서 말초 혈액순환에 큰 영향을 미친다.

양의 것은 심장 박동과 혈액순환을 물론 빠르게 할 수 있다. 운동이 좋은 예이다. 운동은 근육을 수축시키고 심장을 빨리 뛰게 한다는 면에서 양이다. 그러므로 당신이 붉은 얼굴을 보았을 때 그 원인-음 또는 양-이 무엇인지 물어 보아야한다. 일반적으로 그 원인이 양이라면 붉은 기운은 그 사람이 침착해지고 혈액순환이 정상으로 되돌아가자마자 사라질 것이다. 그 원인이 음이라면 붉은 기운은 만성적이고 단 것, 과일, 과일 주스, 양념, 그리고 술의 소비와 관련이 있을 것이다.

74) 오하시, Reading the body,Oriental Diagnosis. 김종수 역, AKCA, 2001, pp152~163

◎ **흰색:** 희거나 매우 창백한 피부는 폐와 대장과 직접적으로 관련이 있다. 폐가 수축되거나 너무 꽉 죄었을 때 혈액순환은 방해받고 피부는 희게 변한다. 어떤 사람이 충격, 만성 폐 질환, 또는 빈약한 혈액순환으로 고통 받으면 그의 피부는 희게 된다. 이 모든 증상은 폐와 기관지의 문제를 나타낸다. 폐는 특별히 담배 연기와 지방의 과소비에 민감하다. 식사에서의 지나친 지방과 콜레스테롤은 산소-혈액의 운반 용량-를 감소시킨다. 흰 피부는 또한 헤모글로빈, 혈액에서 산소와 철을 운반하는 단백질 양의 결핍을 나타낸다. 만성적인 변비를 포함한 장의 장애가 있을 때 혈액은 소화관에 침체되어 있다. 이런 장에서의 혈액순환의 부족은 폐를 포함한 다른 신체 부위의 빈약한 혈액의 흐름을 가져오고, 희거나 창백한 피부의 원인이 될 수 있다.

◎ **노란색:** 노란색 피부는 간과 담낭과 관련되어 있다. 담즙과 다른 간의 분비물은 피부와 눈을 노랗게 만든다. 황달 역시 노란색 피부의 원인이 되는 간 장애의 가장 좋은 예가 된다.

◎ **갈색:** 일반적으로, 갈색은 신장과 관련이 있다. 신장이 최적의 상태로 작용하지 않을 때 혈액의 색깔은 어두워진다. 이 어두움은 피부, 특히 눈 아랫부분과 볼의 윗부분의 밑을 지나갈 것이다. 콧대 주변의 갈색은 중간 부분, 특히 위, 비장, 그리고 췌장의 문제와 지나친 음의 음식의 소비를 나타낸다.

◎ **푸른색:** 푸른색은 간과 위, 비장, 그리고 췌장과 관련이 있다. 푸른색은 자주 관자놀이, 콧대, 눈 사이의 피부에서 보여 진다. 이 영역은 비장과 간에 해당한다. 푸른색 기미는 두 기관이 빈약한 혈액순환으로부터 고통 받고 있음을 나타낸다. 결과적으로 그들은 과도하게 서늘하고 침체된다. 많은 운동, 지압, 그리고 신체 활동의 점진적 증가를 포함한 양의 영향이 필요하다.

지성피부

건강한 피부는 약간의 기름기가 돌아야 한다. 피부는 햇빛과 지방(기름은 실제적으로 액체의 형태로는 지방이다)을 합성하여 비타민 D를 대사한다. 비타민 D가 건강에 필수적이기 때문에 피부의 적은 양의 기름은 건강한 대사의 표시이다. 피부의 과도한 기름기의 원인은 식사에서의 지나친 기름, 지방, 그리고 동물성 음식이다. "지나친"이라는 말은 상대적이다. 만약 지성피부로 고통 받는다면 자신의 체질과 현재 상태에 필요한 양보다 더 많은 기름지고 지방이 많은 음식을 소비하고 있다고 볼 수 있다.

지성피부는 또한 약한 간, 담낭, 심장 또는 췌장을 나타낸다. 간과 담낭은 담즙 산을 제공함으로써 지방과 기름에 작용한다. 간이 지방으로 쌓여있을 때 효율성이 감소된다. 지방과 기름은 혈액 콜레스테롤을 높이고 동맥경화를 일으킴으로 심장에 부담을 준다. 부가적으로, 과학적 증거는 비장이 세포에 의한 최적의 당 대사를 방해하고 성인 형 당뇨병의 주요 원인임을 보여준다. 지방은 세포 주위에 쌓여서, 포도당이 세포막을 지나 세포 대사에 필요한 연료로 바뀔 수 있는 곳인 세포 내무로 들어가는 것을 방해한다. 그러므로 지나친 지방은 인슐린의 효율을 감소함으로써 췌장에 부담을 준다. 이것은 세포가 연료를 얻도록 보다 많은 인슐린을 생산하기 위해 췌장이 과로하도록 만든다. 지방과 기름 소비에 의해 어떤 경락 또는 진단점이 가장 많이 영향 받았는지 찾기 위해서는 얼굴과 그 외의 신체 부분을 확인해야한다. 만약 코가 얼굴의 다른 부분보다 기름기가 많다면 심장이 관련된다. 만약 이마가 기름기가 많다면 장과 간이 고통 받는 기관이다. 볼이 얼굴의 다른 부위보다 기름기가 많다면 폐가 지나치게 많은 지방으로 인해 부담을 느낀다. 턱과 입 부분이 기름기가 많다면 생식기관과 대장이 관련된다.

2. 피부질환과 자연치유 섭생법

여드름의 자연치유

여드름은 신체의 윗부분, 특히 얼굴, 어깨, 등, 그리고 가슴에 자주 나타난다. 여드름은 음의 현상이므로 주로 신체의 윗부분에 나타난다. 당신은 신체의 윗부분이 음이고 아래 부분이 양이라는 것을 기억할 것이다.(음의 것은 팽창하고 주변으로 올라간다. 양의 것은 수축하고 중심으로 내려간다. 당과 지방은 음이다. 그들은 사물을 팽창하거나 자라게 만든다. 모든 사람은 살아가는데 당, 지방, 그리고 단백질이 필요하다. 하지만, 이 영양분의 필요에는 제한이 있다. 이 제한을 넘어섰을 때 초과량은 저장되거나 없어져야 한다. 몸이 초과량을 제거하는 방법 중 하나는 피부의 모공을 통해 밖으로 내보내는 것이다.)

여드름을 다루기 위해서 그 사람은 모든 정제된 당과 지방식을 제거하거나 피해야한다. 여드름이 있는 사람은 어떠한 환경에서도 지방과 소금이 많은 소위 패스트푸드를 먹지 말아야 한다. 이 조합은 소금이 신장을 수축시키고 혈액을 여과시키는 능력을 감소시키기 때문에 몸에 지극히 독이 된다. 신장이 혈액을 완전히 정화하지 못할 때 독소는 몸 전체에 조직으로 퍼져서 빠르게 여드름이 된다. (볼에 나타난 여드름은 폐의 문제; 턱은 생식기관의 문제; 이마는 장과 간의 문제; 코는 심장의 문제를 나타낸다.)

여드름은 또한 자주 스트레스에 의해 나타나며 여기에는 신장이 관련되어 있다. 스트레스는 직접적으로 신장과 혈액을 여과하는 기능을 감소시키므로 신장 기능에 영향을 준다. (여드름을 가지고 있는 사람은 알칼리성 음식을 먹어야 하고, 잘 씹어야 하고, 혈액순환과 대사를 증가시키기 위해 많은 운동을 해야 하고, 그리고 지나친 당, 지방, 그리고 단백질을 피해야 한다. 그러면, 여드름은 쉽게 사라진다.)75)

습진과 자연치유

습진은 때로는 피부의 넓은 영역을 덮는 피부 발진의 한 형태이다. 피부는 건조해지고, 벗겨지기 쉽고 부서지고, 점액이 생길 수 있다. 많은 사람들이 습진으로 고생하고 완쾌하는데 많은 어려움을 겪는다. 하지만 여드름처럼 습진도 우리의 한계 내에서 살면 빠르고 쉽게 고칠 수 있다. 습진의 원인은 몸의 배설 기능과 혈액순환 기능에 있다. 만약 우리가 소비하는 독소의 양이 우리 몸이 배설 할 수 있는 능력을 초과한다면 혈액 속에 쌓인다. 부가적으로 혈액순환이 빈약해지고 독소, 특히 지방과 기름이 피부 표면 아래의 조직 내에 쌓이게 만든다. 환경의 항원-공기를 오염시키는 고양이털로부터 꽃가루까지의 모든 것-은 이미 발생하기를 기다리는 반응을 촉진시킬 수 있다. 이 경우에 항원은 이미 폭발하기를 기다리는 다이너마이트를 점화하는 도화선과 같다. (습진을 치료하기 위해서 모든 정제된 당, 지방, 콜레스테롤, 그리고 특히 화학 첨가물이 가미된 정제된 음식을 신중하게 제거하거나 줄여야한다. 또한 과도하게 소비하면 신장과 장의 효율성을 떨어뜨리는 소금을 줄여야 하는데 이것은 독소를 혈류 속에 축적시키고 심한 습진의 결과가 된다.)

심포삼초는 손을 지배하고 그래서 손 운동을 많이 하면 심포삼초가 좋아지나 심포삼초에 병이 들면 손에 문제가 생긴다. 처음엔 손바닥이 뜨겁고, 다음에는 땀이 나고, 그 다음에는 허물이 벗겨진다. 초기에는 변절기에만 벗겨지다가 나중에는 계속 벗겨지며 결국은 갈라지고 피가 나게 된다. 현대의학에서는 물만지는 주부들 병이라고 주부습진이라고 했다가 주부 아닌 사람도 생기니까 나중에선 수(手)습진이라고 했다. 물 만지지 말라고 면장갑에 고무장갑을 끼라고 하지만 그래도 안 낫는다. 그렇지만 이것은 심포, 삼초의 병이니까 심포경의 중충혈과 삼초경의 관충혈에 침만 놓아도 낫는다. 다섯번 이내에 낫게 되며 침을 그냥 꽂기만 하면 별로 효과가 없고 강자극을 해야 하며, 그러면 거북등처럼 갈라졌던 피부가 그 자리에서 물렁물렁해진다. (손에 땀나는 사람도 강자극만 하면 땀이 그 자리에서 들어가므로 아주 가는 침으로 살짝 찌르면 별로 자극이 없다. 온몸의 신진대사를 관장하는 심포, 삼초 경맥이므로 강하게 자극해야 즉효가 있다. 심포, 삼초가 나쁘면 손의 모양이 일그러지고 손가락 마디가 뒤틀그려진다.)[76]

---

75) 여드름에 영향을 주는 또 다른 측면은 피부진드기가 있다. 일명 모낭충(Demodex)이라고 하는 이 피부진드기는 사람은 누구나 피부 속에 기생하며(98%가 피부 속에 기생하고 없는 2%는 신생아군이다.)피부악화의 원인이다. 모낭충은 주로 피지선에 기생하면서 피지를 증가시키는데 여드름은 과피지가 원인이 되어 나타나므로 모낭충을 감소시키면 자연 피지도 감소하며 여드름치유에도 효과를 나타낸다. 모낭충의 개체수 증가로 인해서 생길 수 있는 피부질환은 딸기코 지루피부염 등이 있으며 특히 중년 이후에 나타나는 성인의 여드름은 모낭충이 주원인으로 작용한다.

76) 이석치, 입맛대로 먹어라, 2005 상담자료에서 발췌

검버섯과 주근깨의 치유

특히 노인의 손에 나타나는 검버섯은 간 기능의 저하 때문이다. 갈색 점은 기관과 관련된 경락이 부담을 느끼고 있는 특정한 경락을 따라 손에 나타난다. 일반적으로 갈색 점은 과도한 지방과 당 소비에 의해 생긴다. 주근깨는 어린이의 얼굴에서 나타나고 과도한 과일과 당 소비에 의해 생긴다. 탄산수, 사탕, 그 외 단 것의 소비는 나이가 들수록 줄어들고 주근깨는 차츰 사라진다. 햇빛이 주근깨의 확실한 원인은 아니지만, 미리 예정된 사람들에게 촉진 기전이다. (중국의 피부과 의사 큐쿠이준은 이러한 검버섯 주근깨 등도 피부 속에 기생하는 피부기생충인 데모덱스(Demodex)가 영향을 준다고 하고 데모덱스를 피부의 적이라고 하였다.)

3. 탈모의 예방과 자연치유

통계에 의하면 우리나라 남성의 가장 큰 고민 중에 하나가 탈모라고 한다. 대머리의 원인은 식생활에서 비롯되는데 특히 과량의 음료와 육류에 있다. 각 털은 모낭 또는 기름을 함유한 피지선을 따라 모근에 위치한다. 음료소비가 신장이 처리 할 수 있는 능력 이상이면 (특히 커피와 탄산음료) 모근을 팽창시키고, 그 결과 털이 빠지게 된다. 가는 털을 가지거나 대머리인 사람들은 음료를 줄이고 신장을 잘 보살펴야 한다. [77] (동양의학에서는 탈모를 신허에 의한 수기부족으로 본다.)

육류과다소비는 탈모를 유발시키는 원인이며 최근 우리나라 탈모인구증가와 육류소비증가사이에 함수관계가 있다는 연구 자료도 있다. 탈모를 방지하고 대머리를 막으려면 평소에 채식을 위주로 하는 슬로우 푸드로 식습관을 가져야 하며 동물성 지방의 섭취를 줄이고 특히 두피의 지성화를 막아야 한다. 탈모자의 80%가 지루성탈모이며 대머리는 어김없이 지성두피를 가지고 있어 속칭 빛나리라고 부르는 것이다. 초기 유전적 탈모자의 대부분이 지루인설(비듬)과 지루성피부염이 있다는 연구보고도 있다. 비듬도 일종의 지루성피부염이므로

77) 대머리는 보통 머리의 특정 부분-두피의 앞이나 뒤-에서 일어난다. 대머리가 앞에서 일어나면 그 원인은 음의 물질-특히 탄산음료, 과일 주스, 그리고 술의 과도한 소비에 있다. 만약 대머리가 머리의 뒤나 중앙에 나타난다면 그 원인은 양(陽)에 있다. 이는 양의 음식 즉 소금, 붉은 고기, 계란, 딱딱한 치즈, 닭고기의 과도한 섭취의 결과이다. 탈모방지에 좋은 대표적인 음식으로는 검은콩(서목태;鼠目太)이다. 쥐눈이 콩이라고 부르는 이것은 다른 콩보다 이소플라본이 약 20배나 많이 들어있다. 그 밖에 김치와 같이 유황성분이 들어있는 음식이 피지증가를 막아줌으로써 대머리 방지에 도움을 주며 녹차, 호두 잣 등의 견과류, 다시마 미역 등의 해조류가 탈모방지에 좋은 음식이다.

가볍게 보아서는 안 된다.

체모(體毛)에 대한 이해

몸 외부의 털은 몸 내부의 털, 특히 식도와 소화관에 늘어선 섬모라고 알려진 작은 털과 직접적이고 숨김없는 관계가 있다. 아기가 9개월 동안 어머니의 자궁에 있을 때, 어머니의 혈액을 통해 양분을 공급받는다. 그러므로 소화관은 유아기의 나머지 부분에 활발하게 자라지만 기능적으로 정지되어 있다. 이 9개월 동안 아기는 온 몸을 덮고 있는 취모하고 부르는 부드럽고 솜털 같은 털을 가진다. 내부에는 또한 작은 섬모가 자라고 있다. 그러나 취모와 섬모 둘 다 출생 후 곧 사라진다. 섬모는 양수, 죽은 세포, 그리고 임신기간 동안 아기가 삼친 취모를 지닌 아기의 장내의 덩어리인 태변과 함께 배출된다. 섬모와 외부 털의 탈모는 동시에 일어난다. 아기는 이 털들을 떨어지게 하고 나서, 내부와 외부에서 보호 할 새로운, 강한, 좀 더 탄력 있는 털을 만들기 시작한다. 이것은 아기에게 있어서 건강한 작용이고 성장 단계이다. 그는 환경에 자신을 적응시킨다.

우리 털의 질과 양은 우리의 건강에 의존한다. 이것은 화학 요법을 받은 사람들이 그들의 털을 잃어버린다는 사실에 의해 확인 될 수 있다. 모든 세포에 독이 되는 화학 요법은 특히 신장을 손상시킨다. 한 번 신장이 약해지면 몸의 나머지 부분에 적절한 기를 제공 할 수 없고, 털을 포함한 몸에 필수적이지 않은 부분은 마지막으로 영양이 공급된다. 결과적으로 털이 빠지게 된다. 중금속과 화학적 독물은 간을 손상시키고 또한 털을 빠지게 한다. 이 독소는 몸으로부터 독소를 정화시키는데 큰 어려움을 가지게 하여 간과 신장을 손상시킨다. 결과적으로 독소는 털의 질과 성장에 영향을 끼친다.

한 번 이들 독소를 묶으면 이것은 그들을 몸 밖으로 배출 할 수 있는 곳인 장으로 가져간다. 감정적 혼란은 털을 얇게 만들고 빠지게 하거나 색을 변화 시킬 수 있다. 서양의학은 최근에야 스트레스(또는 두려움)가 신장을 손상시킴을 발견했다. 동양의학은 삼 천 년 동안 같은 내용을 이야기 해 왔다. 두려움, 신장과 관련된 감정은 이 가장 소중한 기관을 손상 시킨다. 슬픔, 분노— 또는 두려움 같은 부정적인 감정과 만성 스트레스 또한 신장 위에 있는 부신을 손상시킨다. 부신은 오랜 기간의 스트레스에 의해 과도하게 활발해 지고 과로한다. 그리고 결국 부신은 약해지고 무기력해지며 나아가서 신장 에너지에 해가 된다. 그러므로 감정적 스트레스는 신장을 손상시킴으로 털 손상을 가져올 수 있다. 신장 에너지는 생식기관에 영양을 공급한다. 털(이것은 신장에 의해 지배된다고 본다)은 동양의학에서 생식기관과 항상 관련되어 왔다.[78]

---

78) 리딩 더 바디(Reading the body)라는 저술을 한 일본인 지압사 오하시는 어떤 사람의 털을 보면 그의 생식기관의 상대적인 건강과 세기를 통찰 할 수 있다고 주장하고 있다. 전통적으로, 아름답고 윤기 있는 털을 가진 여자는 건강한 아이를 출산 할 능력을 가졌다고 보여 진다.

남성의 체모

남자에게 있어서도 역시 강한 털은 강한 간, 신장, 그리고 생식기관을 반영한다. 끝이 갈라지거나 부서지기 쉬운 털을 가진 사람은 약한 신장과 생식 기관으로 고통 받을 수 있다. 갈라진 끝은 음의 상태를 나타낸다. 수축되거나 통합된 상태로 남겨져야 될 때, 털은 끝에서 갈라진다. 그 원인은 식사와 생활 방식에서 지나치게 많은 음에 있다. 그 상태는 과도한 약, 조제약 또는 기분 전환약 모두의 과도한 사용에 의해 또한 생길 수 있다. 부서지기 쉬운 털은 너무 많은 양의 소금 또는 동물성 음식의 소비로부터 생길 수 있다. 두 가지 경우에 신장 에너지는 불충분하다. 부서지기 쉬운 털은 미네랄 특히 요오드의 불충분에 의해 야기 될 수 있다. (땅과 바다에서 나는 야채를 많이 소비하면 이 문제는 쉽게 치료 될 수 있다. 외부 털의 상태 역시 몸 내부의 작은 털의 상태를 나타낸다. 끝이 갈라지고 곱슬거리는 털 역시 폐와 대장 내부의 작은 털의 상태를 나타낸다. 털이 나중에 나지 말아야 할 장소에 보일 때 우리는 몸 내부에서 털의 성장과 관련된 무언가가 일어나고 있음을 안다.)

여성의 체모

여성의 체모는 특별한 상징이 될 수 있는데 예를 들어. 많은 여자들의 콧수염이 발달한 것을 볼 수 있다. 입 부분은 소화관과 생식 기관에 관련되어 있으며 결과적으로 우리는 몸의 이 부분에 과도한 솜털이 있음을 알 수 있다. 과도한 솜털의 존재는 점액 축적이 매우 높은 비율에 이르렀음을 나타내고 단백질과 점액의 높은 수치는 소화관과 생식 기관의 증가하는 털의 성장의 결과이다. 이 부분의 몸 내부의 털이 많아질수록, 특정한 진단 시점에서 몸 외부의 털이 많이 나타난다. 때때로 어떤 식이 요법은 지적으로 옳은 것처럼 보이지만 생물학적으로 우리에게 매우 잘못될 수 있다. 우리의 털은 우리의 식이 요법이 우리생명에 어떻게 영향을 미치는지 잘 말해 주고 있다.

대머리는 유전이 아니며 피부타입이 유전 된다

대머리는 흔히 유전이라고 하지만 유전되는 것은 피부타입이다. 대머리를 막으려면 양의 음식을 피하여 두피에 피지를 증가시키는 음식을 줄이는 것이 가장 중요한 대책이다. 탈모를 방지하는데 가장 중요한 요소 중 하나인 피지감소에는 김치와 같이 유황성분이 많이 들어있는 음식이 좋다. 탈모를 방지하려면 또한 탈모를 유발하는 모낭충을 없애는 데에도 관심을 가져야 한다. 피부속에 누구나 기생하는 모낭충은 피지증가의 원인이며 모근의 영양을 뺏고 모공을 확대시켜 탈모를 유발한다.[79] 서양의학은 탈모원인을 남성호르몬 증가-특히 DHT호르몬-에 있다고 보고 탈모치료제로 남성호르몬을 억제하는 프로페시아를 처방하고 있다. 하지만 원래 전립선치료제인 프로페시아를 복용하면 발기부전과 간 손상 등 부작용이 나타나며 호르몬의 변화에 의해 심지어 가슴의 여성화 등의 부작용을 호소해 오는 경우도 있다. 우리나라 탈모자의 대부분이 지루성이므로 첫째 잘못된 식생활과 수면, 운동 등 생활습관을 바꿔야 하며 다음에 제시하는 탈모예방법을 잘 지키면 치유된다.

탈모예방법

- 가급적 모자나 가발을 쓰지 말 것.
- 항상 두피의 청결을 유지 할 것.(모낭충을 없애는 천연성분의 헤어제품을 사용 할 것)
- 머리를 감을 때 두피마사지를 할 것.
- 염색이나 탈색, 왁스사용을 하지 말 것.
- 수면을 충분히 취할 것.(낮과 밤이 바뀌는 야행성 생활은 특히 탈모를 증가시킨다.)
- 머리에 자외선이 직접 닿지 않게 하고 헤어드라이 사용을 자제할 것.
- 야채와 해조류(다시마 ,김 등)를 골고루 섭취할 것.
- 견과류(특히 검은콩)와 흑임자(검은깨) 등을 자주 먹을 것.
- 기름진 음식, 인스턴트, 백설탕, 엿, 인삼 등 감미 음식을 피할 것.
- 원형탈모는 마늘이나 생강을 즙을 내어 바르면 효과가 있다.
- 폭식을 하지 말 것.
- 스트레스를 줄일 것.(자신만의 스트레스 해소법을 개발 할 것.)등이다.

회색머리

흰머리가 많이 난 회색 머리는 과도한 스트레스와 관련되어 있다. 남자 얼굴의 털은 힘의 표시가 있고 짧은 구렛나루를 가진 남자들은 강한 간과 담낭을 갖는다. 담낭 경락은 귀와 두피의 뒤를 따라 흐르는데, 이것은 거기에 더 광택이 있고 두꺼운 털이 자라게 한다. 남자의 강한 콧수염은 선천적으로 강한 소화 기능과 생식기관을 나타낸다. 남성의 흰머리를 방지엔 하수오가 효과가 있어 하수오주(酒)를 만들어 음용하면 탈모방지에도 도움이 된다. 얼굴에 털을 기르는 것은 남자를 더 양(陽)적으로 되게 하고, 면도는 그를 음(陰)이 되게 한다. 털과 피부는 우리의 건강과 타고난 힘과 약함에 대해 많은 것을 말해 준다.

79) 베스트닥터큐 www.bestdrq.com 참조

Chapter 01

Part 06

인체의 자연치유력과 면역력

『면역(免疫immunity)이란 외부로부터 공격이나 자체 내에서 나타난 결함을 방어하고 복구하는 데 있어서 화학적 또는 세포적인 반응이 물리적으로 작용하는 것을 의미한다. 인체의 자연치유력은 화학적 물리적인 작용과 함께 인간의 정신과 마음이 중요한 근원으로 작용하는 총체적인 자가 복구 시스템을 말한다.』

1. 면역과 면역력의 이해

면역과 면역력의 개념

면역이란 한마디로「역병(疫病)을 면한다.[80]」의미이다.

1) 자기(자기 자신의 본래의 세포)와 비자기(항원=이물·자신의 몸의 밖으로부터 들어 온 세균이나 바이러스 등)를 구별하여, 비자기를 공격·살상·배제하는 것.

2) 때로는 생명 그 자체를 위협하는 변질한 자기(암 세포 등)를 공격·살상·배제해 역병을 면하는 기능으로, 이러한 기능을 면역력이라고 한다. 말할 것도 없지만, 면역력(자연치유력)이 없이는, 사람은 누구나 살아갈 수 없다. 어떤 작은 병이든, 중한 병이든, 면역력이 없으면 스스로 어떠한 환경에 적응을 하지 못하고, 최첨단 의료기술을 총동원하여 의료서비스를 받는

80) 면역이라는 말의 유래가,「역병을 면한다.」라고 한 것에서 비롯된 것같이, 체내에 침입해 온 항원=병원균은 자기는 아닌 것으로 인식되어 암 세포와 같은 변질한 자기도 이물질로 간주해서 공격·살상·배제된다. 이와 같은 면역의 구조를 맡고 있는 것이, 백혈구의 매크로(macrophage=動物体의 모든 조직에 있는 아메바형의 대형세포) 살균 바이러스·임파구·과립구등이 같은 면역 세포이고, 사이트 카인·항체와 같은 면역 물질을 면역계라고 한다.

다고 해도, 결국 죽음의 길을 면할 수는 없다. 우리의 체내에서는 자기와 자기 이외의 것, 그리고 변질한 자기를 구별하여 자기의 몸을 스스로 지키고 있다.

설명 I

◎ 하나는, 항체(抗體)의 역할이다. ; 항체에 의해서, 일단 병원균에 감염되어 있는 것으로써, 그 병에 대한 저항력이 다하고 다음에는 걸리기 어렵게 된다고 할 수 있다. 면역계의 일부인 임파구는, 체내에 침입한 "자기 이외의 것", 즉 우리 몸의 병으로 되어버린 항원을, 싸움이 끝나면 수시로 기억한다. 이것에 의해서 면역계는 한 번 감염된 것이 있는 항원과의 싸우는 방법도 기억하고 있으므로, 증상이 심해지기 전에 체내로부터 격퇴시킬 수 있다. 예를 들어보면「홍역(紅疫)」이나「수두(水痘)」같은 병은 한 번 걸리면, 통상 두 번 다시 걸리지 않는 것은 그 항원의 기억 덕분이다. 이런 일부의 임파구의 기억이 이른바 면역이라고 하는 것이다.

◎ 또 하나는 과립구의 역할이다. ; 백혈구의 60%를 차지하는 과립구는, 체내에 진입한 포도상구균과 같은, 압도적으로 많은 비교적 큰 사이즈의 **"비자기=세균류"**를 통째로 삼켜 소화·분해한다. 이와 같이 몸을 지키는 시스템이지만, 스스로 면역을 발생하는 것은 아니다. 식중독을 일으켜서 나았다고 다시 식중독에 걸리지 않는 것은 아니기 때문이다. 그러나 과립구는, 임파구와의 밸런스에 대해서 면역이 한층 더 자연치유력과 깊은 관계가 있다고 말할 수 있으므로, 자연치유력은 면역 세포의 하나로 파악할 수 있고 면역을 말하는데 있어서 생략할 수 없는 존재이다. (면역은 체내 시스템 전체에 관계하고 있다)

설명 II

면역계는 한편으로 "비자기"인 암 세포와 같은 "자기"의 세포의 변질된 것까지 공격하는 것으로 알고 있었다. 지금까지는 상기와 같은 면역계는 자기 이외의 것을 배제하는 시스템이므로, 면역 세포는 암 세포와 같은 자기 세포를, 자기의 일부로 간주해 공격하지 않는다고 하는 설이 있었다. 이러한 인식은 최근에는 완전하게 뒤집어져 오늘날에는, NK세포(자기살해세포)(1970년대에 발견)나 T/킬러 세포가 암 세포를 직접 공격해, 항체 등은 암 세포를 항원으로 간주해 암 세포에 표지로서 부착, 간접 공격을 더하고 있는 것으로 판명되었다.

매크로 살균 바이러스 등과 같은 세균이 고분자물질을 생합성하는 한 세포간 정보 전달·제어 물질인 사이트 카인에 의해서, "활성·성장·분화"된 NK세포는 통상적으로 체내를 빠짐없이 패트롤하면서 암 세포 등 자기의 변질된 세포를 찾아내서 공격·살상·배제한다. 태고에 우리 생물이 육지에 오르기 이전, 바다 속으로 생활하고 있었을 무렵, 본래의「몸을 지킨다」는 면역 시스템은 밖으로부터의 이물에 대해서 만이 아니고, 「자기를 인식하면서, 거기에서 이상이 있었을 때에 일하는 시스템」이 기본이었다. 후에 육상 생활을 영위하게 된 것에 의해서 단연 외적인 위험이 늘어나게 됨으로 「비자기」에게 의존하는 면역이 발달하게 된 것이다.

면역학의 발자취

- 1796년 천연두 예방을 위한 종두의 실시 (백신)
- 19 세기 ; 병원 미생물의 발견, 광견병에 대한 백신 개발 , 항체의 발견, 매크로 살균 바이러스의 발견, 자연 면역의 발견
- 20 세기 ; 보체의 발견, 혈액형의 발견, 알레르기의 발견, 조직 적합 항원의 발견, 클론 선택설, 면역 관용 현상의 발견, 임파구가 면역 응답의 주역인 것의 발견, T/B임파구의 발견, NK 세포의 발견, 사이트 카인 등의 액성 인자의 발견. (21 세기 면역학의 과제는 알레르기의 치료와 자가면역질환의 치료이다. 그밖에 면역부전 증후군(AIDC 에이즈)의 치료보다 유효한 백신의 개발, 면역에 의한 암의 치료 면역억제제에 의지하지 않는 장기 이식 면역 시스템의 재생 및 노화 예방 등이 있다.》

면역은 자연치유력의 주역

면역은 인간이 지닌 생명력 그 자체를 의미한다. 건강한 몸을 유지하기 위해서는,

1) 몸의 기능과 밸런스의 질서를 정상적으로 유지한다(항상성 유지)
2) 병원균 등 이물질의 침입, 변질된 자기 세포를 살상하고 몸을 지킨다(자기 방위=생체 방어)
3) 다치거나 오래된 세포를 수복하거나 새로운 세포 교환한다(자기 재생=수복·재생)

이러한 자연치유력의 주요 3대 요소는 우리의 신체에 자연스럽게 갖춰지는 것이 대단히 중요하다. 항상성 유지 기능이란 몸의 외부 환경의 변화 또는 체내의 생리 기능의 밸런스의 혼란에 대해서 자연스럽게 신체 상태를 항상적으로 일정하게 유지하려고 하는 기능을 말한다. 예를 들면, 바깥 공기의 온도가 극단적으로 변동해도 몸은 열의 방산과 생성을 조절하는 것에 의해서 체온이 현저하게 오르거나 내리거나 하는 것은 아니다. 또한 물을 과음해도, 땀을 많이 흘려도, 소변의 량을 조절하는 호르몬의 작용에 의해서 체내의 수분량은 항상 일정하게 유지된다. 운동에 의해서 산소의 소비량이 증가하면 심장의 맥박은 빨라져 혈액 순환은 촉진된다. 이러한 항상성 유지 기능은 주로 자율 신경이나 에너지 대사, 내분비(호르몬)의 기능에 의해서 조절되고 있다[81].자기 방어 기능과 자기 재생 기능 등 이러한 자연치유력이 미생물, 암 세포, 그 외의

81) 자율 신경을 예를 들어도 자율 신경의 교감신경과 부교감 신경은 교감신경→흥분시키는(직장에서의 압박감, 운동과도, 부부 싸움, 스트레스 등), 부교감 신경→릴렉스 시킨다(음악을 들으면서 느긋한 휴식, 반신욕을 하거나 걷는다.) 라고 하는 상태로 각각 상반된 방향으로 일을 하기에 건강한 때에는 항상 밸런스를 유지하

잠재적인 유해 물질에 대해서 자가적으로 몸을 지키기 위한 신체의 자기 방위 방법이다. 만약, 환자 자신에게 이러한 자연치유력이 없다면 수술이라고 하는 치료법은 초부터 성립되지 않는다. 최첨단 의료기계를 동원해도, 어떠한 명의가 수술을 집도해도, 환자 당사자에게 자연치유력이 없으면 절제된 장기는 절제된 채로 다시 정상적으로 회복할 수는 없다.(인체의 피부표면에 생긴 상처도 새 살이 오르지 않고, 어떠한 항생 물질을 투여해도, 소독약을 이용해도, 그 부위는 결국 화농(化膿)되어 썩어 가는 것이 자명하기 때문이다.)

현대의학은 질병의 치료를 면역기능향상보다는 병원균을 없애고 질병의 증상만을 없애려고 화학물질을 사용하는 등 극단적인 방법을 사용하고 있다. 하지만 화학물질과 항생제 남용은 우리 몸의 면역체계를 약화시키고 이들 약물에 내성이 생긴 새로운 병원균의 출현이 당연한 현상으로 나타나게 되었다. 이는 대증요법보다는 원인요법이 중요하며 인체의 면역력과 항상성 자연치유력을 높이는 것이 최선이라는 인식이 공감대를 형성하고 있는 이유이며. 자연치유는 특히 인체의 자연치유시스템에 주목하며 자연치유력의 중심 요소인 면역력, 항상성, 복원력 등이 주 관심사라고 할 수 있다.

2. 자연치유력과 면역력과의 관계

서양의 면역학

인체는 선천적인 자가 복구시스템이 존재하며 누구나 의학적 지식이나 기술이 없어도 자연적으로 구비된 자생력에 의하여 치유된다. 면역이란(immunity) 외부로부터 침입하는 미생물, 세균이 조직이나 체내에 생긴 불필요한 산물들과 특이하게 반응하여 항체를 만들며, 이것을 제거하여 그 개체의 항상성을 유지하는 현상을 말한다. 서양의 면역학은 19세기말 세균감염과 밀접한 연관성을 지니고 출발하였으며 파스퇴르는 전염병을 앓고 안 사람이 다음번에 같은 병원균에 노출되더라도 그 병에 또 걸리지 않는 이유를 설명하고자 했다. 하지만 이러한 연구 이전에 제너(Jenners, 1729~1823)는 우두의 백신을 이미 사용했으며 질병을 앓기 전에 병에 대한 저항력을 키우는 방법

고 있지만, 이 2 종류의 신경의 밸런스의 평행이 흩으려져 상대적으로 다른 한쪽에 치우치면 다양한 병을 가져온다. 예를 들면, 릴렉스 모드(콜린성)의 부교감 신경이 상대적으로 항진되면 임파구가 증가해→알레르기 등의 질환을 일으키고, 흥분 모드(아드레날린성)의 교감신경이 상대적으로 항진되면 과립구가 증가해→암(癌)과 같은 조직의 파괴를 일으킨다. (면역은 체내 시스템 전체에 관계하고 있다)

이 발견되었다. 면역반응이란 아군(self)과 적군(nonself)를 식별하는 기구이며, 적군을 항원으로 인식하고 특이하게 항체를 만들어서 이에 대응하는 반응이라 할 수 있다. 면역이란 외부로부터 공격이나 자체 내에서 나타난 결함을 방어하고 복구하는 데 있어서 화학적 또는 세포적인 반응이 물리적으로 작용하는 것을 의미한다.

생명유지시스템과 자연치유력

자연치유력은 인간의 정신과 마음이 중요한 근원으로 작용하는 총체적인 자가 복구 시스템으로 뇌의 작용 혹은 면역계나 심리적 작용에 의한 치유 시스템을 일반적으로 자가 치유력 또는 자연치유력이라고 한다. 자연치유학은 우리의 몸속에 잠재한 자가 복구 시스템인 자생력을 흔들어 깨워서 인체의 자연치유력을 풀가동시키는 방법을 연구하는 학문적 영역이라고 할 수 있다.

진화론과 단세포동물

진화론자들은 우연한 기회에 원소가 엉켜서 원자를 만들었고, 원자는 또 우연한 기회에 태양광선의 작용으로 아미노산을 만들었으며, 그 아미노산이 계속 바다로 흘러 들어와 모이고 모여서 바닷물이 아미노산의 숲 같이 진해졌다고 한다. 그러던 어느 기간에 아미노산이 단백질로 역어지고 단백질이 모여서 드디어 하나의 세포가 탄생하였다고 한다. 그 세포가 분열증식하고 원시 단세포가 환경의 어려움과 싸우며 차츰차츰 그 작용을 더 해가면서 돌연변이를 거듭하여 오늘의 생명계가 형성되었다고 한다. 그 결과 오늘의 사람은 원숭이로부터 돌연변이를 거쳐 현대인간으로 진화되었다는 설명이다.

진화론의 허실

만일 진화론의 학설이 옳다면, 다음과 같은 사실들을 달리 설명할 방도가 없다. 원시 단세포 생물은 세포의 구조가 단순하기 때문에 그 유전자에 입력된 암호 역시 간단했을 것이다. 유전자 염기에 입력된 대로 생명단백질은 창출되며, 그 단백질의 작용은 바로 그 생물의 생명을 운행하고 있다. 어떠한 이유로도 그 작용이 본래의 작용보다 더 많은 작용을 하게 된다면, 그 생명체의 유전자는 본래의 염기 배열의 단백질 암호보다 분명히 새로 작용할 단백질의 암호만큼 증가되어야만 한다. 따라서 그 진화된 생물의 유전자는 본래의 생물이 가지고 있던 유전자보다 염기 배열이 증가해야만 이 이론의 타당성이 성립된다고 할 수 있다.

그러나 2005년 5월 23일자 네이쳐(Nature)지에는 사람을 포함한 여러 가지 생명체들의 염색체 수와 염기 수를 비교한 발표가 실렸는데, 이 발표에 의하면, 사람의 염기 수는 약 30억 개인데, 현재의 단세포 생물인 아메바는 약 6000억 개의 염기를 가지고 있는 것이 밝혀졌다.[82] 숫자는 과연 무엇을 의미하는가는 대단히 의문이다.(특히 염기와 염색체의 숫자는 생물의 복잡한 기능과 일치하지 않는다. 또한 이 발표는 오늘의 진화론의 근거를 무색하게 만드는 놀라운 발표이다. 유전자에 대하여 아직도 모르는 것이 너무나 많고 과학의 앞날은 아직도 험난하기만 하다.)

생체정보와 생체 광자

생체정보 이론은 독일의 포프(Apopp)박사가 처음 주장한 것으로 알려져 있다. 포프박사는 세포에서 발생하는 극 미세광자를 "생체광자(biophoton)"라 정의하고, 세포들 간의 정보교환이 생체광자를 바탕으로 이루어진다고 하였다. 이 이론에 따르면, 세포 내에는 DNA의 구조적 특징에서 비롯된 진동에 공진하여 세포당 3-4개/sec정도의 극히 미약한 생체광자가 발생하며, 세포들이 이를 이용하여 서로 정보 소통을 한다고 한다. 그런데 여기서 발생한 생체광자의 물리적 특성은 레이저 광선의 경우처럼 동조성이 높은 파동이어서 비록 강도는 미약할지라고 먼 거리까지 효과적으로 전달할 수 있다고 본다. 생체 내의 모든 세포들은 세포 내의 DNA에서 발진된 특정 주파수 대역의 파동을 이용해 서로 필요한 정보를 주고받는다. 세포 내에서 발생한 파동은 세포 간 통신이나 생명체 전체를 주관하는 일정한 신포에 따라 소통하는 것이다. 포프 박사는 생체에서는 주로 DNA에서 이 미약광자가 발생한다고 보았다. 생체광자는 미약한 에너지를 갖고 있을 뿐 아니라, 정보를 담고 있는 속성이 있어 포프 박사는 이 때문에 생체 정보라는 표현을 사용하였다. 생체 정보를 담고 있는 생체광자는 단지 DNA뿐 아니라 물에서도 측정 가능하며, 물의 오염 정도를 알아내는 데도 사용된다.

인체의 자기치유력

인간은 독창적인 생명유지 시tm템을 지니고 있으며 자연치유력은 여기에 정신과 마음이 중요한 근원으로 작용하는 총체적인 자가 복구 시스템이다. 인체의 생명유지시스템을 움직이는 핵심의 하나가 면역이며, 일반적으로 면역의 정의는 간단히 말해 우리 몸이 [바이러스, 독소, 박테리아, 진균, 효모, 곰팡이에 대항하여 자신을 방어하는 능력]을 말하지만 면역이란 그보다 훨씬 많은 것들을 의미할 수 있다. 인간의 유전자에는 치유시스템이 기록 되어 있다고 볼 수 있으며 유전 정보는 세대에서 세대로 이어져 내려온다. <2004년에 영국의 방송사 디스커버리(Discovery)는 BBC 방송사와 공동제작으로 "초인 (superman)"이라는 타이틀의 시리즈를 방송하였는데 그 내용 중에서 우리 인간에게 가장 훌륭한 치료약은 우리 자신의 초인적인 몸속에 숨어있는 "자연치유력"이라고 주장하고, "인간은 놀랍도록 강력하고 독창적인 생명유지 시스템과 자기치유력을 보유하고 있다"고 하였다. 그들이 내린 결론은 "21세기의 초인<슈퍼맨>"은 우리들의 신체 자체라는 것이다.>

82) All genome great and small, Nature, 417, 23, May 2002, pp 374-376

3. 면역체계

면역체계는 몸의 기능을 정상적으로 유지하고 생명을 지켜나가는 최전선의 방어부대이자 생명 메커니즘의 극치이다. 인체가 지니고 있는 극히 정교하고도 복잡한 메커니즘을 탐구하면 할수록 누구라도 경이로움과 신비감을 금치 못하게 한다. 이러한 정교하고 완전한 시스템을 무력하게 만들어 이를 고장 나게 하는 주범은 누구도 아닌 바로 자기 자신이다. 인간의 몸에는 약 60조개의 세포로 이루어져 있으며 연속적으로 새로운 세포가 생성되어 노화된 세포와 교체되고 있다. 이런 세포의 생성과정에서 시스템의 오류나 외부적인 자극에 의해 이상이 발생하는 경우 잘못된 세포가 나타나면 그대로 세포분열을 증식하여 암과 같은 난치병을 유발하게 된다. 세포분열은 효소로 이뤄지며 생명유지를 위해서 효소는 우리 몸의 각 조직에 필요로 영양소를 만들고 공급 및 조절 기능을 하는 동시에 노폐물을 몸 밖으로 내보내는 모든 생화학반응을 조절하는 등의 중요한 기능을 담당하고 있어 몸속에 효소가 부족하면 자연치유력이 약화되므로 양질의 효소를 섭취하는 것은 매우 중요하다. 체내에 이상 세포가 증식하거나 세균이 침입하는 경우는 매우 위험하여 이를 방지하지 못하면 생명이 위협받게 되며 이것을 예방하기 위한 기능이 곧 면역력이다.

3-1. 백혈구

백혈구는 단구.과립구.림프구(Lymph球)로 크게 나누어진다. 단구의 마크로파지(Macrophage)는 백혈구 전체의 약 5%를 차지하며, 과립구는 백혈구 전체의 약 60%정도, 호중구가 대부분(98%정도)을 차지하고, 호산구와 호염기구가 있으며, 림프구는 백혈구 전체의 약 35%를 차지하며, NK 세포(자연살해세포).NKT세포(흉선외분화T세포).B세포 및 T세포로 나누어진다.

마크로파지(Marcrophage)

① 마크로파지는 아메바(Amoeba)와 같은 형태를 한 세포로, 대형이물과 세포가 배설한 노폐물, 수명을 다한 세포의 사해(死骸) 등을 삼켜서 처리하거나 염증이 일어난 부위에 달려가서 이물을 우선적으로 처리하는 면역세포다.

② 단세포생물 시대의 면역시스템은 마크로파지가 이물을 잡아먹고 노폐물로 배설한다는 단순한

것이었으나 바이러스와 이종단백 등의 위협에 대응하기 위하여 생물은 척추동물로 진화하면서 마크로파지의 탐식 능력을 한층 강화시킨 과립구와 바이러스 같은 아주 작은 미소이물은 탐식하는 것보다 접착해서 공격하는 것이 효율적이기 때문에 항체를 만들어 적에게 달라붙는 능력을 향상(向上)시킨 것이 림프구로 진화되었다.

③ 세균이나 이물질이 침입해오면 마크로파지는 TNF-α 등의 염증성 사이토카인(Cytokine)을 방출(放出)하며, 혈액 속을 순환하고 있는 과립구는 이 사이토카인의 자극으로 염증 부위로 오게 되어 과립구가 세균을 살상하게 하며, 림프구에 대하여도 마크로파지는 여러 가지 사이토카인을 내서 불러들이고 바이러스의 처리를 하게 한다.

④ 마크로파지는 혈액 속뿐만 아니라 전신에 분포되어 있으며, 있는 장소에 따라 형태도 다른데, 폐포(肺胞) 마크로파지는 폐에, 쿠퍼(Kupffer)세포는 간(肝)에, 그리알 세포(Glial cell)는 뇌에서 활동하고 있다.

⑤ 마크로파지는 이물을 잡아먹고, 상대방이 어떤 적인지를 판단하여 이물의 파편을 과립구와 림프구에게 보이는 항원제시 작용도 하는데, 림프구와 과립구는 이 마크로파지로부터 받은 항원의 정보에 의해 활성화하고, 이물을 배제하기 위해 활동을 시작한다. 다시 말해 마크로파지의 항원제시가 없으면 림프구나 과립구는 활동을 할 수가 없다. 따라서 우리 몸속에 림프구 수가 충분히 있어도 마크로파지의 기능이 저하되어 있으면 병이 잘 낫지 않을 수 있다.

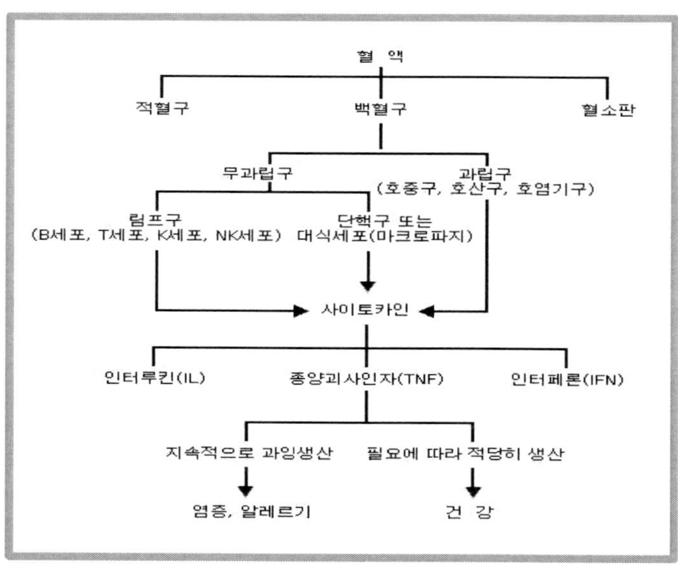

그림; 백혈구의 기능

3-2. 과립구(顆粒球)

① 건강한 사람의 혈액 1㎣ 속에는 과립구가 약 3,600~4,000개 정도 있고, 백혈구 전체의 비율이 54~60%를 차지하고 있다.

② 과립구는 박테리아(bacteria)와 진균, 오래되어 죽은 세포의 사해 등 커다란 이물을 탐식하여 세포 중에 산소와 활성산소의 과립을 모아두고, 이 과립을 사용하여 이물을 파괴하여 삼켜버리는데, 상처 부분에서 흔히 볼 수 있는 고름은 세균과 싸워 죽은 마크로파지나 과립구의 시체들이다.

③ 과립구의 수명은 2일 정도로, 다른 세포들에 비해서 매우 짧은데, 하루에 전체의 50%정도가 사멸하여 새로운 세포가 보충되어지고 있다. 과립구의 수명이 단명한 것은 외적과 맞대어 싸우는 면역세포가 젊고 건강한 전력을 신속히 보충하여 우리 인체를 지키고자하는 생명현상이다.

④ 과립구는 수명이 다 되면 혈액을 타고 조직의 점막에 들러붙어 활성산소를 방출하면서 죽어 가는데, 활성산소는 강력한 산화력을 가지고 있어 과립구가 이상 증가하여 우리 몸속에 갖고 있는 SOD 등의 활성산소 무독화(無毒化) 시스템의 처리용량보다 많은 양이 발생되면 정상조직도 파괴하게 된다.

3-3. 림프구(Lymph球)

① 건강한 사람의 혈액 1㎣ 속에는 림프구가 약 2,200~3,000개 정도 포함되어 있으며, 백혈구 전체의 비율이 35~41% 정도를 차지하고 있다.

② 림프구는 바이러스, 이종단백(異種蛋白), 암세포, 노화된 세포 등을 처리하는데 이물들이 들어오면 마크로파지로 부터 정보를 받아 이들을 항원으로 인식하고 항원을 무독화 하는 항체를 만들어 항체가 이물질에 달라붙어 처리한다.

③ T세포와 B세포는 외부에서 침입해온 바이러스와 세균, 꽃가루, 진드기 분비물 등 미소(微小)한 이물을 공격한다. B세포는 간장과 췌장(膵臟), 장관 등에서 만들어지고, T세포는 골수에서 만들어진 후에 흉선(胸線)에서 이물을 구별하는 교육을 받고 나서 혈액 속으로 순환하게 된다.

④ T세포는 B세포의 지휘관과 같은 작용을 한다. T세포는 마크로파지로부터 보고받은 이물의 신호를 해석하여 어떤 항체를 만들면 되는지를 B세포에 지령하고 B세포는 항체를 만들게 된다.

⑤ 림프구는 한번 침입한 적에 대하여는 기억을 하고 다시 같은 적이 침입하면 즉시 항체를 만들어 죽이는 작용을 한다. 림프구의 이런 작용을 이용한 것이 예방주사다.

⑥ 림프구 중의 NK(Natural Killer)세포는 항체를 만들어 항원에 달라붙어 적을 살해하는 다른 림프구와는 달리, 정상세포와 암세포를 구별할 수 있도록 특정 센서(特定 sensor)를 갖고 있다. 혈액 속을 순회하다가 암세포를 만나면 자신의 특정 센서로 정상세포와 암세포를 비롯한 바이

러스 감염세포 등 이상세포를 구별하여 공격하게 된다. 암세포가 발견되면 NK세포가 먼저 달려오고, NK세포는 내부로부터 퍼포린(Perforin)을 분비(分泌)하여 암세포에 구멍을 뚫어 죽이게 되며, NK세포의 공격을 피하여 살아남은 암세포가 있으면, T세포 중의 킬러T세포가 암세포에 접착하여 파괴하기 때문에 매일 우리 몸속에서 수천 개의 암세포가 발생하지만, 이런 철저한 면역계가 암에 걸리지 않도록 우리 인체를 암으로부터 지켜주고 있기 때문에 암에 걸리지 않는다.

3-4. 자율신경과 면역세포

앞에서 우리의 주 면역세포는 백혈구로, 백혈구는 마크로파지(Macrohage)와 과립구(顆粒球), 림프구(Lymph球)로 되어 있다는 것을 살펴보았다. 자율신경은 교감신경과 부교감신경이 있으며, 교감신경이 긴장되면 신경전달물질인 아드레날린(Adrenaline)이 분비되고, 부교감신경이 긴장되면 신경전달물질로 아세틸콜린(Acetylcholine)이 분비된다는 것을 알았다.

자율신경과 면역세포의 관계

① 면역학자들에 의하여 면역세포인 마크로파지와 과립구, 림프구의 수용체(受容體: Receptor)의 구조가 밝혀졌는데, 마크로파지는 아드레날린 리셉터와 아세틸콜린 리셉터를 모두 가지고 있으며, 과립구는 아드레날린의 리셉터를 가지고 있고, 림프구는 아세틸콜린 리셉터를 가지고 있다고 한다.

② 따라서 마크로파지는 교감신경의 자극과 부교감신경의 자극을 모두 받아서 작용하게 된다. 교감신경이 우위가 되어 있을 때, 마크로파지는 아드레날린에 의해 활성화되어 체내를 여기저기 돌아다니며 이물의 침입을 감시하고, 부교감신경이 우위가 되면 마크로퍼지는 이동을 중지하고 릴렉스(relax)하며 탐식능(貪食能)을 높여 이물을 삼켜서 소화 배설하는 것에 전념한다. 또한 마크로파지는 우리가 건강하게 일하고 있을 때 활발하게 일하고, 과립구와 림프구에 순조롭게 지령(指令)을 내려 면역반응을 촉진시키지만, 우리 몸이 약해지면 마크로파지의 활력도 저하된다. 그리고 우리 몸에 감염이 심해져서 마크로파지의 작용이 더 활발해져야 될 필요성이 있을 때, 우리 몸은 발열하여 마크로파지를 분기(奮起)시켜 과립구와 림프구의 활동을 유도하고, 면역을 활성화시키는데, 또한 마크로파지는 보통 때도 우리 몸의 대사가 활발하면 활성화하고 체온이 낮아지면 움직임이 나빠진다.

③ 과립구에는 아드레날린 리셉터(Adrenaline receptor)가 있는데, 아드레날린은 교감신경이 긴장되면 신경전달물질로 분비되므로 교감신경이 긴장되면 과립구가 활성화되고 증가된다. 교감신

경이 우위가 되어 있는 낮 동안의 활동 시에는 활발하게 움직이므로 다치거나 상처에 세균이 침입할 가능성이 많고, 세균을 격퇴하는 과립구가 늘어날 필요가 있다.

④ 부교감신경이 우위가 되면 아세틸콜린이 분비되고 림프구(Lymph球)가 증가되며 활성화한다. 부교감신경이 우위가 되는 야간의 휴식시간이나 식사 시에는 음식물과 함께 바이러스가 들어오거나 소화효소로 분해(分解)된 이종단백(異種蛋白)이 체내에 들어오므로 이것들은 크기가 작아서 과립구로는 격퇴할 수 없으므로 미소이물(微小異物)을 처리할 수 있는 림프구의 증가와 활동이 필요하다. 림프구는 활동 중에 손상된 세포와 노화되어 움직임이 좋지 않는 세포 및 암세포 등을 마크로파지와 함께 처리한다.

⑤ 위와 같이 자율신경은 외적, 내적인 환경의 변화에 가장 효율적인 방어태세를 정비하기 위하여 과립구와 림프구의 수(數)와 작용을 조정한다. 교감신경과 부교감신경이 균형 있게 작용하고 있을 때, 백혈구의 수가 혈액 1㎣에 5,000~8,000개, 과립구가 3,600~4,000개 정도, 그리고 림프구가 2,200~3,000개 정도 있고, 그 비율은 54~60%, 림프구가 35~41%가 되며, 과립구와 림프구의 숫자와 비율이 이 범위에 있을 때, 면역력은 높이 유지되고 몸에 병도 잘 걸리지 않고, 병에 걸려도 자신의 면역력으로 고칠 수 있다. 즉, 자율신경이 면역력을 발휘할 수 있는 열쇠를 쥐고 있다고 볼 수 있다.

3-5. 활성산소와 질병의 발생

활성산소는 우리 몸속에서 호흡으로 들어온 산소와 세포의 신진대사 등으로부터 생기는데, 정상적인 양(量)의 활성산소는 세포에 활기를 주어 활동적인 컨디션(condition)을 만드는데 적절한 작용을 하고, 과립구가 세균 등을 처리하는데도 꼭 필요하며, 정상적인 양일 때는 우리 인체에 해가 되지 않도록 우리 몸속의 SOD 등의 항산화제가 대사과정에서 발생된 활성산소를 무독화(無毒化)시켜버리기 때문에 해가 되지 않는다. 하지만 활성산소의 양이 과잉되게 되면 생체의 조직을 공격하여 세포를 산화 손상시키는데, 세포나 세포 내의 소기관(小器官)에 손상을 초래하기도 하며, 생체 내의 여러 단백질(蛋白質)의 아미노산(Amino酸)을 산화시켜 단백질의 기능을 저하시키거나 유전자를 구성하는 DNA에 손상을 주어 유전자 돌연변이를 일으켜 암의 원인이 되기도 한다.

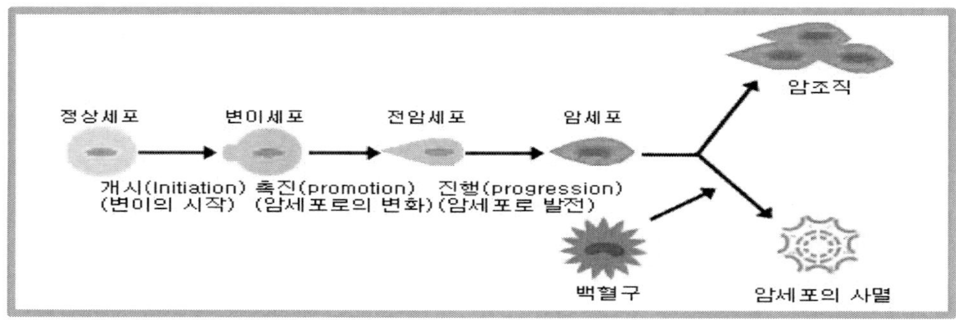

우리 몸속에서 생겨나는 활성산소량의 80%가 과립구로부터 방출되는 양이며 활성산소가 과잉되어지면 과잉된 활성산소에 의해 질병이 생기게 된다. 암도 활성산소에 의한 조직파괴의 연장선상에서 일어난다. 활성산소가 조직을 파괴하면 체내에서는 이를 수복하기 위한 증식 관련 유전자가 작용하는데, 이 유전자는 필요할 때만 작용하여 필요한 양만큼 세포를 증식시키고, 과잉된 활성산소가 만성적으로 조직을 파괴하면 증식 유전자도 계속해서 시키는 과정에서 세포 증식이 무질서 반복하게 된다. 여기서 발암물질 등의 자극이 더해져 정상세포는 암세포로 변하고 암이 생겨난다.

4. 면역과 자율신경

4-1. 자율신경계

신경계의 구성

① 신경계는 인체의 내, 외부에서 일어나는 각종 변화에 의한 자극을 전달하고 그에 대한 생체 반응을 생성하며 이 자극과 반응 사이에서 이들 정보를 전달·처리.저장과 관계하는 중추신경계(中樞神經系)와 말초신경계로 나누어진다.

② 중추신경계는 뇌와 척수(脊髓)를 말하며, 들어온 자극을 종합하고 반응을 생성하는 신경계이며, 말초신경계는 전체 신경계에서 중추신경계를 제외한 나머지 부분으로, 외부의 자극을 감지하여 중추신경계로 전달하고 중추신경계에서 생성된 반응을 생체의 각 부에 전달하는 역할을 하며, 뇌에 출입하는 뇌신경계와 척수에 출입하는 척수신경으로 나누어진다. 인체에는 12쌍의 뇌신경과 31쌍

의 척수신경이 있다. 뇌신경은 뇌로부터 나와서 뇌와 가슴부분의 근육이나 감각기관을 직접 연결시켜주는 12쌍의 말초신경으로 감각신경과 운동신경으로 이루어져 있다.

④ 척수신경은 신체 각 부에서 중추신경계로 전달하는 감각신경섬유(感覺神經纖維)가 척수의 배측(背側)에서 척수로 들어가는데 이를 후근(後筋)이라 한다. 중추신경계의 반응을 신체 각 부로 전달하는 운동신경섬유(運動神經纖維)가 척수의 복측(腹側)으로 빠져나오는 것을 전근(前筋)이라 하며, 감각신경과 운동신경이 척수 바로 가까이에서는 하나로 합쳐져 31쌍의 척수신경이 형성(形成)되어지며, 축수신경이 척추관을 빠져나오면 전지(前枝)와 후지(後枝)로 나누어진다.

⑤ 말초신경은 다시 체성신경계(體性神經系)와 자율신경계로도 나누어진다. 체성신경은 구심성(求心性) 감각신경을 통하여 피부.근육.근막.관절.골막 등에서 받은 정보로부터 중추신경계가 반응하고, 원심성(遠心性) 운동신경을 통하여 골격근(骨格筋과) 같은 관련 효과기(效果器)에 전달하여 운동 조절할 수 있는, 즉 자신의 의지로 제어할 수 있는 말초신경계를 말한다. 자율신경계는 민무늬근(平滑筋).심근(心筋).선(腺)과 같은 소화.흡수. 호흡. 순환. 분비(分泌).영양(榮養).생식(生殖) 등과 관계된 중추신경계가 직접 조절할 수 없는, 즉 자신의 의지로 조절할 수 없는 말초신경계를 말한다.

자율신경

① 자율신경은 우리 몸을 이루고 있는 60조개나 되는 세포들의 활동이 하나의 목적과 일치 협력하여 작용하도록 조절하는 역할을 한다. 이 역할을 통하여 활발하게 활동을 할 때와 휴식을 취하고 쉴 때에 일하는 세포의 움직임을 자율적으로 조절하여 우리의 생명활동을 원활하게 해준다.

② 자율신경은 우리가 열심히 일하고 흥분된 기분일 때는 혈압을 올리거나 맥(脈)을 빠르게 하거나 근육을 긴장시키거나 할 필요가 있기 때문에 이 목적에 맞는 세포를 움직이게 하고, 휴식(休息)을 취하거나 편안히 식사할 때는, 흥분했을 때 일하던 세포는 모두 쉬게 하고, 쉴 때 활동하는 소화기관이나 분비샘 등의 세포를 움직이게 하는 조정을 한다.

③ 자율신경은 심장과 혈관. 위장과 장관(腸管).한선(汗腺) 등 내장기관과 분비샘 등 기관(器官)들의 작용을 무의식적으로 조정하고 있으며 서로 정반대의 작용을 하고 있는 교감신경(交感神經)과 부교감신경으로 나누어진다. 교감신경과 부교감신경은 서로 길항작용(拮抗作用)을 통하여 끊임없이 서로 조정되어 내장의 기능을 원활하게 조정한다.

④ 교감신경은 우리 몸을 활동적으로 인도하는 작용을 하며, 흥분과 긴장을 동반하는 장면이나 운동할 때와 낮 활동을 할 때에 우위가 된다. 교감신경이 우위가 되면 신경말단에서 신경전달물질(神經傳達物質)로 아드레날린(Adrenalin)을 분비하여 내장의 작용을 조절한다. 심장의 박동과 혈압 체온 등을 올리고, 일.공부.운동 등을 자연스럽게 할 수 있도록 몸의 작용을 조절한다.

⑤ 부교감신경은 우리 몸을 정비하는 작용을 하며, 식사할 때나 야간에 휴식을 할 때에 우위가 된

다. 부교감신경이 우위가 되면 신경말단에서 신경전달물질로 아세틸콜린(Acetylcholine)이 분비되어 내장의 작용을 조절한다. 심장의 고동이 약하게 되고, 장(腸)의 연동운동이 활발하게 되어 음식물의 소화가 촉진되며, 에너지를 쓰지 않고 소중히 보관하고, 몸이 휴식하는 상태를 갖도록 한다.

교감신경과 아드레날린(Adrenaline)

① 일반적으로 교감신경이 긴장하여 아드레날린이 분비되면 혈압이 오르고, 기도(氣道)가 확장되며, 심장의 박동이 촉진되고, 위가 이완되며, 소화관의 연동작용이 억제된다.

② 교감신경이 과도하게 긴장하여 아드레날린이 과잉작용을 하게 되면 심장이 두근두근하고 답답함을 느끼거나 초조감이 강해지며, 화가 나기 쉽거나 신경질적이 되기 쉽다.

③ 교감신경이 계속 긴장하게 되면 혈관이 수축하여 혈류가 나쁘게 되고, 몸이 냉기를 느끼게 된다. 우리가 심하게 화가 나면 얼굴이 새파랗게 되고 손이 얼음처럼 차가워지는 것은 아드레날린의 과잉작용으로 혈류장해가 일어났기 때문이다.

④ 지나친 업무.지나친 약물복용.박테리아나 바이러스의 침입 등에 의한 감염.과도한 스트레스 등은 교감신경의 긴장상태를 계속시켜 우리 몸속에 아드레날린의 과잉분비를 일으키게 된다. 아드레날린의 과잉작용은 다음에 설명하는 것처럼 여러 질병의 원인이 되어져 우리 몸의 질병의 80%정도가 교감신경이 과도하게 우위가 되어 발증(發症)한다.

부교감신경과 아세틸콜린(Acetylcholine)

① 일반적으로 부교감신경이 긴장되어 아세틸콜린이 분비되면 혈압이 내려가고, 기도(氣道)는 수축되며, 심장박동이 느려지고 위장이 수축되며 소화관의 연동운동이 촉진되어 진다.

② 아세틸콜린은 몸을 쉬게 하거나 이완시키게 하는 작용이 있고, 혈관을 확장시키며 혈류를 좋게 하여 편안히 느긋하게 있을 때는 손발이 따뜻해진다. 또 아세틸콜린은 세포의 분비와 배설 기능을 촉진시키는 작용도 있어 소화액의 분비가 활발하게 되어 소화가 촉진되고 배변이 촉진된다.

③ 부교감신경이 우위일 때 우리의 심신 모두가 평온하고 느긋한 상태에 있게 되는 것은 좋지만, 너무 편한 생활이 지속되면 부교감신경이 지나치게 우위가 되어 기력(氣力)이 떨어지거나 몸이 나른해져 전신의 신진대사가 저하되고, 알레르기 증상도 강하게 나타날 수 있기 때문에 우리 몸은 자율신경의 조정으로 다시 교감신경을 긴장시키게 되어 균형을 찾으려고 하는데, 질병의 20%정도는 부교감신경이 과도하게 우위가 되어 발증 된다.

<교감신경과 부교감신경은 서로 시소(seesaw)와 같이 균형을 맞추어 작용하고 있다. 교감신경이 우위일 때는 부교감신경의 작용이 억제되고 부교감신경이 우위일 때는 교감신경이 억제되

어져 내장기관을 원활하게 작동할 수 있도록 조정한다. 그러나 어떤 원인으로 이 교감신경과 부교감신경의 자율적인 균형조절기능이 억제되어 한쪽으로 기울게 되면 질병의 원인이 되는데, 부교감신경의 과도 긴장은 우리 몸을 쉬게 하고 편안하게 해주기 때문에 교감신경의 지속적 긴장보다는 인체를 덜 손상시킨다.>

5. 면역기전의 작동 시스템

방어시스템과 효소

면역기전은 여러 단계의 방어시스템을 지니고 있는데 일차적으로 외부와 접촉이 빈번한 피부에서는 단순한 형태의 방어 작용이 이루어진다. 피부는 상처 등 외상으로 인해 세균이 침입하면 혈액이 몰려와 세균을 가두어 들이고 혈액중의 염분으로 살균작용을 하게 된다. 이때에 혈액 중에 생리식염도가 부족하면 방어기전에 문제가 생겨 효과적인 방어기전이 일어나지 못하게 된다.

피부의 케라틴 단백질은 박테리아 효소에 대한 저항성을 발휘하며 땀샘 지방샘에서 분비되는 지방산은 박테리아에 독성을 발휘하는 성분이다. 호흡기관에선 점액을 분비하여 체내에 침입한 미생물들을 모아 섬모운동으로 수송하고 위에서 분비되는 위산을 비롯한 체내의 각가지 분비물들이 항박테리아 효소인 리소자임(lysozame)이 박테리아 세포벽의 화학결합을 끊는 작용을 한다.

면역기전의 작용형태	
방어	체내에 침입한 바이러스를 공격한다. 위험요인을 인지하여 파괴하여 제거한다. 세균의 감염을 방지하고 세균 및 바이러스와 독성물질로부터 인체를 보호한다.
정화	각종 오염물질 ,중금속, 면역세포에 의해 죽은 세균과 바이러스 등을 청소하고 체외로 배출한다.
재생	면역체계는 훼손된 기관을 재생시켜 건강을 회복시킨다.
기억	인체에 침입한 각종 질병인자(항원)을 기억하여 재침입시 항체를 만든다.
* 대부분의 감염은 일차적 방어와 이차적인 방어선인 자연면역계에서 방어가 가능하다.	

<혈액에 효소가 이상 증가하였을 때는 어느 장기인가가 손상되어 분비 이상이 일어났다는 전신호이다. 혈액 속의 특정 효소의 레벨과 특정 장기의 진단에 사용할 수 있으며 혈액에 존재하는 각종

효소의 활성을 측정함으로써 질병을 진단할 수 있다.>

GOT효소/ 간세포에 들어있는 GOT(glutamoc-oxaloacetic transa minase) 효소는 간장세포가 파괴되거나 간세포의 세포막 투과성이 높아지면 혈액 속에 유출하여 증가하며 이 값이 높아지면 만성간염, 알코올성간염, 간경변 등의 만성화한 간장 장해가 있다고 간주된다. GPT라는 간세포 속에 함유되어 있는 효소이며 혈액에서의 활성을 조사함으로써 급성간염 혹은 만성간염, 간경변 등을 진단할 수 있다.
LDT효소/ LDH는 심근경색이나 폐질환이 있거나 백혈병, 악성빈혈, 간염, 악성종양일 때 증가하고 APL[알칼리 포스파타아제(alkaline phosphatase)]은 간장 내에서 생성되어 담즙 속으로 유출되며 이 효소의 활성이 높아지면 담석이나 담관의 질병일 가능성이 있고 경우에 따라 악성종양(암)의 간장으로의 전이나, 간암일 때도 상승한다. 면역기전은 바이러스 세균의 감염을 방지하고 세균 및 바이러스와 독성물질로부터 인체를 보호하고 각종 물질로부터 인체를 정화 재생시키며 침입한 각종 질병인자(항원)을 기억하여 재침입시 항체를 만든다는 과정이며 이런 과정에서 효소는 지대한 역학을 담당하고 있다.

자연면역계와 획득면역계

모든 세균에는 직접적이고 즉각적으로 작용하여 화학물질과 특정 백혈구를 사용하여 공격하는 비 특이성 방어체계이며 선천성면역계인 자연면역계와 특정 균에 만 작용하여, 방어물질을 준비하는데 일정시간을 필요로 하는 특이성 방어체계로 후천적면역계인 획득면역계가 있다.

선천성면역계 = 자연면역계
후천성면역계 = 획득면역계(특이성 방어체계)

자연면역계는 침입당한 세포가 미생물을 죽이거나 히스타민(Histamine) 키닌(Kinin) 인터페론(Interferon) 등을 분비하여 방어하고 응원군 유도 침입속도를 줄이는 작용을 한다. 자연면역계는 이러한 화학적 방어와 함께 세포적 방어를 하게 되는데 백혈구의 종류인 식세포와 림프균에서 유래한 NK세포들이 침입한 미생물을 공격한다. 이 중에서 단핵구는 상처부위에 도달하면 커다란 대식세포가 되는데 자연킬러세포와 함께 방어기전의 중추적인 역할을 담당하게 된다. 대부분의 감염은 일차적 방어와 이차적인 방어선인 자연면역계에서 방어가 가능하다.

6. 후천면역과 자가면역 증상

처음 침입한 항원에 대하여 기억 할 수 있고 다시 침입했을 경우 특이적으로 반응하여 효과적으로 항원을 제거 할 수 있는 항체를 만드는 등 선천면역을 보강하는 역할을 담당한다. 일반적으로 사용되는 면역은 후전면역을 의미한다. 획득면역이라고 할 수 있는 후천면역은 림프조직을 중심으로 림프구들의 활약으로 정리할 수 있으며 B림프구가 항원을 인지 한 후 분화되어 항체를 분비하고 주로 감염된 세균을 제거하는 기능인 체액성면역과 흉선에서 유래한 T림프구가 항원을 인지하여 림포카인(lymphokine)을 분비하거나 직접 감염된 세포를 죽이는 역할을 말하는 세포면역으로 설명된다. 획득면역은 병원체나 독소를 면역원으로 하여 예방접종을 통해 얻을 수 있으며 이를 인공면역이라고 한다.

면역체계의 이상으로 나타나는 대표적인 현상은 자가면역증(autoimmunity)과 소위 에이즈(AIDS)라고 부르는 후천성면역결핍증이다. 자가면역증상은 정상세포가 정상세포를 공격하는 현상으로 자신의 단백질이나 조직을 이물질로 간주하여 대항하는 현상으로 이는 세포간의 교통오류에 의한 것이다. 세포에는 세포 간에 서로 통신을 담당하는 안테나와 같은 부분이 있으며 이곳에 관련된 당분효소가 부족하면 세포간의 통신이 잘 이루어지지 않아 자가면역증(auto immunity)이 나타난다는 것이다. 대부분의 난치성질병에 속하는 암과 당뇨병, 관절염, 천식, 신장염, 홍반성 루프스 , 여러 가지 호르몬 이상 증상, 정신분열증 등이 이에 속한다. 이는 항원의 세포표면이 자신의 세포와 비슷하여 항원을 인식하지 못하는 것으로 보고 있다. 미국의 영양면역학자 자우페이 첸 박사는 **“우리 인간의 질병원 중 99%이상이 면역체계의 기능저하에 기인 한다”**고 하였다. 현대의학은 질병의 치료를 면역기능향상보다는 병원균을 없애고 질병의 증상만을 없애려고 화학물질을 사용하는 등 극단적인 방법을 사용하고 있다. 하지만 화학물질과 항생제 남용은 우리 몸의 면역체계를 약화시키고 이들 약물에 내성이 생긴 새로운 병원균의 출현이 당연한 현상으로 나타나게 되었다. 이러한 사실은 현재 대증요법보다는 원인요법이 더 중요하며 인체의 면역력과 항상성, 자생력을 높이는 것이 최선이라는 인식이 공감대를 형성하고 있는 이유이기도 하다.

Chapter 01

Part 07

치유세포와 효소의 생명현상

『세포분열은 효소(酵素)로 이뤄지며 생명유지를 위해서 효소는 우리 몸의 각 조직에 필요로 하는 영양소를 만들고 공급 및 조절 기능을 하는 동시에 노폐물을 몸 밖으로 내보내는 모든 생화학반응을 조절한다. 따라서 효소는 건강의 근원이며 효소가 부족하면 자연치유력이 약화되므로 양질의 효소를 섭취하는 것의 중요성은 아무리 강조해도 지나치지 않는다.』

1. 효소의 기능

효소(酵素)란 동식물, 미생물의 생물세포에서 생성되고 촉매작용을 하여 세포조직에서 분리되어도 작용을 잃지 않는 고분자의 유기화합물이며 생체촉매이다. 우리민족은 전통적으로 우수한 발효식품을 개발하여 건강한 식생활을 유지해왔으며 암을 예방 치료한다는 청국장이나 중증급성호흡기질환 사스(SARS)를 막아준다는 김치는 대표적인 효소(酵素)식품이다. 생활 속에서 쉽게 접하는 효소라는 말은 세탁기에 넣는 세제가 그중에 하나이며 세제의 겉봉투에 효소첨가라고 써 있는 것이 있다. 이것은 효소에 의해 어떤 때도 쉽게 잘 빠지게 한다는 것이다.

소화가 안 될 때 먹는 소화제에도 역시 효소가 들어 있다. 여기서 강조하고자 하는 사실은, 효소는 음식과 세제나 약에 들어가서 인간에게 도움을 주고 있으나 원래는 생물의 몸속에 있으면서 생명활동을 유지해 나가는 존재라는 점이다. 우리가 먹은 음식물의 소화흡수에는 효소가 깊게 관여하고 있다. 음식물은 입안에서 위, 그리고 장으로 보내지며 효소에 의해 소화된다. 음식물을 섭취하여 자기의 것으로 하는 제 1단계가 소화와 흡수다. 소화란 여러 가지 영양소를 체내에 흡수하기 쉽도록, 또는 재이용하기 쉬운 형태로 변화시키는 것이다. 바꾸어 말하면 단백질, 다당, 지방 등의 복잡하고 거대한 영양물질을 작고 간단한 구성단위로 가수분해하는 것이다. 쇠고기를 먹었을 경우, 소화되지 않으면 그것은 어디까지나 소의 단백질이지 사람의 단백질이 될 수 없으며, 소의 단백질 그대로는 절대로 흡수될 수 없다. 그러나 이것이 20여종의 아미노산으로 가수분해 되면 흡수되어 비로소 자기 것으로 되면, 이것을 재료로 하여 사람의 단백질을 형성할 수 있다. 당류나 지질의 경우에도 기본적으로 똑같은 과정이 행해진다. 핵산은 영양물질로서는 중요하지 않지만 역시 비슷한 과정으로 소화되어 이용된다. 소화, 즉 가수분해는 주로 위와 장에서 소화효소에 의하여 행하여진다. 소화효소는 각각의 영양물질에 따라 전문적인 효소가 존재한다. 즉, 단백질 분해효소, 당 분해효소, 지방 분해효소, 핵산 분해효소 등이 있다. 이같은 효소 중에는 고분자인 영양물질(단백질이나 다당 등)의 한쪽 끝에서부터 한 개씩 구성단위를 제거하는 효소, 또는 2개씩 제거하는 효소, 또 이들 효소와는 대조적으로 분자의 내부결합을 절단하여 단편으로 하는 효소 등, 다양한 개성을 가진 효소가 존재한다.

이와 같은 특이적 가수분해 능력을 생화학 연구에 이용하여 생체 고분자의 구조결정을 할 수도 있다. 효소는 소화흡수, 분해배출, 항균, 항염, 해독, 살균, 혈액정화, 세포부할 등등의 수없이 많은 기능으로 인체를 건강을 지켜주고 있다.

2. 효소의 생명현상

효소(酵素)는 우리가 생명을 유지하기 위해 매일 먹는 음식물을 몸 안에서 각 조직에 필요로 하는 영양소를 만들어 공급한다. 단백질의 소화는 먼저 위에서 시작되며 음식물이 위에 들어오면 위벽으로부터 단백질 분해 효소로 불활성 전구체인 펩시노겐(Pepsinogen)과 염산이 분비된다. Pepsinogen은 낮은 pH에서는 분자의 일부가 떨어져 나와 활성형 Pepin

으로 변한다. Pepin은 pH2 정도의 산성환경하에서 가장 작용이 강하다. 위의 pH가 낮은 것은 이 이외에도 이유가 있다. 단백질이 완전한 입체구조를 취하고 있을 때는 단백질 분해효소의 작용을 하기 어렵다. 낮은 pH단백질은 변성되고, 입체구조가 개어져 무질서한 모습이 되기 때문에 Pepsin에 의해서 분해 되기 쉽다. Pepsin은 단백질을 아미노산으로 분해하지 못하고, 어느 정도 크기의 올리고펩티드(Oligopeptide)의 단편으로 분해하는 임무를 띄고 있다.

음식물은 십이지장에서 췌액과 섞어 소장에 도달하여 잘게 분해한다. 췌액에 함유된 Trypsin, Chymotrypsin, Elastase, Carboxypeptidase등의 효소가 각각의 특이성에 따라 정해진 방법으로 Peptide결합을 가수분해 한다. Trypsin, Chymotrypsin, Elastase는 분자 내부의 결합을 절단하는 효소이지만, 각각 염기성 아미노산, 방향족 아미노산, Alanine과 같은 작은 곁사슬을 가진 아미노산의 Carboxu;쪽을 전달한다. Carboxypeptidase는 C말단으로부터 1개씩 아미노산을 절단한다. 이들 효소는 중성 pH가 아니면 작용하지 않기 때문에 위액의 염산은 췌액증의 탄산수소나트륨으로 중화된다.

소장에는 N말단에서부터 1개씩 아미노산을 절단하는 Aminopeptidase도 존재한다. 이렇게 하여 단백질은 구성단위인 아미노산 또는 작은 Peptide의 가수분해가 일어난다. 그리고 이들 분해물은 소장 내벽에 있는 '돌기'라는 기관에서 흡수된다. 즉, 효소(酵素)가 작용하지 않으면 음식물은 소화되지 않고 영양이 되지 않는다. 그러나 음식물의 소화는 효소가 하는 일 중의 극히 일부분에 지나지 않는다. 예로서 음식을 소화하여 얻은 영양분으로 필요한 에너지의 합성 또는 몸의 구성 재료는 만드는 것도 효소(酵素)의 일이다.

ATP와 TCA사이클

인체 내에서 인간사회의 돈과 같은 중요한 존재는 바로 'ATP'라는 물질이다. 손이나 발을 움직이고, 생각하는 데도, 몸의 재료가 되는 물질을 만드는 데도 에너지가 필요하다. 몸속에서 ATP를 만들어 내는 주요수단은 두 가지로서 'Pyruvicacid'라는 시스템과 'TCA 사이클' 이라는 시스템이 있다. 양쪽 모두 기본적으로 음식물에서 얻은 글루코오스를 처리하여 ATP를 만드는 것으로 물론 모두 효소무리의 작용에 의한다. 해당계는 글루코오스를 더 간단한 락트산(Lactic acid)이라는 물질로 바꾸는 시스템으로, 이 과정에서 글루코오스 분자가 가진 에너지를 이용하여 ATP를 생산한다.

3. 효소와 질병과의 관계

혈액 속에는 많은 효소(酵素)가 존재한다. 그 중에는 혈액에만 존재하는 것도 있으나 여러 장기에서 나오는 것도 있다. 그중에는 장기가 분비한 것도 있지만 장기 조직이 파괴되어 나오는 것도 있다. 혈액에 효소가 이상 증가하였을 때는 어느 장기인가가 손상되어 분비 이상이 일어났다는 전신호이다. 어떤 효소가 특정 장기에만 존재한다면, 그 장기의 이상을 체크하기에 매우 편리하며, 또 혈액 속의 특정 효소의 레벨과 특정 장기의 진단에 사용할 수 있다. 따라서 혈액에 존재하는 각종효소의 활성을 측정함으로써 질병을 진단할 수 있다. 그 대표적인 예로서는 GOT, 글루타민산-옥살로 아세트산 트란스아미나아제(glutamoc- oxalo acetic transaminase)라는 효소이다. 이것은 간세포 속에 함유되어 있는 효소이며, 간장세포가 파괴되거나 간세포의 세포막 투과성이 높아지면 혈액 속에 유출하여 증가하는 효소이다. 이 값이 높아지면 만성간염, 알코올성간염, 간경변 등의 만성화한 간장 장해가 있는 것으로 간주된다.

- **GPT**라는 효소는 글루탐산-피부르산 트란스아미나아제(glutamic-py ruvictransaminase)라는 효소이며 역시 간세포 속에 함유되어 있는 효소이다. 이 효소의 혈액에서의 활성을 조사함으로써 급성간염 혹은 만성간염, 간경변 등을 진단할 수 있다.
- **LDH**-젖산 탈수소효소(lactate dehydrogenase)의 약어-라는 효소도 자주 조사된다. 이것은 주로 심장, 신장, 간장, 폐, 혈액세포, 골격은 등에 함유되어 있다. 간장에 질환이 있으면 GOT, GPT 등의 검사와 병행하여 이것이 진단된다. 또한 심근경색이나 폐질환이 있거나 백혈병, 악성빈혈, 간염, 악성종양일 때에도 이것이 증가함으로 LDH 측정은 다양한 질병의 진단에 반드시 실시하게 되는 검사의 하나이다.
- **APL**은 알칼리 포스파타아제(alkaline phosphatase)라는 효소의 약어인데, 간장 내에서 생성되어 담즙속으로 유출된다. 이 효소의 활성이 높아지면 담석이나 담관의 질병일 가능성이 있으며 경우에 따라서는 악성종양(암)의 간장으로의 전이나, 간암일 때도 상승한다는 것이 알려져 있다.
- **r-GTP**는 r-글루타민 트란스펩티다아제(r-glutamyl transpepidase)라는 효소의 이름으로 신장, 췌장, 간장, 소장, 비만 등에 포함되어 있다. 이 효소의 활성치가 높아지면 간장, 담도, 췌장 등에 질병이 생길 가능성이 있다. 이 효소는 알코올 중독인 사람과 그렇지 않은 사람사이에 명확한

차이가 나타나므로 그러한 검사에도 사용할 수가 있다.

- **CHE**는 콜린 에스테라아제(choline esterase)라는 효소의 약어이며 간장에서 생성되어 혈액 속으로 분비되는 효소이다. 간세포가 장해를 받으면 이 값이 저하한다. 간경변, 간장암 등으로 특히 저하하는 성질이 있다. 또한 아밀라아제라는 효소는 녹말을 분해하는 효소이며 췌장과 타액선에서 생성된다. 이 효소의 값이 상승하면 췌장염이나 췌장암, 담석, 담낭염, 만성신부전 등의 질병에 걸릴 가능성이 있다.
- **CPK**(CK)라고 불리는 효소는 크레아틴 키나아제(creatine kinase)란 효소이다. 이것은 골격근이나 심근 등의 근육에 있는 효소로 이 값이 증가하면 근육장해가 생겼다는 것을 의미한다. 또한 지질의 성분으로서 LDL(low-densityh lipoprotein 저비중 리포단백질)과 HDL (high-densityh lipoprotein 고비중 리포단백질)의 2가지 측정이 이루어진다.

4. 당분효소와 자가면역질환

미국의 MIT대학에서 발간한 저널에는 21세기를 변화시킬 10가지 신기술에 글리코 사이언스(Glico Science)를 포함시키고 있다.[83] 당분 효소(酵素)와 당단백질의 신호체계에 대한 연구가 질병치유에 엄청난 성과를 가져오고 있다는 사실에 주목 할 필요가 있다. 당(糖)영양학은 20세기 후반에만 이 분야에서 노벨의학상이 네 번이나 수상하기도 하였다.[84] 당분효소 뿐만 아니라 핵산 분해효소 단백질 분해효소, 지방 분해효소 등 3000여 가지의 각종 효소의 인체 내의 기능은 생명활동을 유지하는 생명 그 자체라고 할 수 있다.

83) Techncal Reaview, 2003 2월호 특집 Ten emerging thechnologies, MIT대학,
84) 글리코사이언스, 매나테크자료, 2006 02/03, 3p

자가면역증상과 세포

현대인의 암, 당뇨, 천식, 관절염등 대부분의 자가면역증상은 세포의 교통오류에 의해 정상세포가 정상세포를 공격하여 나타나게 되는데 이러한 세포간의 통신을 담당하는 것이 당분효소(糖分酵素)이며 이를 적절하게 공급함으로써 인체의 면역계를 활성화시키고 자연치유력을 높여 질병이 치유되는 것이다. 세포분열은 효소(酵素)로 이뤄지며 생명유지를 위해서 효소는 우리 몸의 각 조직에 필요로 영양소를 만들고 공급 및 조절 기능을 하는 동시에 노폐물을 몸 밖으로 내보내는 모든 생화학반응을 조절한다. 우리가 생명을 이어가려면 에너지가 필요하고 효소는 신체내의 역할에 따라 적합하도록 만들어져 생체 내에서 일어나는 모든 화학반응을 촉매한다.

<효소(酵素)가 작용하지 않으면 음식물의 소화는 물론 필요한 에너지의 합성과 신체내의 모든 구성요소를 만들고 세포가 면역체계가 적절하게 활동할 수 가 없으며, 효소가 부족하면 모든 신체조직의 기능이 저하되고 세포간의 교통오류가 발생하여 대부분의 자가면역증상 및 각종질병들을 유발하게 된다. 따라서 효소(酵素)는 건강의 근원이며 효소가 부족하면 자연치유력이 약화되므로 양질의 효소를 섭취하는 것의 중요성은 아무리 강조해도 지나치지 않다.>

Chapter 01

Part 08

반사학(Reflexology)

『 특정한 부위를 자극하면 체내의 다른 부위에 반사반응을 일으킨다는 전제하에, 마사지나 지압술 또는 열 자극을 가함으로써 그 국소뿐만 아니라 전신의 건강까지도 증진시킨다는 이론이 반사학이며 이를 바탕으로 하는 치유수단이 반사요법이다. 발 반사학을 이용한 발반사요법을 비롯하여 각종 마사지요법이나 수지침 이(耳)침 설(舌)침 등 각종 침요법과 뜸요법, 테이핑요법 등 다양한 자연치유요법이 존재한다.』

1. 반사학의 개념

인체의 특정한 부위에는 외부자극에 특별히 예민하고 그 부위를 자극하면 체내의 다른 부위에 반사반응을 일으킨다는 전제하에, 마사지나 지압술 또는 열 자극을 가함으로써 그 국소뿐만 아니라 전신의 건강까지도 증진시킨다는 이론을 바탕으로 하는 이론이 반사학이며 이를 바탕으로 하는 치유수단이 반사요법이다.

반사학은 인체 내에 존재하는 지구반사대 라는 것을 이용하는 것으로 동서고금을 통하여 이미 오래전부터 각종 반사요법이 이용되어왔으며 각종 마사지요법이나 수지침 이(耳)침 설(舌)침 안(眼)침 등 각종 침요법과 뜸요법, 테이핑요법 등 다양한 자연치유요법이 존재한다. 국내에서 발전된 수지침법이나 발 반사요법[foot reflexology]은 가장 현재 많이 사용되고 있는 대표적인 반사요법의 응용사례이다. 반사요법(反射療法)을 수행할 때, 반사구의 올바른 위치는 시술의 성패를 좌우할 만큼 중요하다. 반사요법은 반사점의 구조위에 사람의 전체를 오버랩 시켜 생각하는 것이 필요하다. 이런 방식은 반사구를 쉽게 이해할 수 있을 뿐 아니라 활용하기 쉬운 장점과 그 정확성으로 인해 널리 알려져 있으며, 해부학적 지식이 없는 초보자도 반사요법에 쉽게 접근할 수 있으며 이것을 실생활에서 건강증진의 목적으로도 널리 활용된다.

2. 반사요법의 유래와 활용

중국에서는 5000년 전부터 반사요법이 이용되어 왔으며, 고대 이집트의 프레스코 벽화에도 발마사지 등 반사요법에 관련된 장면이 그림으로 묘사되어 있다[85]. 고대 인도에서도 유사한 기법이 사용되었다고 전해지며 후대에는 아메리칸 인디언들이 이 기법을 이용했다고 한다. 서구에서는 20세기 초 미국의 내과의사 윌리엄 피츠제럴드(William Fitzgerald)박사가 머리에서 손가락 끝 그리고 발가락까지 통하는 10개의 연결지대의 존재를 발견한 데서 현대 반사학의 기본개념이 정립되었다.

반사점의 배열

반사점들은 손과 발에서 인체지도를 형성하는 방식으로 배열되어 있는데 왼발은 몸의 오른편과 관련이 있고 오른발은 그 반대이다. 치료 시 전문 반사학자들은 단지 자신의 손과 발을 사용하며, 고통이나 해를 줄 수 있는 마사지 도구는 가급적 사용하지 않는다. 전체적인 기법은 특수훈련을 실시하는 각종 연수와 세미나 등을 통해서만 교육 받을 수 있지만, 일부는 주의해서 행한다면 초보자라도 매우 안전하게 행할 수 있으며 가장 안전한 자연요법중의 하나로 부작용과 위험성이 적다. 반사요법의 효과는 이완상태를 유도하는 것뿐만 아니라 임파선과 혈액순환을 원활하게 하여, 등의 통증. 편두통. 피로회복. 월경 전 증후군. 소화불량에 이르기까지 광범위한 질병에 효과가 있다. 반사요법이 질병을 치료하는 직접적인 기술이라고 판단해서는 안 되지만 잠들어 있는 치유계를 깨어나게 하는 신이 우리에게 주신 능력이라고 볼 수 있다. 반사요법은 어느 누구나 어떠한 분야에

85) 정현모, 발관리학, 일진사, 2007, 21p

서든 활용하고 사용할 수 있다. 반사요법은 신체 안의 열 가지 에너지 구역(zone)에 근거를 둔다. 이러한 구역들은 신체의 근본인 발로부터 머리끝까지 오르면서 세로로 존재한다. 이 에너지 구분(division)은 19세기 후반, 미국의 이비인후과 전문의인 윌리엄 피츠제럴드는 신체의 다른 부분에 압력을 가하여 환자 신체의 어느 한 부분의 통증을 덜어줄 수 있다는 것을 알아내었다. 그는 자신의 테크닉을 발전시켜, 각 손가락 중간부위에 고무줄을 대고 각각의 손가락 끝에 금속을 붙이면 팔, 목의 측면, 눈, 귀와 얼굴 등에 국부 마취 적 효과가 나타난다는 것을 알아냈다. 1880년대, 닥터 피츠제럴드가 의술활동을 했을 당시에는 마취법은 매우 미숙한 단계였음을 기억할 필요가 있다. 클로로포름 마스크가 마취제로 쓰여 졌고 수술결과 보다는 마취 때문에 더 많은 환자들이 희생되었다.

열 가지 에너지 구역

두통이나 위경련이 왔을 때 본능적으로 우리는 대체적으로 그 통증을 완화시키고자 아픈 부위에 손을 댄다. 이것은 매우 기초적인 본능으로 우리 모두는 통증을 경감시키기 위해 압력을 사용한다. 신체내의 열 가지 구역들은 다섯 쌍으로, 1-5번으로 번호 붙여 각 신체 부위에 배열된다. 구역 1은 양쪽 엄지손가락을 통과하고, 신체중심의 안쪽, 다리 전면의 안쪽, 팔의 안쪽, 신체내부 그리고 척추(spinal column)부위를 지난다. 이 부분들에서의 에너지 흐름의 손상은 이 구역 안에 있는 기관과 기능에 영향을 미칠 수 있다. 우리 신체의 중요한 부분들-코, 입, 인후, 척추와 생식기관들이 이 구역에 속해 있기 때문에-구역 1은 사람의 발에서 가장 민감하다. 단순히 발의 척추 반사점들을 작용시켜 좋지 않은 신체의 여러 현상들을 경감시킬 수 있다. 이것은 척추부위에서 뻗어 나오는 신경들이 전 신체의 기능을 자극하기 때문이다. 구역2는 집게손가락에서 두 번째 발가락 부위이고 이것은 또한 신체를 열가지 구역으로 나눈 것의 일부이다. 신체를 에너지 채널 또는 경락으로 나누는 방법은 지압과 침술의 원리와 비슷하다. 반사요법이 전해졌을 때만 해도 경락 그 자체뿐만 아니라 경혈이 무엇인지, 몇 개인지는 중요시되지 않았다. 그 대신에 각 신체 부위와 기관들이 발바닥과 발가락들 그리고 손바닥과 손가락들에 반영되는 것을 보여주는 신체지도가 강조되었다. 반사요법이 지압이나 다른 경락을 기초로 하는 치료요법들과 다른 중요한 점은 발과 손에 있는 반사점들을 이완시키는데 쓰이는 엄지손가락과 손가락 테크닉에 있다.

전기지도(electrical mapping)

일본의 히로시 모토야마(Hiroshi Motoyama)는 구역들과 지압경락을 연구하고, 또한 손가락과 발가락에 있는 경락의 끝 지점들을 전기적으로 지도화 했다. 모토야마는 결과를 얻기 위해, 경락의 끝 지점에서 전기적인 충격의 변화를 측정함으로써 에너지 차단을 감지할 수 있는 기계를 고안해 낸 결과 신체에 어떤 현상이 나타나기 전에 질병을 진단할 수 있게 되었다. 이 방법은 반사요법 실행자가 몸의 다른 기능과 기관들에 상응하는 손과 발에 있는 긴장되고 알맹이 같은 경락의 끝 지점을 분리시키는 방법과 비슷하다.

모토야마의 업적은 다른 치료사들이 수세기 동안 알아온 것을 증명한 것이다. 경혈이 막혔을 때 에너지 흐름은 감소하거나 넘쳐흐르고 따라서 울혈이 그 지점에 생긴다. 시간이 지나면 이 울혈은 신체적으로 그 부위나 기관에 질병으로 표명될지도 모른다. 반면에 만약 그 막혔던 곳이 반사요법에 의해서 제거되고 신체 정상기능과 균형이 회복된다면, 자가치유과정은 시작되고 증상과 통증은 사라질 것이다. 대다수의 대체의학의 치료기술들은 막혔던 에너지 흐름을 풀어놓음으로써 치료과정을 가져오는 간단한 원리를 기초로 한다. 아마 좀 더 많은 연구들이 시행된다면 기존의 메디컬의학은 대체의학 치료자들이 이미 알았던 것을 발견할 수 있을 것이다.

손과 발의 안내선

반사요법을 이해하기 위해서는 아래 도해에 구별된 손과 발의 안내선을 연구하는 게 필수적이다. 이러한 선들은 단순히 손과 발을 넓은 구획으로 나누고 그렇게 함으로써 우리는 간접적으로 신체를 각 영역별로 나눈다. 반사요법에서 발은 특히, 절대적으로 신체를 반영한다는 것을 명심해야한다. 발에서의 횡격막선은 중족골(metatarsal bone)바로 아래에 있다. 이것은 쉽게 찾을 수 있는데, 이 선 위의 피부색깔이 선 아래보다 진하기 때문이다. 반면에 손에서의 횡격막선은 집게손가락 접경으로부터 밑으로 2.5cm 정도 아래에 있다.

발에서 허리선(waist line)은 발 중앙에 위치한다. 이 선은 집게손가락으로 발 바깥쪽을 따라 작은 돌출된 뼈-중족절흔(metatarsal notch)-가 만져질 때까지 내려가면 알아낼 수 있다. 이 절흔으로 부터 발을 가로질러 선을 그려라. 이것은 당신이 반사요법을 행할(work on)사람의 허리 부분을 가리킨다. 만약 허리가 긴 사람이라면 절흔은 발에서 더 아래 부분에 있고, 허리선이 높은 부위에 있다면 절흔은 발에서 더 위에 있다. 손에서는 엄지손가락이 손과 연결되는 곳에서 허리선을 찾는다. 발에서의 골반선은 발뒤꿈치 기저부(base)에 위치한다. 집게손가락을 복사뼈의 안쪽과 바깥쪽에 두고 그 사이에 선을 그으면 찾을 수 있다. 손에서의 골반선은 엄지손가락의 부드럽고 통통한 부위에서 시작하여 손목에서 약 2.5cm 아래쪽에 위치한다. 발에서의 인대선은 엄지발가락을 뒤로 당겨 엄지발가락과 두 번째 발가락 사이 고랑에서 단단하고 탄력 있는 수직인대가 만져지는 곳에서 찾을 수 있다. 손에서의 인대선은 두 번째와 세 번째 손가락 사이에 있다. 2차선으로 언급되는 어깨선은 발에만 존재하고 발가락 기저부의 바로 아래에 위치한다.

발은 신체의 반영

오른쪽에 보여 지는 발 차트를 공부하면, 발이 얼마나 정확히 신체를 반영하는지 매우 명백해 지며 이는 직접 발의 안내선 도표에 친숙해 질 기회가 있었다면 한층 더욱 명백해 진다. 오른쪽 발은 신체의 오른편을, 왼쪽 발은 신체의 왼편을 지배하고 두 발을 서로 가까이하면 신체의 완전한 윤곽이 그려진다. 엄지발가락은 머리를, 발의 옆면은 신체의 외부-예를 들어 어깨, 무릎, 둔부를 반영한다.

발의 어떤 외부 상태는 매우 중요시될 수도 있다. 가령 건막류(burnion), 즉 엄지발가락 안쪽에 생긴 염증은 종종 목의 건강상태를 반영하고, 목 반사점들의 민감도는, 말하자면, 오른쪽 발이 그렇다면 오른쪽 발에 있는 건막류와 관계있다. 어깨 반사점들과 병행하여 발 옆면에 생긴 딱딱한 피부는 종종 어깨의 건강상태를 나타낸다. 만약 티눈, 못 박힌 곳이나 딱딱한 피부가 있어서 이러한 부분들을 제외한다면 완벽한 반사 요법 세션을 시행하기 어려우며, 또한 발 치료를 잘해 주려고 했던 사람들을 격려하기도 힘들어진다. 발의 통증이 얼굴에 반영된다는 것은 익히 알려진 사실이다.

3. 반사요법의 자연치유계 활성작용

자연치유계의 개념은 보편적인 면역체계보다 더 상위에 위치한다. 자연치유계는 어떠한 생물적 개체이든지 간에 모두 존재하며 작동한다. 건강은 치유계에 의해서 유지된다. 만일 어떠한 이유에 의해서 상호적인 보완성이 타격을 받았을 때 치유계는 그 균형을 바로잡기 위해서 나서게 된다. 결국 질병이란 이때의 항상성(恒常性)능력이 불균형을 일으킨 힘 또는 그 힘을 둘러 싼 정황에 부딪히는 능력이 미치지 못 할 때 치료를 요하는 상태가 되는 것이다. 즉 치유계가 피로와 활동에 지쳐 멈추어 있거나 위축, 잠들어 있을 때를 질병의 상태로 보는 것이며 자연치유력이란 인체의 항상성이자 면역력, 회복력, 복원력이다. 우리가 의식하는 건강이란 치유계의 이상이 없다는 의미이며 반사요법 혹은 마사지, 요가, 명상, 아로마테라피 등 어떠한 방법에 의해서든 지쳐 잠든 치유계를 깨어있게 하거나 부활시킬 있다면 중요한 의미를 지니게 된다.

손의 터칭(touching)이 주는 커다란 치료적 장점들은 부인 될 수 없으며 터칭은 우리가 가진 가장 기본적인 대화 수단이다. 그것은 친밀하며 정말로 대적 할 것이 없는 일대일적인 대화 수단이다. 예를 들어 엄마와 신생아 사이에서 발견되는 포근함은 주로 손에 의한 터칭에 의해 가장 잘 표현된다. 엄마 손으로 이루어지는 마사지는 세상에서 가장 아름다운 치유행위라고도 한다. 긴장과 스트레스는 나이에 상관없이 초감각적인 손가락 끝의 신경에 의해 감지 될 수 있고 부드럽게 다루어 사라진다. 가장 극적인 효과를 보기 위해서 반사 요법은 우리 존재의 가장 근본인 발에 언제나 적용시켜야 한다. 이것은 수행하는 사람과 받는 사람이 필요로 한다는 의미이며, 하지만 응급 치료로 자신의 손에 반사 요법 테크닉을 적용 시킬 수 있다. 그러나 이러한 자가 요법이 완전한 자가 요법 세션을 받았을 때와 똑 같은 정도의 효과를 얻을 것이라고 기대해서는 안 되며 여기에는 치유기라든지 몇 가지의 이론이 존재한다.

4. 발 반사요법

발 반사요법은 전통의학의 하나로써 약물을 사용하지 않고 생체내 기관에 자극(Impulse)를 주어 기능을 정상으로 회복시켜 주는 보완대체요법이다. 중국에서는 5천년의 역사를 가지고 있으나 과학적 이론과 임상이 정립된 것은 1925년 미국의 의학자였던 윌리엄 피제럴드(William. H. F. Fizgerald /1872~1942))에 의해서였다. 근래에는 이비인후과 치료에도 반사요법을 도입하면서 인체의 반사대를 좌 우 5구역씩 전체 10구역으로 나누었으며 임상요법을 통해 구역치료법을 발표하였다.

발 반사요법은 1930년 유니스 잉햄(1879~1974)에 의해 발에 인체의 장기와 기관이 투영된 반사지도가 완성되면서 비로 서 대중화되기 시작하였으며, 오늘날 발 반사요법이 각 분야에서 각광받는 토대가 되었다.

누구나 반사요법을 받으면 정신적 긴장이 풀어지면서 편안해지는 것을 느낄 수 있으며 많은 치유효과를 경험할 수 있다.중국 춘추전국시대 때의 황제내경에는 발에 존재하는 대돈(大敦), 행간(行間),용천(湧泉),연곡(然谷) 등의 혈(穴)을 질병에 과학적 방법으로 대응시켜왔음을 밝히고 있다. 중국은 전통적인 중의 침구학, 경락학을 현대의학과 조화시켜, 오늘날

까지 발전시켜 왔다. 일본의 족심도(足心道), 우리나라의 오약석 발반사요법, 영국의 발 반사학, 미국의 구역요법 등은 오랜 전통과 역사를 통해 안전한 민간요법으로 계승 발전되어온 수기술이다.

발 반사에 대한 이론

발의 건강에 미치는 영향은 아주 지대하며, 예를 들어 순환장애나 잘못된 자세, 요통, 두통, 등은 다리가 피곤하고 힘들거나 하는 것은 발목에 이상이 생겨서 나타나는 병이다. 잘 맞지 않는 신발, 잘못된 보행습관, 무리한 발레, 육상, 축구 등으로 발은 항상 고달프다. 이러한 이유로 티눈, 건막류, 굳은살, 각질이 일어나고 발 관절 이상이 일어나 발을 변형시키는 등의 문제에 시달리게 된다. 발의 형태가 비정상적으로 변형되면 반사점과 경락, 에너지의 순환경로에 울혈이 생겨 다른 인체기관에 나쁜 경과를 가져오게 한다. 발 반사이론은 신경학적으로 신경을 매개로한 감각과 운동 및 자율신경의 메커니즘에 관련되며, 반사(reflextion)란 신체의 전체적 구조가 인체의 일부분에 반사 투영된 것을 축소하여 관찰하는 것을 의미한다. 영국의 신경생리학자인 C.S 세링턴 박사는 생리학적 현상을 임펄즈가 반사점을 떠나 전도 도달됨으로써 일어나는 반응이라고 정의하였다(1910).

[**자극-> 임펄즈(Impulse)-> 전도/반사-> 도달-> 작용**]

영어에서 반사의 뜻인 Reflexus를 맨 처음 사용한 것은 T. 윌리스(영)의 [뇌의 해부학(1664)]이었다. 1883년 M. 홀(영)은 뇌척수를 끊어버린 개구리의 실험을 통해 굴곡반사를 밝혀냈고 대뇌에 관여없이 일어나는 무조건적인 반사이론을 정립하였다. 이후 러시아의 의학자 이반 파블로프(1849~1936)는 대뇌 반사학을 연구하면서 조건반사 이론을 밝혔는데 그의 조건반사 이론은 자극은 반드시 반응을 일으킨다는 연관관계에서 비롯된다. 1898년 영국의 런던시장이었던 헨리 경(Sir. Henry)은 피부표면이 신경과 연관되어 있다는 것을 연구하면서 질병에 걸렸을 때는 상응 반사점이 과민반응을 일으킨다는 학술을 정립하여 현대 반사요법의 기초를 마련하는데 크게 기여하였다.[86)]

86) 반사에 관한 이론은 고대로부터 여러 가지 다양한 형태로 형성되어 활용되어 왔으며 중국의학에서 각종 기관과 장부의 경락의 상태를 안색이나 혀, 진맥 등을 통해 환자의 상태를 살펴온 것도 반사이론에 근거한 것이라고 할 수 있다. 신체의 일정한 국소가 인체의 전체를 반영하는 것으로 국소적으로 나타난 현상을 판단하여 이에 상응한 진단을 내리고 그 곳을 통해 치료를 행하여 왔다. 발 반사이론은 바로 이러한 인체의 전체적인 상태가 일정한 국소에 투영된다는 것을 반영한 이론체계이다.

발의 구조와 반사요법의 시술

발의 구조를 손의 뼈와 비교하면 비슷한 부분이 많으며 뼈의 구조가 인체에서 가장 복잡하게 구성되어 있으며 그 숫자도 가장 많다. 손의 지골은 발의 지골(발가락)에 비해 가늘고 길며, 발의 지골은 손의 지골(손가락)에 비해 짧고 굵은 것이 특징이다. 발의 뼈는 양 쪽이 각 26개씩의 작은 뼈와 아주 작은 2개의 종자골, 114개의 인대, 20개의 근육으로 이루어진다. 양 쪽 발 뼈 56개와 양 쪽 손뼈 54개를 합치면 우리 몸에 있는 뼈의 절반을 차지하고 있음에 유의 할 필요가 있다. 최고의 조화를 이루는 정교한 구조의 바탕에는 두 개의 중요한 축이 있는데, 하나는 발꿈치에서 엄지발가락으로 이어진 내측 축과 다른 하나는 발꿈치에서 새끼발가락으로 이어지는 외측 축이다. 엄지발가락에는 2개의 지골이 있고, 나머지 발가락에는 지골이 3개씩 있다. 이 발가락뼈는 인대에 의해 중족골로 연결되어 있는데 제 1중족골은 그 중 제일 큰 뼈이다. 중족골과 중족골 간의 간격은 발반사요법에서 중요한 부위로 활용되고 있다. 발의 한 가운데 중심부분에는 세 개의 설상골이 긴 중족골 뼈들과 연결되어 체중을 지탱하고 몸의 중심을 잡는 역할을 맡는다. 지골부터 중족골까지 직렬, 병렬하고 있는 발의 뼈는 설상골과 입방골과 연결되고 이는 다시 거골 및 종골과 단단히 결합된다. 반사요법(反射療法)을 수행할 때, 반사구의 올바른 위치는 시술의 성패를 좌우할 만큼 중요하다. 발 전체에 투영된 장기와 기관의 위치를 명확하게 파악하지 않으면 안 된다. 반사점의 구조위에 사람의 전체를 오버랩시켜 생각하는 것이다. 이 방식은 반사구를 쉽게 이해할 수 있을 뿐 아니라 활용하기 쉬운 장점과 그 정확성으로 인해 널리 알려져 있으며, 해부학적 지식이 없는 초보자도 반사요법에 쉽게 접근할 수 있다.

반사요법의 생식계 조절과 수정

반사요법은 남성과 여성 생식계에 관련된 호르몬 기능을 조절하는데 매우 성공적이라는 것이 증명되어 왔다. 반사요법은 예를 들어 생리기간 중 자궁과 난소를 정상화시키는데 있어 매우 직접적인 효과를 가지고 있다. 그리고 남성에게는 전립선과 고환의 건강한 기능을 유지하는데 효과가 있다. 남성과 여성의 생식계를 구성하는 기관의 근본적인 차이 때문에 다음의 정보는 두 부분으로 나누어진다. 비교할만하거나 동등한 기관들을 위한 대다수의 반사점들은 양성(both sex)에 공통적이다.

- 남성생식계는 두 개의 고환과 정관을 연결하는 수출관으로 구성되고, 이것은 차례로 전립선 중심에서 요도를 잇는다. 정낭(seminal vesicle)은 성숙한 정자를 저장하는 기관 구실을 한다. 전립선은 방광 밑의 요도 첫 부분 주위에 있고 그것의 분비는 정자활동을 유지하도록 돕는다. 남성 생식기관인 음경은 또한 오줌을 방광으로부터 몸 밖으로 배출하는 기능을 갖고 있다. 고환은

두 가지 기능을 가진다. 매일 5천만개의 정자세포를 생산하는 것과 남성 호르몬인 테스토스테론을 생산하는 것이다. 이 호르몬은 남성의 제 이차 성징을 책임진다. 이러한 성징들은 음모와 얼굴 모의 생장, 공격적인 행동, 근육 증대 그리고 저음 등을 포함한다.

- 여성생식계는 한 달에 한 번씩 성숙한 난자들을 생산 할 뿐만 아니라 여성 생식계는 수정된 난자들이 임신 말기의 성숙된 태아로 발전되기까지 영양을 제공하고 보호를 해야만 한다. 자궁은 방광 뒤쪽, 직장 앞, 질 위에 위치한다. 자궁은 골반 밑 부분과 옆에 부착된 여러 개의 근육과 인대에 의해 자리를 잡는다. 새 생명을 양육하는 이 작은 배 보양의 기관은 서로 뒤얽힌 근 섬유에 의해 보호된다. 자궁이 겪는 월주기 변화는 놀라운 만한 것이며, 각 변화는 난소에서 생산된 호르몬들에 의해 조절된다. 자궁은 세 개의 구멍을 가졌다. 두 개의 나팔관(각 난소로부터 1개씩 나오는) 이 자궁 윗부분으로 들어가고, 반면에 태아가 나오는 관인 자궁경부는 기저부에 위치한다. 난소에서 처음으로 성숙된 난자는 섬모로 덮인 상피조직에 의해 나팔관과 자궁으로 휩쓸려 내려간다. 이것은 문자 그대로 관 안쪽에 늘어선 세포 표면들로부터 돌출된, 근육 수축과 같은, 세밀한 섬모들의 리듬적인 진동이다. 때때로 "젊음의 호르몬"이라 일컬어지는 에스트로겐은 난소에서 생성된다. 여성의 생식기 동안 에스트로겐의 존재는 피부, 머리털, 내장기관-특히 심장-과 주요 동맥들을 건강하게 유지하는데 도움을 준다. 남성의 그것과는 달리 여성의 비뇨계는 전적으로 생식계와 분리되어 있다. 방광은 요도로 배설물을 비우고 또 요도는 질 앞으로 열려져있다.

난소와 월경 주기

- 난소는 두 가지 중요한 기능을 가진다. 난자의 생산과 성숙 그리고 에스트로겐과 프로게스테론의 분비, 보통 11세와 14세 사이의 사춘기에 성선들은 기능적으로 되고, 월경이 시작된다. 이차적 성징인 가슴의 확대, 치모의 성장, 엉덩이와 어깨 부위로의 지방 재분배 등이 명백해진다. 이러한 변화들은 뇌하수체의 여포자극호르몬(FSH)과 황체형성호르몬(LH)의 증가가 난소에 미치는 영향의 결과이다. 각 여성의 난소는 50에서 250,000의 난자들을 가지고 있다. 그러나 이들 중 약 500개만이 여성의 생식기 동안 성숙하고 완숙한다. 28일의 각 월경 주기 동안, 배란이 발생하고 난소 중의 하나가 단 세포인 난자를 방출 한다. 이 난자는 육안으로 볼 수 없고 나팔관으로 연결 된다. 만약 이 난자가 나팔관을 지나오는 5일간의 기간 동안 수정된다면 난자는 자국벽 안에 정착 된다. 만약 수정이 안 된다면 난자는 자궁의 충혈된 선을 따라 질로 쫓겨나고 신체 밖으로 버려진다. 월경의 각 단계는 호르몬 분비의 복잡한 연속에 의하여 조절된다. 불규

칙 월경이나 무 월경은 감정적인 불안정과 스트레스로 인한 호르몬 불균형의 결과 일 수 있다.

- 수정을 돕는 반사요법; 남성과 여성 두 생식계의 정확한 기능이 스트레스와 긴장에 민감하기 때문에, 반사요법은 굉장한 이점이 될 수 있다. 여성의 경우, 만약 스트레스 레벨이 너무 높아지면 생리는 완전히 멈출 수 있고, 남성도 비슷한 상황에서 발기를 유지하는 것이 불가능해 질 수 있다. 아이를 갖는데 어려움을 겪었던 많은 부부들이 광범위한 반사요법의 시행 후에 성공적으로 아이를 가지게 되었다고 보고하고 있다.

소화계(digestive system)와 반사요법

- 반사요법은 대다수의 흔한, 쇠약해진 소화계와 관련된 건강상태를 치료하는데 있어 특별히 성공적이라는 것이 판명되고 있다. 소화계의 기능 때문에 소화관은 우리가 성취하는 음식과 음료에 상당히 반응적이며, 스트레스에 민감한 사람들의 소화관은 자주 불편해 지기도 한다. 소화계는 입, 간, 담낭(gallbladder), 위, 췌장, 회결장판(ileocecal valve), 상행결장, 횡행결장, 하행결장, 소장과 S상결장으로 이루어진다. 위는 아래쪽 늑골선 수준에서 복부 안에 걸쳐 있다. 위는 음식을 저장하는 저장소와 같은 역할을 한다. 위가 비었을 때에는 공기 빠진 풍선과 같고, 꽉 채워졌을 때는 3천5백만개의 선에서 음식물이 소장의 첫 부분인 십이지장으로 넘어가는 것을 준비하기 위해 하루에 3.5리터의 위산(주로 염산)을 분비한다. 간은 신체에서 가장 큰 기관이며 성인의 경우 1.2에서 1.8kg의 무게가 나간다. 간은 늑골(rib)에 의해 보호되는 상복부 오른쪽에 있다. 간이 생성하는 중요한 물질 중의 하나는 담즙이고 이것은 담낭에 저장된다. 담즙염(bile salt)은 지방을 분해함으로써 음식지방과 지용성 비타민의 흡수를 돕는다. 췌장은 15cm정도의 길이이고 위의 뒤쪽 척추 앞에 위치하고 있다. 췌장은 두 가지 중요한 작용들을 수행한다. 세포의 연료가 되는 혈당과 신체의 혈당수준을 조절하는 인슐린을 생산한다. 장은 길고 유연한 관 모양의 정교한 음식분해 공장으로 생각 할 수 있다. 장의 기능은 위를 지나온 음식을 신체에 흡수하는 것이다. 장의 처음 부분은 소장이고 이것은 25cm 길이의 십이지장과2.4m 길이의 공장(jejunum), 그리고 3.6m 길이의 회장(ileum)으로 구성된다. 다음은 대장으로 소장보다는 넓지만 전부 해봐야 1.5m정도 밖에 안돼 상당히 짧다. 대장은 상행, 횡행, 하행과 S상결장으로 구분된다. 죽은 박테리아, 미끈미끈한 점액과 흡수되지 않은 거친 섬유물질 등 분해 될 수 없는 것들을 항문을 거쳐 신체 밖으로 빠져나간다.
- 소화계는 반사요법은 아주 효과적으로 작용한다. 소화계는 복잡하여 그것의 활동은 섭취, 씹기, 삼키기로 요약될 수 있다. 이것은 음식을 입에 넣고 기계적으로 부수는 것을 의의하고 음식은

위에서 용해될 수 있는 물질로 변형되고 영양소들은 장에서 추출된다. 소화될 수 없는 어떠한 물질들은 대장에 의해서 배설된다. 이러한 과정들은 스트레스와 긴장에 의해 뒤집혀 질 수 있고 따라서 반사요법은 특별히 과민성대장증후군, 게실염(결장의 염증), 변비와 일반적인 위산과다 상태와 같은 문제들을 경감시키는 데 성공적이었다고 보고되었다.

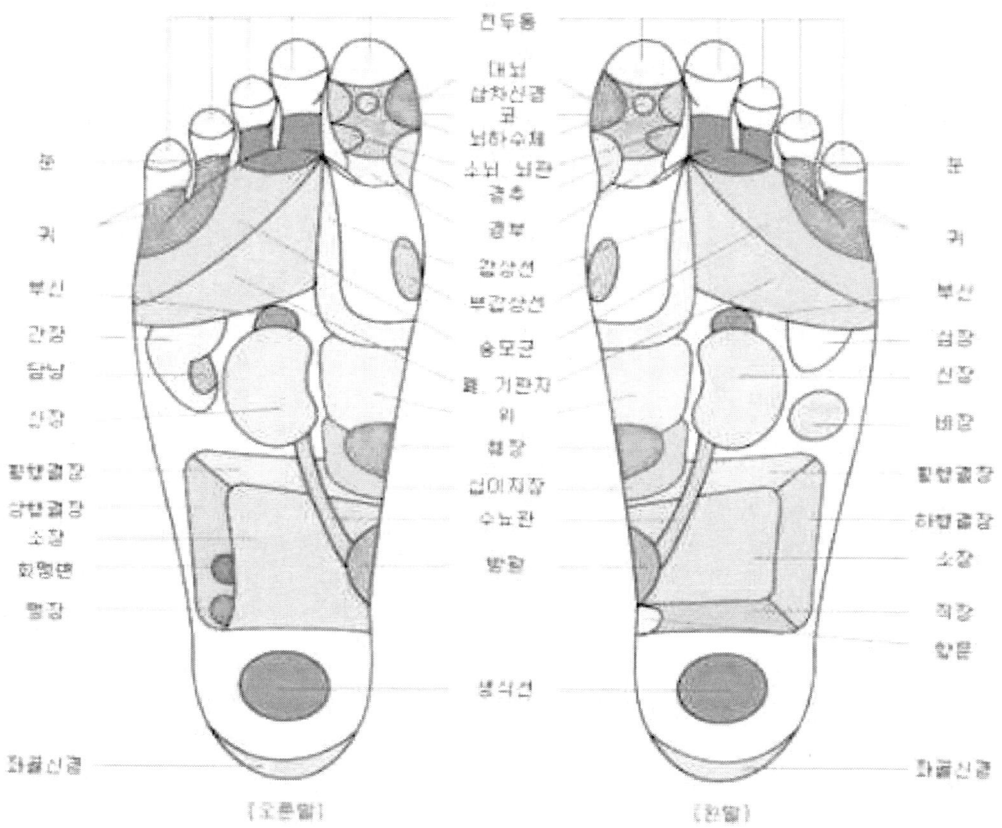

【오른발】 【왼발】

Chapter 01

Part 09

경락(봉한혈)

1. 경락시스템과 에너지이동

서양과학자들이 밝힌 경락(經絡; 국제적으로는 봉한혈이라고 명명되었으나 아직 경락이라는 용어가 일반화 되어 있으므로 경락으로 표기함)에 대한 내용은 “중국과 인도의학은 인체의 에너지와 정보를 실어 나르는 어떤 물질이 흐르는 몸의 경락시스템을 알고 있었으며 이 물질을 중국의학에서는 기(氣)라고 하고 인도의 아유르베다(Ayubeda)의학에서는 프라나(Pranna)라고 했으며 ,경락시스템은 아직 확실히 밝혀지진 않았지만 전기적인 극성을 띤 분자들의 결합으로 이루어졌다라고 생각된다고 하였다. 이 구성물은 한쪽은 양의 에너지를 갖고 한쪽은 음의 에너지로 충만 된 양극운동을 하는 것으로 한의학에서는 음양이라고 말한다.[87] 이 에너지의 밸런스를 유지하는 것이 건강이며 이 에너지의 힘이 강 할수록 면역력이 높고 질병에 걸리지 않으며 경락시스템을 통한 에너지의 이동 즉 에너지장이 최적시스템을 이룬다고 하였다. (1960년대에 많은 연구자들이 동물의 경혈에 방사성 인(燐,Isotope of Phosohorus)를 주입시켜서 주위 조직의 흡수능력을 측정하기도 하고 마이크로 오토 라디오그래피(Microautoradiography)기술로 주입된 경로를 추적하였으며 경락 내에 방사성인(燐,Isotope of Phosohorus)의 흐름이 전통적인 침구경락의 흐름과 같다는 사실을 확인했다.)

87) 자연치유와 양자의학(1), 이윤철, 동서의학신문사, 2005, 48p

경락의 실체

- 거미줄 같이 얽혀 흐르는 경락의 관속에는 다량의 DNA와 아드레날린 같은 고高에너지 호르몬이 다량으로 흐르고 있다. 이는 김봉한 교수의 연구에 의해 밝혀진 사실로, DNA는 세포의 염색체 속에 존재한다고 알려진 기존의 학설을 뒤집는 획기적인 연구 성과이다. 경락의 실체에 대해서 가장 큰 업적으로 평가되는 연구는 서울대 의대(醫大)에서 연구하던 중 6.25동란으로 월북한 의학자 김봉한 교수의 연구이다. 그의 연구에 의하면 경락은 관모양의 구조로 다발로 되어있으며 그 조직학적 생리학적성질에 있어서 신경계통, 혈관계통, 및 림프계통과는 명확히 구분된다고 밝혔다. 그가 밝힌 경락의 실체는 의학계의 새로운 해부조직학을 탄생시키지 않으면 안 되는 획기적인 것으로 현대의학의 해부학에는 경락계통이 아예 존재하지 않았기 때문이다. 앞으로 전 세계의 해부학교과서는 경락을 중심으로 다시 쓰여 지게 될 것이다.[88]
- 경락은 생사의 유무와 동일한 존재; 경락은 인체의 생명과 생사를 같이하며 경락의 유무는 생사와 동일한 것이다. 또한 거미줄 같이 얽혀 흐르는 경락의 관속에는 다량의 DNA와 아드레날린 같은 고高에너지 호르몬이 다량으로 흐르며 이는 김봉한 교수의 연구에 의해 DNA는 세포의 염색체 속에 존재한다고 알려진 기존의 학설을 뒤집는 것이었다. 중추신경 내에서의 경락은 뇌척수액속에 존재하며 말초신경 내에서도 존재한다고 했으며, 장기 내에서도 경락이 존재하고 장기의 실질세포는 경락과 직접 연결되어 있을 뿐 아니라, 혈관, 림프관, 심장내강(心腸內腔) 속 등 전신 구석구석에 경락계통이 존재하며 혈액과 림프액 중에 부유하며 존재한다고 하였다.
- 경혈은 특유의 전기적 특성을 가지고 있고 경혈에 가한 자극의 효과는 동일한 경락을 통하여 다음 경락에 전도된다. 경혈에 침을 찌르면 회선운동을 한다는 사실도 관찰했으며 경혈에 침술이나 지압 등을 하면 그 경락을 타고 전달되어 오장육부의 조직으로 전달되고 자연치유력을 높여주며, 인체의 에너지밸런스를 조절하여 경험적으로 질병의 치유 해온 동양의학을 과학적으로 명확하게 입증한 계기가 되었다.

2. 24정경과 기경팔맥

황제내경에는 12개의 기본경락과 8개의 특별경락 그리고 기타 경혈로 구성되어 있다. 주요 경락은 신체의 양 측면에 좌우가 대칭을 이루며 이것은 지속적인 순환을 위하여 서로 연결되어있을 뿐만 아니라 내부 장기중 하나와 연결되어있다. 따라서 경락의 명칭도 대장장,

88) 자연치유와 양자의학(1), 이윤철, 동서의학신문사, 2005, 48p

간경, 소장경, 위경, 방광경, 담경 등으로 장기의 이름이 붙어있는 것이다. 사람에게는 육장 육부에서 발생된 기(氣)가 흐르는 선 즉, 6장:간(태충).심장(소부).비장(공손). 폐장(열결). 신장(조해). 심포(내관)와 6부:담(족임음), 소장(후계), 위(족삼리), 대장(합곡), 방광(신맥), 삼초(외관)가 인체의 좌우에 똑같이 존재하여 24개의 선에 흐르고 있어 이것을 동의학에서는 24 정경이라고 한다. (최근의 핵자기 공명장치 및 바이오 양성자 측정 장치 등을 개발한 조장희 교수의 과학적 연구조사에 의하면 실제 인체에는 많은 경락이 존재하며 경혈도 지금까지 알려진 것과는 약간의 차이가 있다는 것이 확인되고 있다.)

기경 팔맥

또 그 외에 인간이 초능력을 얻을 수 있도록 하기 위한 8개의 특수한 기(氣)가흐르는 고속도로와 같은 선이 있는데, 이것을 기경 팔맥(한방에서 인체의 각 기의 활동을 연락 • 조절 • 통제하는 작용을 하는 경락)이다. 보통 사람은 24정경만 열려서 기가 순환하지만, 기경 팔맥은 폐쇄되어 있다가 위급한 경우에 열리게 된다. <중병을 앓고 죽을 고비를 넘기고 나면 그 때 기경 팔맥이 열리는데, 여기에 병기, 사기(몸에 병을 가져온다는 나쁜 기운) 혹은 냉기가 주입되면 불치병이나 난치병이 될 수도 있으며, 수도를 하거나 혹은 초능력을 연마하여 생명력이나 온기나 초능력이 주입되면 상당한 경지의 초능력을 얻을 수 있다. 사해혈(四海血)이 열리면 더욱 무한한 능력을 나타낼 수 있다.>

음과 양으로 이뤄지는 경락의 쌍

경락은 음과 양으로 합쳐서 한 쌍을 이루게 되는데 각각의 쌍에서 하나는 양이고 다른 하나는 음이며 하나의 내부와 외부 관계를 형성한다. 그러므로 12개의 기본경락은 6쌍으로 분리하게 된다. 주요경락은 신체의 양 측면에 좌우대칭으로 분포되어 있다. 이것은 지속적인 순환을 위해서 서로 연결되어 있으며, 또한 내부 장기 가운데 하나와 연결되어 있다. 경락체계는 뼈, 근육, 힘줄 및 피부를 포함하여 장기, 팔다리 및 신체의 다른 모든 부분을 하나로 통합하는 기능을 한다. 또한 경락은 장기의 음과 양의 균형이 유지될 수 있도록 하는 기능을 한다.

경혈[89]이란 기를 위한 작은 혈(구멍)이라고 할 수 있다. 수많은 경혈이 경락에 따라 존재하며 기와 혈이 경락을 통하여 옮겨가도록 하는 것이다. 경혈은 내부 장기뿐만 아니라 신체의 모든 부분

89) 경혈이란 기를 위한 작은 혈(구멍)이며 수많은 경혈이 경락에 따라 존재한다. 이는 기와 혈이 경락을 통하여 옮겨가도록 하는 것이며 경혈은 내부 장기뿐만 아니라 신체의 모든 부분에 유기적인 관련이 있으므로 신체의 생리적 병리적 변화에 많은 영향을 미치게 되는 것이다.

에 유기적인 관련이 있으므로 신체의 생리적 병리적 변화에 많은 영향을 미치게 되는 것이다. 경혈 마사지는 기와 혈의 원활한 흐름과 각 장기의 기능을 조절하기 위한 것이라고 할 수 있다. 경혈은 12경락과 임맥, 독맥 위에 위치하는 기본경혈과 경락 외에 위치하는 경외기혈이 있으며 압통점(Trigger point)은 통증을 해소하는 특별한 기능이 있는 곳으로 통증부위의 중심점 또한 동통 해소점의 한 유형이라고 할 수 있다.

3. 주요 경혈의 이해(특효혈)

경혈에서 이르는'혈(穴)'은 사람이나 동물이 거처하는 곳을 지칭하는 것으로, 인체에서는 생체에너지가 있어 그 기운이 나타나는 곳을 말한다. 수혈은 기혈(氣穴)·공혈(孔穴)·수(輸)·공(空)·절(節)·회(會)라고도 하며, 이를 보통 혈 자리[90]라고 한다.

- **수삼음경(手三陰經)**은 흉부에서 연결되는 관계로 흉부의 내장질환을 치료하고, 족삼음경(足三陰經)은 복부로 연속되는 관계로 복부의 내장질환을 치료한다.
- **수족삼양경(手足三陽經)**은 몸통과 머리의 전·후·측면 부위의 질병과 내과질환을 치료한다. 이러한 점은 경락과 장부가 상하 내외로 서로 상응하고 있음을 나타낸다. 따라서 경혈은 바로 그 근처의 질병뿐만 아니라 그 경락이 통과하는 먼 곳의 질환도 치료할 수 있는 오수혈[91]이라고 하는 특별한 작용을 하는 경혈이 있다. 12원혈(十二原穴)은 장부의 원기(原氣)가 지나가고 머무르는 경혈로, 원혈은 원기와 연관되고, 원기는 삼초(三焦)를 통하여 밖으로 퍼지는데 머무르는 부위가 곧 원혈이다. 음경의 원혈은 오수혈 중의 수혈과 일치하여 서로 같다. 15낙혈(十五絡穴)은 낙맥(絡脈)에 소속되어 있는 혈자리이며 체강의 전·후·측면에는 임맥락과 독맥락, 그리고 비장의 대락(大絡)이 각각 분포되어 있어서 모두 15개의 낙혈이 되는데, 위(胃)의 대락을 포함하여 16 낙혈이라고도 한다.
- 그밖에 8회혈(八會穴:장(臟)·부(腑)·기(氣)·혈(血)·근(筋)·맥(脈)·골(骨)·수(髓)의 정기(精氣)가 운행하는 도중에 모이는 곳), 8맥 교회혈(八脈交會穴), 교회혈(交會穴:하나의 경혈에 여러 경맥이 속하여 있는 것)[92]등이 있다.

---

90) 혈자리는 팔다리·몸통·머리 등 전신에 분포되어 있고, 팔다리는 안쪽과 바깥쪽으로, 다시 안쪽 은 삼음(三陰)으로, 바깥쪽은 삼양(三陽)으로 구분한다. 머리와 몸통도 상하 전후로 나누고, 더 나아가 면부·흉부·복부 및 전면·측면·후면 등으로 구분한다.

91) 오수혈은 수족의 팔꿈치와 무릎 아래에 각각 정(井),·형(滎),·수(兪),·경(經),·합(合)의 다섯 종류의 특정혈을 말한다. 오수혈은 사지의 말단 부위에서 무릎과 팔꿈치 방향으로, 얕은 곳에서 깊은 곳으로, 그리고 작은 곳에서 큰 곳으로 배열되어 있으며, 이러한 흐름을 물줄기에 비유하여 정·형·수·경·합이라 하였다.

92) 교회혈의 작용은 일반적으로 그 혈의 인근 부위와 그 혈과 관련된 장부의 질병을 치료한다. 사지에 있는 교회혈은 그 국부의 질병을 치료하는 것 이외에 서로 연결된 경락을 통하여 머리·몸통 및 장부의 질병을 치료할 수 있다.

4. 기와 혈의 경락(經絡)체계

기와 혈이 흐르는 경락체계는 2000년 전에 만들어진 최초의 중국의학서적 내경(內徑)에 상세히 기술되어 있다. 경락체계는 12개의 기본경락(十二硬脈), 8개의 특별경락(特別硬脈), 기타 경혈로 구성되어 있다. 먼저 일반적으로 치료에 사용되는 경락인 십이경맥과 기경팔맥 중 임맥(任脈)과 독맥(督脈)에 관하여 살펴보기로 한다. 주요경락은 신체의 양 측면에 좌우대칭으로 분포되어 서로 연결되어 있고 내부 장기 가운데 하나와 연결되어 있다. 6음 또는 7정 중 하나가 인체를 침범하거나 장기 중 하나에 이상이 있는 경락과 기-혈의 흐름은 방해를 받게 될 것이다. 이것을 기체(基滯) 또는 어혈담음(瘀血痰陰)이라고 한다. 경락과 장기는 음과 양의 균형을 상실할 수 있다. 경락방해는 고통과 같은 외관상의 신호와 질병의 증상처럼 신체의 특정부위에서 발견될 수도 있다.

기본경락의 명칭

각각 장기와 연결되어 있는 12개의 기본경락(십이경맥)은 팔 또는 다리를 거쳐 일정한 경로를 따라 흐르며 음 또는 양과 관련되어 있다. 각 경락의 완전한 중국식 명칭은 이들 세 가지 요소로 구성되어 있다.

수태음폐경(手太陰肺經)

이 경락은 중초(中焦, Middle Warmer)에서 시작하여 아래로 내려오면서 폐와 쌍을 이루는 양기(陽器)인 대장과 만난 다음 위를 지나 폐로 들어간다. 그리고 겨드랑이를 지나 어깨전방의 피부를 지난다. 폐경은 팔 전면의 요골(橈骨)을 따라 흘러 엄지손가락 손톱의 가장자리에서 끝난다. 폐경에는 11개의 경혈이 있다.

- **폐경에서 발생하는 질병의 증상;** 탈수상태, 감기, 객혈, 가슴의 답답함 및 압박감, 호흡곤란, 불편한 느낌, 오줌이 자주 마렵고 오줌 색이 탁함, 쇄골부위와 어깨 및 등 윗부분의 통증, 손바닥에서 열이 남, 그리고 경락을 따라 나타나는 부분적 증상 등.

수양명대장경(手陽明大肺經)

대장경은 검지의 끝에서 시작하여 손등을 따라 팔의 뒷부분의 요골(橈骨)을 통하여 어깨를 지나 7번 경추에 이른다. 그 다음 쇄골 뒤 오목한 곳을 지나 내부적으로 폐와 만난 뒤 자신의 기관인 대장과 만난다. 위쪽으로는 어깨로부터 목과 뺨을 지나 콧방울 옆에서 끝난다. 대장경에는 20개의 경혈이 있다.

- **대장경에서 발생하는 질병의 증상;** 설사, 변비, 치통, 구강건조, 코피, 인후통, 목이 부어오름, 기타 경락을 따라 나타나는 부분적 증상 등.

족양명위경(足陽明胃經)

콧방울 옆 지점에서 시작하여 "U"자 형으로 한쪽 끝은 비량(鼻粱)과 연결되고 다른 한쪽 끝은 뺨을 따라 전두부까지 연결된다. 또 다른 경로는 턱에서부터 시작하여 목을 타고 내려가 쇄골이 있는 부분에서 갈라진다. 하나의 지류는 내부적으로 위와 비장으로 내려가고 다른 하나의 지류는 복부와 치골부위까지 내려가 경혈St30(기층)이 있는 곳에서 위에서 내려온 내부지류와 만난다. 그리고 다리의 전면을 타고 내려가 두 번째 발가락 끝에서 끝난다. 위경에는 45개의 경혈이 있다.

- **위경에서 발생하는 질병의 증상;** 위통, 배에 가스가 참, 구역질, 목마름, 인후통, 코피, 가슴이 떨림, 목이 부어오름, 발열, 기타 경락을 따라 나타나는 부분적 증상 등

족태음비경(族太陰脾經)

비경은 엄지발가락 끝에서 시작하여 다리의 안쪽을 타고 올라가며 복부의 움푹 파인 곳으로 들어가 비장을 지나 위와 연결되며 그곳에서 갈라진다. 내부지류는 심장으로 들어가는 반면, 주경로는 계속해서 올라가 복부를 지나 혀와 연결되고 21개의 경혈이 있다.

- **비경에서 발생하는 질병의 증상;** 위통, 소화불량, 구역질, 복부팽창, 식용상실, 혀의 통증 및 경직, 기타 몸의 피로함과 무기력한 느낌 등

수소음심경(手小陰心經)

심경은 내부적으로 심장에서 시작하여 소장과 그 관련된 기관으로 연결된다. 하나의 지류는 심장에서 위로 올라가 눈 주위에서 망을 형성하며 다른 지류는 폐를 지나 겨드랑이에서 표면으로 흐른 뒤, 팔의 척골(尺骨)을 따라 내려가 새끼손가락의 끝으로 연결된다. 심경에는 9개의 경혈이 있다.

- **심경에서 발생하는 질병의 증상;** 심장의 통증, 가슴 통증, 목마름, 눈이 노란색으로 퇴색됨, 손바닥에 열이 나는 느낌, 기타 경락을 따라 나타나는 부분적 증상 등.

수태양소장경(手太陽小腸經)

소장경은 새끼손가락 끝에서 시작하여 팔의 뒤쪽 척골(尺骨)을 따라 올라가 어깨를 지나 7번 경추

(頸椎)까지 연결된다. 내부지류는 심장과 위를 지나 내려가 최종적으로는 소장에 연결된다. 쇄골에서 시작되는 다른 하나의 지류는 목의 한쪽 측면을 타고 올라가 뺨으로 연결되고 그곳에서 갈라져 하나는 눈의 외측 구석을 지나 귀로 연결되고 다른 하나는 눈의 안쪽 구석으로 연결된다. 소장경에는 19개의 경혈이 있다.

- **장경에서 발생하는 질병의 증상;** 청각장애, 눈이 노란색으로 퇴색 됨, 턱과 뺨이 부어오름, 기타 턱, 목, 어깨, 팔꿈치 및 팔에서 나타나는 통증과 같이 그 경로를 따라 나타나는 부분적 증상 등

족태양방광경(足太陽膀胱經)

눈의 안쪽에서 시작하는 방광경은 전두부를 지나 정수리까지 연결되고 그곳에서 제1지류는 귀로 연결되고 제2지류는 곧장 아래로 내려와 후두골에 연결되어 골 안쪽으로 들어가 뇌와 연결된다. 목덜미를 지난 뒤 방광경은 요추부위의 척추와 평행하게 내려가 경혈UB23(신유)이 있는 지점에서 내부로 깊숙이 들어가 방광 및 신장과 연결된다. 제3지류는 요추 부위에서 아래로 내려가 무릎 뒤쪽으로 연결된다. 마지막 지류는 목덜미에 있는 주 경락으로부터 파생되어 척추를 따라 평행하게 (척추로부터 좌우로 두 번째 선) 내려가 다리 뒤쪽을 통과하여 무릎 뒤쪽에서 3지류와 결합한다. 방광경은 새끼발가락의 끝에서 멈춘다. 방광경에는 67개의 경혈이 있다.

- **방광경에서 발생하는 질병의 증상;** 열, 눈이 노란색으로 퇴색되는 것과 눈물이 자주 나는 증상을 포함한 눈의 이상, 코피, 두통, 목과 등 그리고 다리의 경직과 통증, 자주 소변이 마려움, 소변을 보는 것이 어렵거나 소변 시 통증을 느끼는 경우 등.

족소음신경(足少陰腎經)

신경은 새끼발가락에서 시작하여 발바닥을 지나 위로 올라가고 다리 안쪽을 지나 안쪽 대퇴부의 맨 위와 연결된다. 여기에서부터 내부경로로 들어가 신장과 방광으로 연결된다. 하나의 지류는 신장에 시작하여 간, 폐 그리고 인후부를 지나 혀까지 연결된다. 다른 하나의 지류는 폐에서 시작하여 심장과 연결된다. 신경에는 27개의 경혈이 있다.

- **신경에서 발생하는 질병의 증상;** 혀의 건조, 인후통, 객혈, 호흡곤란, 설사, 변비, 부종(浮腫), 기타 경락을 따라 나타나는 부분적 증상 등.

족소양담경(足少陽膽經)

담경은 안와(眼窩)의 외축에서 시작하여 머리를 넘어 목덜미와 7번 경추를 지나 쇄골과 연결된다.

주경로는 쇄골에서 갈라져 지그재그로 상체의 측면을 내려와 다리까지 연결되고 4번째 발가락의 끝에서 끝난다. 담경에는 44개의 경혈이 있다.

- **담경에서 발생하는 질병의 증상;** 두통, 눈의 통증, 입에서 쓴맛이 느껴짐, 쇄골과 겨드랑이 부위가 부어오르고 통증이 느껴짐, 기타 경락을 따라 발생하는 부분적 증상 등

족궐음간경(足厥陰肝經)

간경은 엄지발가락에서 시작하여 발등을 지나 다리의 안쪽을 타고 올라가 사타구니에 연결된다. 여기서 생식기 주위를 돌아 안쪽으로 들어가 복부를 관통하여 간과 감에 연결되고 다시 갈비뼈, 인후부, 코와 눈으로 이어져 정수리에서 끝난다. 간경에는 14개의 경혈이 있다.

- **간경에서 발생하는 질병의 증상;** 가슴전체의 갑갑한 느낌, 딸꾹질, 요통, 탈장, 생리통, 소변을 조절하지 못하거나 소변을 볼 때 통증을 느끼는 등 각종 비뇨기 질환.

수궐음심포경(手厥陰心包經, The Pericardium Channel of Hand-Jueyin)

심포경은 가슴에서 시작하여 심낭으로 연결된다. 여기서 횡경막을 지나 삼초가 있는 부위(p.9 참조)를 통과한다. 주경로는 젖꼭지 바로 외측 흉부에서 나타나 팔을 따라 흘러 내려 가운데 손가락 끝에서 끝난다. 심포경에는 9개의 경혈이 있다.

- **심포경에서 발생하는 질병의 증상;** 심장의 통증, 가슴이 떨림, 흉부 팽만감 및 갑갑한 느낌, 피부색이 붉어짐, 눈이 노란색으로 퇴색 됨, 불편한 느낌, 정신적 혼란, 기타 경락을 따라 나타나는 증상 등.

수소양삼초경(手小陽三焦經)

약지의 끝에서 시작하는 삼초경은 손등을 가로질러 팔뚝의 양 뼈대 사이를 통과하여 팔의 뒷부분을 타고 올라가 어깨까지 연결된다. 여기서 어깨 위를 지나 쇄골로 들어가 그곳에서 갈라진다. 하나의 지류는 내부로 들어가 삼초와 연결되고 다른 하나의 지류는 위로 올라가 목덜미와 귀를 지나 눈의 바깥쪽 끝에서 끝난다. 삼초경에는 23개의 경혈이 있다.

- **삼초경에서 발생하는 질병의 증상;** 청각장애, 이명증, 인후통, 눈의 통증 및 결막염, 뺨의 부어오름 및 어깨, 팔꿈치, 팔 등의 통증과 같이 경락을 따라 나타나는 부분적 증상 등.

임맥(任脈)

임맥은 하복부에서 시작된다. 회음부에서 음부를 지나 복부의 중심선을 타고 올라가 인후부까지 연결된다. 여기서 입 주위를 돌아 양 지류로 나뉘어 각각 눈의 끝부분에서 끝난다. 임맥에는 24개의 경혈이 있다.

- **임맥에서 발생하는 질병의 증상;** 위와 장의 각종 질환, 불규칙한 생리, 불임 및 에미션(emission, 정액방출)등 생식기의 이상.

독맥(督脈)

독맥은 하복부에서 시작하여 회음부에서 신체표면으로 나타나 척추를 통해 위쪽으로 올라간다. 목 뒷부분에서 두개골로 들어가 뇌와 연결된다. 그리고 머리 뒷부분의 중심선을 따라 전두부에 연결되고 코와 윗입술에 닿는다. 독맥의 지류는 신장과 심장에 연결된다. 독맥은 신체의 양경(Yang Channel)을 통제하며 28개의 경혈을 갖는다.

- **독맥에서 발생하는 질병의 증상;** 척추 및 등의 통증, 두통, 발기불능, 에미션 및 불임 등

십이정경의 음양· 육경분류와 오행속성 및 표리관계표

	육장(六臟)			오행 속성	육부(六腑)			
	육경분류 (六經分類)	장부명 (臟腑名)	표리관계 (表裏關係)		표리관계 (表裏關係)	장부명 (臟腑名)	육경분류 (六經分類)	
음 (陰)	족궐음경	간 肝	리(裏)	목	표(表)	담 膽	족소양경	양 (陽)
	수소음경	심 心	리(裏)	(君) 화	표(表)	소장 小腸	수태양경	
	족태음경	비 脾	리(裏)	토	표(表)	위 胃	족양명경	
	수태음경	폐 肺	리(裏)	금	표(表)	대장 大腸	수양명경	
	족소음경	신 腎	리(裏)	수	표(表)	방광 膀胱	족태양경	
	수궐음경	심포 心包	리(裏)	(相) 화	표(表)	삼초 三焦	수소양경	

십이정경의 총괄표(十二正經의 總括表)

유주순위 (流注順位)	십이경맥명 (十二經脈名)	편측혈수 (偏側穴數)	맥장자치 (脈長尺寸)	유주종주 (流注從走)	기시혈 종지혈	기혈다소 (氣血多少)	유주시간 (流注時間)
1	수태음폐경	11	3자2치	종흉 주수	중부 소상	다기소혈 (多氣少血)	인(寅) 3~5
2	수양명대장경	20	5자	종수 주두	상양 영향	다기다혈 (多氣多血)	묘(卯) 5~7
3	족양명위경	45	8자	종두 주족	승읍 여태	다기다혈 (多氣多血)	진(辰) 7~9
4	족태음비경	21	6자5치	종족 주흉	은백 대포	다기소혈 (多氣少血)	사(巳) 9~11
5	수소음심경	9	3자5치	종흉 주수	극천 소충	다기소혈 (多氣少血)	오(午) 11~13
6	수태양소장경	19	5자	종수 주두	소택 청궁	소기다혈 (少氣多血)	미(未) 13~15
7	족태양방광경	67	8자	종두 주족	정명 지음	소기다혈 (少氣多血)	신(申) 15~17
8	족소음신경	27	6자5치	종족 주흉	용천 유부	다기소혈 (多氣少血)	유(酉) 17~19
9	수궐음심포경	9	3자5치	종흉 주수	천지 중충	소기다혈 (少氣多血)	술(戌) 19~21
10	수소양삼초경	23	5자	종수 주두	관충 사죽공	다기소혈 (多氣少血)	해(亥) 21~23
11	족소양담경	44	8자	종두 주족	동자료 규음	다기소혈 (多氣少血)	자(子) 23~1
12	족궐음담경	14	6자5치	종족 주복	대돈 기문	소기다혈 (少氣多血)	축(丑) 1~3

5. 이침(이혈요법)

이혈요법은 현재 세계보건기구(WHO)를 비롯한 국제 모임에서 이침(耳鍼)에 관한 표준 학술 용어가 제정 인정되었고 프랑스 리용의 국제학술대회에서 귀의 해부학적 구조와 이혈점에 대한 공통표준화가 완성되었다.

이혈요법의 개념

태아역위

- 귀에 나타나는 여러 가지 형태의 반응들을 근거로 우리 몸의 건강 상태를 판단하고 반응점(이혈)에 자극을 주면 신진대사가 원할 해지면서 자연치유력이 증강되어 건강증진에 도움을 주는 자연치료 법이다. 귀는 소리를 듣는 청각기관인데, 태아의 감각기관중 가장 먼저 형성되었고, 뇌에게 가장 가까운 기관이며 균형을 유지하는 평형기관이다. 인체변화에 가장 민감하게 반응하는 곳이고, 모든 부분에 경락이 모여 있고 각 부위의 혈이 약 156개정도 분포되어 있다. 이를 이혈(耳穴)이라고 하는데 귀에 나타나는 색의 변화, 형태의 변화, 혈관 확장의 변화, 구진, 탈설 등 반응을 보고 증후를 분석한다.
- 태아 역위도라고 하는 그림을 보면 귀는 신장과도 흡사하며 엄마 배속에 태아가 거꾸로 있는 모습과 같다. 인체 생리변화에 가장 민감하게 반응하고 자극 전달이 가장 빠르다. 그러므로 귀 표면에 나타나는 반응형태를 근거로 우리 몸의 건강상태를 보다 쉽게 판단할 수 있고 자극을 통해서 나쁜 부분을 치유할 수 있다.

이혈요법의 효과

- 이혈로 건강해지는 이유로는 기와 혈의 흐름을 개선하는데 있다. 우리 몸에는 12개의 경락과 365개의 혈이 존재하는데 귀 전면에 132개, 후면에 16개의 혈이 존재하고 체내의 각종 장부와 연결, 기와 혈을 체내 외에 운반하며 12개의 경맥이 귀에 모두 연결되었다. 몸속 각 장부 변화가 귀로 메시지를 보내면 그 반응형태를 보고 동시에 치유로 들어간다.
- 이혈요법의 효과는 그 적응증이 광범위하고 효과가 빠르다 점에 장점이 있다. 또한 누구나 배우기 쉬우며 진단과 치유가 동시에 이루어진다. 질병예방 차원에서 권장하면 좋고 동서양의 의학적 장점이 결합된 보완대체의학의 하나라고 할 수 있다.
- 이혈요법은 현재 세계보건기구(WHO)를 비롯한 국제 모임에서 이침에 관한 표준학술 용어가 제정 인정되었다. 1990년 프랑스 리용의 국제학술대회에서 귀의 해부학적 구조와 이혈점에 대한 공통표준화가 완성되었고 현재 세계보건기구에 보완대체요법으로 공식등록 되어있다.

이혈요법의 활용

1. 내과

고혈압
주혈; 이첨따주기, 강압점, 심, 맥, 피질하. 간, 교감
보조혈; 음, 양 허한혈(간, 신) 어지럼(외이, 침)

당뇨
주혈; 이선점, 이담, 간, 내분비, 구뇌, 연중, 삼초, 피질하
보조혈; 갈증(갈점,구), 기아(기점), 가려움(풍계)

기관지염
주혈; 이첨방혈, 신문, 기관, 지기관, 평천, 폐
보조혈; 침, 배분비, 비, 대장

감기 ; 주혈; 폐, 내비, 인후
보조혈; 열(따주기=> 이첨방혈, 병첨, 신상선 따주기)

급체
주혈; 신문, 정중, 이중, 위, 피질하

복통
주혈; 신문, 위, 소장, 대장, 교감

위, 십이지장 궤양
주혈; 신문, 위, 십이지장, 비, 교감, 피질하

2. 외과

타박상
주혈; 싱응부위, 신문, 간, 비, 신, 방광

전립선염/ 성기능감퇴
주혈; 전립선염, 요도, 신, 간, 내분비, 삼초, 이첨
보조혈; 성기능감퇴(내생식기), 소복, 회음부동통(정중, 분강)

담석증
주혈; 담, 담관, 교감, 신문, 내분비, 피질하, 삼초, 간, 중이근

류마티스 관절
주혈; 슬관절, 완, 미추, 신상선, 견관절

요통
주혈; 저추, 요기증, 상응부위, 신, 신문, 간, 비 방광

오십견
주혈; 견관절, 쇄골, 건(3견)

경추이상
주혈; 경추, 신문, 신, 배분비, 간, 침소신경점

3. 피부과

두드러기
주혈; 이첨방혈, 풍계, 신상선, 신문, 내분비, 간, 비, 폐, 격

대상포진
주혈; 이첨방혈, 상응부위, 폐, 간, 비, 내분비, 신상선

습진
주혈; 상응부위, 폐, 대장, 신상선, 신문

여드름/ 사마귀
주혈; 이첨, 상응부위, 방혈, 폐, 간, 비, 내분비, 신상선

4. 부인과

월경불순
주혈; 자궁, 내분비, 난소, 연중, 신, 간, 비

생리통(통경)
주혈; 자궁, 내분비, 난소, 연중, 복, 신문, 간, 정중, 분강, 피질하

자궁경염
주혈; 이첨, 궁경, 간, 비, 신, 삼초, 내분비, 신상선

갱년기증상
주혈; 내생식기, 배분비, 난소, 간, 연중, 구뇌, 신
보조혈; 심계자. 실면, 화(침소신경점)교감, 이첨방혈

Chapter 01

Part 10

자연치유의 진단

자연치유의 진단은 서양적인 진단이나 동양의학적인 진단과는 구별되는 특성이 있다. 하지만 질병을 보지 않고 사람을 본다는 측면에서는 동양의학적인 진단과 공통된다. 동양의학의 기초를 제공한 중국의서 황제내경(黃帝內徑)의 근간을 형성하는 원리의 하나는 서로 상반되는 것에 대한 것, 즉 음양오행(陰陽五行)이다.

1. 동양의학적 진단과 동양사상의 이해

사물을 하나의 틀 안에서 바라보는 포괄적, 종합적, 전일적(全一的)인 사고방식은 특히 의학에서 인간의 생명을 올바르게 이해하는데 중요한 개념이라 할 수 있다. 음양설이란 우주 만물의 성질과 변화 이치에 대한 인식체계이다. 우주의 모든 만물은 각각 음 또는 양의 속성을 가지고 있으며 어느 한가지의 사물의 내부에도 음, 양 두 가지가 서로 존재하고 대립하면서 조화를 이루고 있다. 즉, 상대성(相對性, Relativity)의 이론이다.음양의 균형과 조화가 이루어지면 이는 정상 또는 건강이 되는 것이요, 음양실조(陰陽失調)하면 불건강(不健康)이요 비정상(非正常)이 되는 것이다. 장부(臟腑)에도 음양이 있고, 경락에도 음양이 있으며, 병증에도 음양이 있다. 어떤 장부에 음양실조가 있는 것을 알아내는 것이 진단이요, 잃어버린 조화를 되찾는 것이 치료이다. 음양 중에서 너무 많은 것은 덜어 주고 모자라는 것은 보충해 준다는 뜻이다.

음양(陰陽)의 구별

우주에는 양이 있으면 음이 있고 밝음이 있으면 어둠이 있고 남자가 있으면 여자가 있는 것이다. 이것을 도형으로 나타내면 다음과 같이 쉽게 구별 할 수 있다.

양	하늘(위)	남자	낮	따뜻함	가볍고	동적(적극)	흥분	강함
음	땅(아래)	여자	밤	차가움	무겁고	정적(소극)	억제	약함

모든 현상을 가능케 하는 힘, 음(陰)과 양(陽)의 철학을 논할 경우 음은 우주의 팽창 하는 힘으로 묘사된다. 음은 원심력을 일으키고 사물을 크게, 습하게, 이완되게, 여성답게 만든다. 양은 수축하는 힘으로 묘사 된다. 양은 사물을 작게, 마르게, 긴장되게, 남성답게 만든다. 이 두 가지 기본적인 힘이 동양에서는 물질세계의 모든 현상을 만들어 내는 원형으로 파악한다. 음과 양에 대해서는 우리 몸과 여러 불균형을 고치기 위한 동양적 접근으로서의 음과 양을 고찰 할 것이다.

오행학설

음양은 자연계의 모든 사물과 현상을 이원론적으로 설명하고 있는데 그것을 더욱 세분화시켜 음양의 질을 다섯 가지 형상 목, 화, 토, 금, 수로 나누어 오행론(五行論)이라고 하였다. 오행을 이루는 다섯 가지 요소 사이에는 서로 조장하고 협력하는 상생(相生)의 관계와, 서로 억제하고 저지하는 상극(相剋)의 관계가 있으며 변화와 안정의 과정을 설명하는 데 가장 이상적인 것이 오행설이다.

상생과 상극

상생(相生)이란 하나가 또 다른 하나를 생성(生成)시키거나, 촉진(促進)시킨다는 뜻으로 상호적인 생성과 촉진적인 관계를 말한다. 즉, 서로 도와준다는 의미이고 목(木)은 화(火)를 생하고 화(火)는 토(土)를 생하고 토(土)는 금(金)을 생하고 금(金)은 수(水)를 생하고 수(水)는 목(木)을 생한다는 뜻이다. 상극이란 상대를 제압 또는 억제 억압한다는 뜻으로 상극관계라 하는데 목(木)은 토(土)를 극하고, (火)는 금(金)을 극하고, 토(土)는 수(水)를 극하고, 금(金)은 목(木)을 극하고, 수(水)는 화(火)를 극한다.

2. 자연치유의 진단영역

인체는 몸과 마음 그리고 정신(영혼)으로 이루어진 실체이다. 자연치유의 진단은 이 세

영역을 하나로 보고 인체를 마치 영혼이라는 음악을 연주하는 오케스트라로 본다. 어느 하나의 악기를 빼거나 연주하는 방법을 바꾸면 음악 전체를 바꾸게 된다. 완전한 영혼을 불러내기 위해서는 모든 기관을 악기처럼 정교하게 튜닝하고 조율해서 맞추어야 한다. 한 거장이 연주하듯이 최대한으로 조율과 조화가 이루어지도록 해야 한다. 그러나 각 기관은 나머지 몸과 조화되어 완벽하고 아름다운 존재, 즉 창조해야 한다는 사실을 잊어서는 안 된다. 그래서 자연치유사는 오케스트라의 지휘자와 같다고 할 수 있다.

마음의 존재를 인정하기 시작한 양자역학을 바탕으로 한 양자의학에서는 분자, 세포, 조직 및 장기의 입자적 성질을 가진 구조를 물리적 구조라고 부르고 이들의 파동적 성질을 가진 구조를 에너지장이라고 부른다. 유럽의 오래역사를 가진 자연요법의 하나로 이열치열(以熱治熱)의 원리를 사용하는 동종요법은 일종의 파동의학이며 바로 이러한 에너지장이 기억하는 능력을 이용하는 치료법이다. 양자는 눈으로 볼 수도 만질 수도 없는 미립자의 세계이다. 인체는 크게 장기와 조직기관으로 이루어지며 이를 다시 나누면 세포=분자=원자=전자=,중성자,양성자=미립자의 단계로 나타나며 미립자(소립자)가 바로 원자의 핵인 양자이다. 그중에서 전자는 항상 원자의 핵 주위를 돌면서 자기장을 발생시키는데 이것이 힘의 세계 즉 에너지이면서 파동이다. 파동이란 에너지의 최소단위이면서 원자레벨 이하의 고유에너지 모양이라고 할 수 있다.

즐거운 일이나 감동을 받게 되면 몸속의 밑바닥으로부터 에너지가 용솟음치는 듯한 느낌이 나타나는데 이러한 현상은 뇌파에 의해 실제로 측정이 가능하다. 파동을 분석하는 기술을 개발한 미국의 의학자 앨버트 에이브람스(Albert Abrams)는 이탈리아를 여행하던 중 테너가수 카루소가 잔에서 발생하는 동일한 음을 기억했다가 육성으로 깨버린다는 기발한 착상을 의학적으로 파동으로 질병을 퇴치한다는 영감을 얻어 환자의 몸에서 발생하는 소리를 청진기로 들으면서 진찰하고는 장기마다 다른 고유의 파동이 발생한다는 것을 발견하였다. 그리하여 인체에서 발생한 파동을 가변저항을 이용하여 수치화 하는 실험을 병행하고 파동의학이라고 부르는 양자정보의학의 획기적인 체계를 확립하게 되었다.

『 사람은 5216가지 부위별로 평균 58Hz의 측정 가능한 고유의 주파수를 가지고 있으며 주파수가 정상이하로 떨어지면 질병이 발생한다. -로얄 레이몬드 라이프(Royal Raymond Life) - 』

1920년 세계최초로 암 바이러스를 발견한 로얄 레이몬드 라이프(Royal Raymond Life)

박사도 이시기에 양자의학에 대한 활발한 연구를 시작하여 지구상의 존재하는 모든 인체나, 생물체든지, 병원체든지 간에 고유의 분자진동 패턴을 가지고 있다는 사실과 또한 사람은 5216가지 부위별로 평균 58Hz의 측정 가능한 고유의 주파수를 가지고 있다는 것을 발견하였고 정상이하로 떨어지면 질병이 발생한다고 정의하였다.

3. 양자의학(量子醫學)에서 질병의 진단

양자의학에서는 질병의 진단을 크게 육체적 구조, 정보-에너지장, 마음(영혼)의 3가지 측면에서 가능하다고 보고 이 세 가지를 질병의 진단에 판단기준으로 삼는다. 정보에너지구조(Information-energe field structure)는 [원자+소립자+에너지+파동+초양자장]의 구조이다. 육체적 측면에서의 진단은 기존의 현대의학에 소상히 밝히고 있으나 [정보-에너지장]을 이용한 진단은 양자의학에서 비롯되었다. 인체를 구성하는 분자, 세포, 조직 및 장기가 가지고 있는 고유의 [정보-에너지장]을 해석함으로써 질병을 진단 할 수 있으며 여러 종류의 세균이나 아메바, 혹은 바이러스 등도 고유의 에너지장을 통하여 배양하지 않고도 세균 등의 감염여부를 판단 할 수 있다. 인체조직에서는 암으로 의심되는 조직의 정보장을 해석함으로써 암을 진단할 수 있다. 또한 소변, 머리카락, 혹은 목소리나 숨소리로도 인체의 부분적인 정보-에너지장을 이용하여 인체의 전체적인 질병을 진단할 수 있으며 뇌파, 심전도, 근전도를 검사 할 때 , 카오스 프로그램을 붙이면 인체의 전체적인 질병을 진단 할 수 있다고 본다.

피부를 통한 진단과 치료

동양의학에서는 경혈부위의 정보망은 인체의 모든 조직 및 장기의 정보망과 연결되어 있다'고 생각해 왔으며 피부의 특정부위를 만짐(진맥)으로서 모든 질병을 진단하고 경락과 경혈의 지압(指壓) 침술 등의 피부자극으로 치유하여 왔다. 라이프(Royal Raymond Life)박사의 연구결과로 이에 대응하는 주파수로 비정상적인 주파수위에 고유 주파수를 맞추면 병인이 없어지며 질병을 자연치유 할 수 있다는 사실을 확인하게 되여 그 주파수를 생체 활성 정보주파수 (Bio Active Frequency)라고 하였다. 각 기관은 다른 모든 기관들과의 관련 속에서 보게 된다. 개개 기관의 건강, 예를 들면 간의 건강 상태는 모든 다른 기관의 건강한 상태에 달려 있다. 동양적 관점에서 보면 몸은 에너지가 흐르는 연속적인 회로이다. 이 에너지가 생명력(life force)이다. 우리가 기(氣)라고 부르는(인도에서는 [프라나(prana)]라고 한다.) 에너지가 몸의 어느 부분에 막히면 다른 기관들도 기를 제대로 공급 받을 수 없다. 이런 이유로 간, 심장, 비장, 대장, 신장은 건강하기 위하여 다른 기관들에 의존하고 조화 속에 함께 기능한다. 기가 몸속을 잘 흐르면 각 세포는 생명에너지를 공급 받게 된다. 모든 기관은 최상의 상태로 자기 역할을 하게 된다. 만약 에너지가 막히면 세포와 기관은 [기(氣)]의 부족으로 질식 상태가 된다.

4. 홍채 진단법

헝가리의 이그나츠 폰 페크젤리는 소년시절 우연히 올빼미를 잡으려고 실랑이 를 벌이다가 올빼미의 다리를 분지르게 되었는데 그 순간 커다란 올빼미의 눈에 검은줄 하나가 위에서 아래로 뚜렷하게 나타나는 것을 보게 되었다. 페크젤리는 올빼미의 다리를 붕대로 감고 정성껏 간호하였는데 얼마 후 올빼미의 눈에 검은 줄 대신 희고 구부러진 선이 나타난 것을 보았다.

나중에 페크젤리가 외과의사가 된 다음에도 그는 사고 환자의 눈에서 수술 전과 수술 후에 이상 징조를 발견하게 되었고 그것은 상처, 수술, 질병과 일치한다는 사실을 알게 되어 홍채가 여러 기관과 조직을 반사해 준다고 확신하고 그의 발견을 토대로 홍채도표를 만든 것이 홍채학의 효시가 되었다. 스웨덴의 한 성직자 닐스 릴제퀴스트(Nils Liljequist) 목사가 여러 가지 약물 침전과 눈의 홍채의 변색과의 사이에 상관관계가 있음을 발견하게 되었다. 그는 어렸을 때 심한 병을 앓아 많은 양의 키니네를 먹었다. 그의 눈에 황청색의 변색이 나타났다. 이것이 계기가 되어 그는 연구 끝에 약물침전과 홍채의 변색간의 상관관계를 밝혀내게 되었다.

홍채 진단으로 알 수 있는 사실

1) 감염사실과 위치

홍채를 구성하고 있는 섬유질에서 감염 유무를 찾아 낼 수 있다. 갈색 홍채에 나타나는 노란색으로(푸른 홍채에서는 흰색으로)감염사실을 알 수 있다. 감염이 전신에 퍼져 있을 경우는 홍채는 전체가 담갈색이나 흰색을 나타냄으로 신체의 산성상태를 나타내준다. 홍채에 나타나는 급성 감염은 확인 가능한 병리현상의 초기단계이다. 아주 급성인 경우는 적갈색(또는 회색) 만성인 경우는 거므스래하거나 짙은 회색, 그 정도가 심한 경우는 검은 색으로 나타낸다. 이런 감염은 불량한 음식물이나 독소의 접촉으로 오는 외부적인 것일 수도 있고 세포 내의 대사 과정에서 노폐물의 축적으로 인한 내부적인 원인에서 올 수도 있다.

후자의 경우는 종종 정신적인 원인에 기인하기도 한다. 실례로 스트레스를 받으면 위산과다가 초래되고 만약 적절한 치료를 받지 않으면 위궤양으로 발전하기도 한다. 일상생활에서 인체의 산을 중화하기 위해 필요한 유기 나트륨의 부족은 홍채의 감염으로 나타나기도 한다. 또한 극도의 피로도 홍채에 감염으로 나타난다. 홍채학은 급성의 질환이 악성이 되고 더 발전하여 만성이 되어 마침내 조직을 손상시키는 과정을 알아 볼 수 있고 또 우리 몸이 스스로 질병을 치료하지 못하는 원인이 우리 스스로의 생활 습관 즉 음식, 몸가짐, 운동 부족에 있음을 알려준다.

2) 선천적 체질의 강약

개개인의 홍채를 관찰하면 홍채조직의 밀도에 차이가 있음을 알 수 있다. 조밀하고 탄력 있는 홍채 섬유의 조직은 선천적으로 강한 체질을 나타내고 엉성하고 불규칙한 조직은 선천적으로 약한 체질을 나타낸다. 강한 체질은 병에 대한 저항력이 강하고 병에 걸려도 쉽게 낫는다.

약한 체질의 홍채 섬유는 그 조직이 비단결같이 조밀하지 못할 뿐 아니라 엉성하고 또 불규칙하고 이런 체질은 선천적으로 허약성을 지니고 있기 때문에 몸 관리에 특별히 유의해야한다. 병에 걸리기도 쉽고 또 잘 낫지도 않기 때문이다. 이러한 유전적 약점은 다른 신체 부위의 대사 수준에 비교해서 느린 대사적 기능이라고 정의 할 수 있다. 보다 느린 대사 기능은 다른 신체 부분들과 비교해서 에너지가 효율적으로 사용되지 않고 노폐물이 신속하게 제거되지 않는 상태를 의미한다. 이 유전은 조상으로부터 내려오는 것도 있고 임신 때에 부모가 좋지 않은 생활 습관을 가짐으로 올 수도 있다. 어쨌든 허약 체질의 유전은 건강을 위한 더 많은 주의와 노력을 요한다.

3) 치료의 징후

우리는 질병을 치료함에 있어서 외모로 판단하여 호전됐다느니 완쾌되었다고 믿는 경우가 많다. 그래서 머뭇머뭇하는 사이에 그 질병이 심각한 지경에 이르고 급기야는 생명을 잃게 되는 경우가 많다. 그러나 홍채는 그런 오판을 막아 주는 역할을 한다. 왜냐하면 홍채는 명백한 치료의 징후를 보여주기 때문이다. 홍채에 나타난 변화를 통해서 우리는 신체의 점진적 개선, 독소들의 배출 현황, 정상상채로의 복귀들을 거의 완벽하게 판별할 수 있다.

치료의 징후가 홍채에 나타난 것을 읽을 수 있기 때문이다. 예를 들면 만성 간 질환을 가진 환자가 잘 치료가 되었을 때 홍채에서 전에 흑색 또는 어두운 색을 띄었던 부분들이 우묵한 섬유막 조직이 채워지기 시작하면서 섬세한 흰색(또는 담갈색)그물 선들이 오른쪽 눈에 시계의 8시 방향으로 나타나게 된다. 만약 치료 과정이 성공적이라면 이러한 치료 선들은 3주 만 지나면 나타나기 시작할 것이다. 어떤 사람들은 자신이 좋아지고 있다고 말을 하는데 그 치료의 징후가 홍채에는 나타나지 않는 것을 볼 수 있다. 이런 사람들은 그 치료를 좀 자제하고 영양섭취나 운동 등 그 밖에 여러 가지 것들을 재검토 해봐야 한다.

4) 치료의 과정(Hering의 치료법칙)

자연 치료 기법을 활용하는 많은 의사들은 Constantine Hering 박사의 치료법칙이 만성질환의 치료를 확인하는데서 많은 도움이 된다고 한다. 그러면 Hering의 법칙이란 어떤 것인가? 모든 질병의 치료는 안으로부터 밖으로 위로(머리부터 시작하여)부터 아래로 치료해 나가야 더욱 효과적이라는 이론이다. 또한 증상이 일어난 역순으로 치료해야 한다는 것이다. 환자가 만성질환으로부터 벗어남에 따라 오랫동안 말라 있던 점액 막은 다시 촉촉해지고 한 때 병든 부위에 차 있던 독소와 노폐물들은 외부로 배출되면서 카타르 성의 활동이 개시된다. 이것은 치료의 시작을 의미한다. 마치 병이 재발한 것처럼 보이지만 이것은 나아가는 과정에서 치료 위기의 정점을 통과한ㄴ 순간에 일어나는 현상에 불과하다. 카타르성의 활동은 치료에 있어서 증상이 역순으로 가는 한 단계에 불과하다. 치료 기간 중에는 모든 장기들이 전신의 건강을 위해 노력하기 때문에 홍채 내의 모든 장기의 영역들에는 변하지 않는 정확한 치료 징후가 나타난다.

질병을 앓고 있는 동안에는 단지 몇몇 장기들 속에서만 급성 감염이 담갈색이나 흰색 선들을 볼 수 있다. 그러나 치료될 때에는 독소의 배출로 인해서 질병이 만성화되는 과정 중에서 경험되었던 증상들이 역순으로 나타난다. 때로는 배출이 자주 고열을 동반하고 장기의 감염 징후를 동반한다. 그러나 질병이 깊어질 때와는 달리 이런 현상은 기간이 2-3일밖에는 걸리지 않는다. 치료될 때에는 징후인 홍채의 함몰 또는 검음 부분들은 여러 방향에서 나오는 흰색(담갈색)섬유들에 의해 채워지기 시작한다. 홍채의 가장 깊은 곳에서부터 채워지기 시작하여 표면으로 솟아오른다. 낡은 구조가 새것으로 교체되고 이 부분들이 치료 섬유에 의해 거의 채워지면 완쾌가 눈앞에 있음을 알게 된다.

5) 약물의 축적

약물의 축적은 홍채에 황색, 청색, 적색, 담갈색, 희뿌연색 등 다양한 색깔로 나타난다. 그 중 몇 가지는 유전적인 것인데(전선 가려움 반점)이라고 부른다. 이것은 약물을 복용한 부모로부터 유전되는 것이고 후천적인 약물 표시는 기질 그 자체에 나타난다. 이것은 신체의 대사과정 중에서 화학적 잔여물을 완전히 제거 해내지 못하므로 신체 부위에 남아 있는 것을 의미한다. 그러면 이 화학적 잔여물은 대부분 복용하는 약물에서, 음식물의 방부제나 인공감미료나 색소를 먹음으로 정원의 살충제, 제초제, 유황, 염색약, 페인트 및 다른 일상적으로 접하는 화학제품들과 접촉함으로서 그리고 오염된 공기나 물을 통해서 얻게 된다. 화학 약물의 찌꺼기가 누적되면 그 누적된 부위가 약한 부위로 나타나는데 이것은 그 누적으로 인하여 그 장기의 대사 과정이 느려지기 때문이다. 그 뿐 아니라 이런 기능장애가 자녀들에게 유전되면 자녀들의 장기의 허약점으로 나타나게 되는 것이다.

6) 건강의 단계

숙련된 홍채 연구가는 단 10분이면 인체의 모든 건강상태를 알아낼 수 있다. 그는 홍채의 장부위의 어두운 정도로부터 혈액이 얼마나 깨끗한 가를 읽어낼 수 있다. 그는 림프조직에 충혈이 있는가, 신경의 흥분, 심각한 빈혈, 위산과다 또는 다른 장기들에 어떤 문제가 있는가를 판독할 수 있다. 위 부위의 살핌과 홍채의 다른 부위를 살핌으로 개개인의 식생활의 만족도, 운동의 충분성, 건강에 관련된 습관 등 많은 것을 알아낼 수 있다.

7) 신체의 구성

각 개인의 건강 정도는 기본적인 유전적 요소들과 생활 습관의 복합에 기원하는 신체적 구성에서 결정된다. 우리가 신체적 구성이라고 말할 때 개인의 현재 잠재적 건강 수준의 해부학적 기초들에 대해서 말하는 것이다. 유전적으로 우수한 신체적 구성을 가지고 있는 사람도 생활 습관이 나쁨으로 인해 신체를 해치는 사람도 있고 반대로 유전적 신체구성이 나쁘더라도 좋은 생활 습관을 가짐으로써 건강을 보존해 가는 사람도 있다.

유전적 특징들은 선천적 허약과 부모로부터 유래한 약물 침전 등의 결과이다. 약물침전은 장기와 조직의 신진대사를 방해하여 제 기능을 발휘하지 못하게 하고 그 결과로 체력, 업무 수행에 사용할 수 있는 에너지, 반응의 신속성 등을 저하시킨다. 신체 구성에 대한 지식은 얼마나 운동을 해야 하고 어느 정도의 수면을 취해야 하는 가, 어떤 음식을 먹거나 먹지 말아야 하는 가, 어떤 직업을 선택해야 하고 도시든 농촌이든 어디에서 어떻게 살아야 하는 가와 같은 올바른 생활 방식에 대한 계획을 세우는데 매우 유용하다.

8) 감염도의 높낮이

홍채 연구의 장점은 감염의 정도가 낮거나 높거나 그 근원을 홍채로부터 찾아 낼 수 있다는 것이다. 그러나 감염도가 낮을 경우 에는 그 감염의 사실을 상당한 수준의 홍채 연구가가 아니면 찾아내기가 어렵다. 저 수준의 감염은 생명력을 갉아먹고 인체의 에너지를 소모 시키며 피로하게 하고, 일상생활의 상쾌한 느낌을 앗아간다. 그러나 이런 수준의 감염은 홍채에 약간의 변화 밖에 주지 않기 때문에 발견에 특별한 주의가 필요하다.

9) 산성 수준

우리의 몸에는 다양한 종류의 산이 세포의 신진대사의 과정에서 생성되게 마련이다. 몸이 정상일 때는 이 산들이 신체의 완충제나 배설에 의해서 중화되어 나간다. 또한 신체 조직의 모세혈관 속에서는 혈액 중의 칼륨에 의해서 중성화 된다. 호흡 작용을 통해서도 인체의 산과 산을 생성하는데 사용될 물질들이 배출 된다.

10) 전신의 치료 증상

홍채는 신체의 치료 과정에서 전 기관의 상태를 보여 주기도 한다. 물론 어느 기관에 질병이 발생 했을 때 그 부위의 고장을 알려주기도 하지만 그 부위가 치료를 받아 낫게 되면 다른 기관도 치료의 긍정적인 지우를 보여 준다는 말이다. 예를 들어 어느 사람이 신장이 나빠서 치료를 했는데 그 신장이 나음에 따라 다른 부위의 영향도 사라진다는 말이다. 가령 신장 내의 독소와 병원체가 제거됨에 따라 홍채는 밝은 빛을 띠어 가게 된다. 이것이 혈액도 깨끗해지고 림프 또한 청결해 진다는 것을 의미한다.

5. 서양의학과 동양적인 자연의학의 진단의 차이점

서양의학에서는 간 또는 간의 문제라고 하면 그 기관 자체의 실제적인 문제만을 이야기 한다. 자연의학에서는 그 기관 자체나 그 기관에 관련되어 있는 에너지, 경락 또는 그 기관에 영향을 끼치는 문제나 혹은 육체적으로나 심리적인 경락을 이야기 할 수도 있다. 인체의 생명력 또는 정신과 분리해서 말하는 것은 잘못된 것이다. 인체는 정신의 외적 표현이다. 정신이나 생명력은 몸을 지탱하고 생명을 유지 한다.

자연의학에서는 몸의 에너지를 다룬다. 우리는 각 기관의 특징과 행태에 관심이 있다. 예를 들면 기관이 너무 경직되어 있어서 에너지가 막히는 것이 아닐까? 이것이 통증이나 퇴행의 원인 일까? 또는 이 기관에는 부종이 있는 것일까? 신체의 이 부분으로 적절한 기가 흐르고 있는 것일까? 라이프스타일, 음식 또는 행태 속에는 무엇이 불균형을 초래하는 것일까? 이런 것들은 앞으로 이 책에서 우리 몸을 더 자세히 들여다보면서 우리가 던져야 할 많은 질문의 일부이다. 마음과 정신과 몸이 하나이기 때문에 모든 인간의 특성은 감성적이건, 지적이건, 정신적이건 거기에 상응하는 신체적 기관을 가지고 있다. 예를 들면 뇌는 사고를 하는 기관 이지만 지금까지 어떠한 과학자나 뇌를 수술하는 외과 의사도 생각을 본 적이 없다는 것을 우리는 알고 있다. 생각은 보이지 않지만 뇌를 다치면 사고 능력은 떨어진다. 몸의 다른 곳도 마찬가지이다. 각 기관은 그 사람의 특성을 유지하는 역할을 갖고 있다.

신체기관과 연결된 감정과의 관계

자연의학적인 진단에서 몸의 건강은 마음의 건강과 심리에 직접적인 관련이 있다고 말 한다. 우리의 선조들은 이미 오래전부터 우리 몸이 심(心)과 신(身)으로 이루어 졌다는 사실을 알고 있었으며, 또 다른 의미의 신(神)은 눈에 보이는 육신(肉身)과 보이지 않는 기(氣)라고 하였다. 우리는 각 감정이 신체의 특정한 기관과 관련되어 있다고 까지 이야기 한다. 예를 들면 간은 화(anger)와 관련되어 있다. 간에 문제가 있거나 손상되면 화를 더 많이 내게 된다. 신장은 의지가 위치하고 있는 곳이며 공포를 다스린다. 신장에 문제가 있으면 더 많은 공포를 경험한다. 동양의학적인 진단에서는 담낭이나 비장을 들어낼 때, 그 사람 자체가 변화하고 그 전의 사람은 이미 존재하지 않게 될 것이라는 사실을 인식한 후에 하게 된다. 수술을 행하기보다는 핵심적인 원인을 파악해서 내재하는 문제점을 시정하려고 노력한다. 이러한 사상은 우뇌에 의해 지배되는 동양적 사고방식에서 나온다. 동양적 사고는 분석적이고 이성적인 방법이 아닌 전체적이고 직관에 의한 것이다. 동양철학은 기술적이기 보다는 인간적이고 예술적이다. 동양에서는 인생은 각각의 요소들이 전체에 꼭 필요한 그림이다. 어느 한 부분만을 제거하더라도 그림전체를 변경시켜 새로운 그림이 되는 것이다.

진단의 실제적인 의미

자연의학적인 진단은 순전히 인간과 인간의 접촉에 의존한다고 볼 수 있다. 자연의학의는 환자를 관찰하고, 환자를 만져보고, 자세히 질문하며 경청한다. 의사와 환자는 매우 가까워서 하나가 되고 자아를 버리고 관찰과 직관과 정보가 환자의 행위로부터 직접 오도록 한다.

자연의학에서 의사의 역할은 수동적이고 영양을 공급해주는 역할이다. 자연의학적인 진단에서 의사는 환자 안에 있는 건강을 회복시키는 에너지를 작용하도록 하며 진단은 병이 아닌 사람을 보는 것이다. 의사는 치료하지 않는다. 환자가 스스로 치유(治癒)하는 것이다. 의사가 하는 모든 것은 환자가 스스로 회복 하도록 안내자 역할을 하는 것이다. 따라서 의사는 겸손 할 수밖에 없다. 동양의 의술은 장기적으로 보는 것이다. 큰 그림, 전체로서의 사람을 본다. 병의 예방을 강조하며 건강을 유지하고 증진시키는데 힘을 쓴다. 고대 중국에서는 의사는 환자가 건강을 유지해야만 보수를 받았다. 환자가 병이 들면 의사는 보수를 받지 못했다. 왕이 병이 나면 왕실의 의사는 사형을 당했다. 병의 예방이 주된 약이었다. 동양과 서양의학의 또 다른 차이점은 동양의학은 인간간의 접촉을 강조 한다는 것이다. 이것은 대량시장의 접근방식이 아니고 다른 사람의 독특한 생활을 가능한 한 많이 드러내는 느리고 수고가 많이 드는 방법이다. 동양의학적인 진단은 인생과 같다. 부정확하다. 동양의사는 두리 뭉실하다. 환자에의 접근은 부드럽고 어머니 같다. 환자가 낫도록 도와준다. 우리의 의도는 환자가 자신의 치유능력을 사용하도록 도와주는 것이다.

자연의학적 진단과 치료의 개념

자연치유의 진단과 치료는 정신적 시술이면서 또한 예술이다. 이는 인생의 질과 예술을 보호하고 후원하는 것을 배우는 것이다. 서양의학적인 진단은 인생에 대한 서양식 접근방식에 기초한 것으로 좌 뇌에서 나오는 분석적, 기술적, 과학적인 것으로 인체를 기계론적으로 접근한다. 의사와 환자의 관계는 임상보고, 혈액검사 및 다른 검사에 비해 중요성이 떨어지며 객관성이 강조된다. 그리고 인간의 직접적인 인지보다는 기계를 사용해 검사하고, 사실을 드러내고, 계량화하여 과학적 진단을 끌어낸다. 이 기계들은 놀랍도록 정확하다고 느껴지게 된다. 의사는 직접적으로 환자로부터 떨어지며 의사의 개인적 관찰, 직관력, 감정은 기계의 계량에 이차적으로 밀린다. 의사의 직접적인 진단보다는 기계와 검사가 강조되어, 의사는 수백 명의 환자를 볼 수 있다. 통계자료에 의하면 미국의 의사는 평균 5분에서 15분 사이에 모든 진단이 이루어지며 한국의 의사는 2분이 채 안 된다. 이것이 제도권 의료의 대량시장 방식이다. 두통이 있으면 아스피린을 먹인다. 대체로 의사는 왜 두통이 일어났는지에 대해서는 별 관심이 없다. 스트레스나 음식이 분명한 원인인데도 접근 방식은 동일하게 약이다. 피부 발진에는 국소연고를 바른다. 피부발진의 원인은 무시된다. 소화의 문제는 텀스, 롤레이드,알카셀처 등 강한 약을 투여한다. 이러한 대증(對症)적인 접근 방식은 신체를 움직이는 기관들로 가득 찬 기계로 본다. 각 기관은 다른 기관으로부터 분리 독립되어 있는 것으로 본다. 그래서 의료 전문가들은 각 분야별로 세분화 되어 있다. 감정적 문제가 있으면 심리학자를 찾아간다. 뼈에 문제가 있으면 정형외과 의사, 코에 문제가 있으면 이비인후과 의사, 심장에는 심장전문의 이런 식이다.

원인요법이 아닌 대증요법으로 역증적인 방법을 주축으로 한 서양의학에서는 나타난 증상만을 억제하려고 하여 자연현상을 축소하고 각종 독성물질, 화학물질사용 수술 등 공격적인 방법을 감행하는 치료에 급급하므로, 피상적으로는 질병이 치료되는 것 같으나 다른 쪽의 부작용으로 질병이 악화되고 질병이 오히려 더 심각한 상태에 이르는 경우가 다반사가 되는 딜레마가 있다. 자연의학의 접근 방식은 약(藥)을 처방 하는 것이 아니고, 우선 라이프스타일의 변화를 제시하는 것부터 출발한다.

6. 진단의 유형

일반적으로 동양의적인 진단에서 다른 사람의 건강과 특성을 파악 할 때는 망진, 절진, 문진(問診), 문진(聞診)이라는 네 가지 유형의 접근 방식 또는 접근방법이 있다.

1. 망진(望診) :신체를 보고 관찰 한다.
2 절진(切診) :신체를 만져 보고 삶을 느낀다.
3. 문진(問診) :상태에 관한 정보를 얻기 위해 질문을 한다.
4. 문진(聞診) :듣고 냄새를 맡아 진단한다.

6-1. 망진(望診)

"보는 것"의 동의어는 여러 가지가 있다. 관찰, 주시, 응시. 알아차림, 인식, 시각화 등 그러나 어느 것도 정확하게 망진을 표현 하지는 못한다. 가장 가까운 것은 [보인다]라는 것이지만 이것은 정확한 내용을 나타내는 표현은 아니다. 이는 일반적으로 보통 사람을 눈으로 본다고 생각하지만 여기서 말하는 것은 자신 전체가 눈인 것처럼 다른 사람을 관찰 한다는 것이다. 다음은 오하시의 진단을 위한 치유사의 자세를 나타낸 내용이다. 너무 가까이 관찰하면 망진은 실패하기 쉬우며 그 이유는 환자의 눈의 모양, 입술과 코의 색깔과 형태에 선입견을 갖게 되면 큰 그림을 놓치게 되기 때문이다. 진단 시 더욱 세부적인 것에 초점을 맞추면 더욱 중요한 것을 놓친다. 세부사항은 나중으로 미루고 우선 주체의 인생, 그 진동을 받아들이는 것이 포인트이다. 이는 주체 자신의 생명력을 받아들임으로써 주체를 친하게 알게 된다는 것과 상통하는 것이다. 이렇게 함으로써, 치유사가 자신을 열고 다른 인간을 받아들이는 첫 번째 단계를 밟게 되며 환자를 완전히 알게 되는데 방해되는 것은 없어지게 된다.

6-2. 절진(切診)

절진의 글자 그대로의 의미는 만져서 진단하는 것이지만 속뜻은 더욱 추상적이다. 절진은 사람의 핵심을 접촉하고 내적 존재를 만지는 것이다. 절진은" 핵심을 뚫고 들어간다." 또는 "손을 칼처럼 사용한다."는 면도 있다. 이것은 다른 사람의 개성 또는 신체의 바깥쪽을 뚫고 들어가서 내부 깊숙한 내적 본성이나 영혼을 만진다는 뜻이다. 악수하는 것은 절진의 한 예다. 악수 할 때마다, 그의 특성을 느끼고, 내적 본성을 느끼고, 우리 자신의 본성과 교감하도록 노력한다. 악수를 할 때 미묘하지만 심오한 정보의 교환이 생기며 이것이 절진이다. 지압 등 수기요법을 시술할 때 환자에게로 깊이 들어가서 모든 근육과 뼈를 검사하고 모든 저항과 특성의 뉘앙스까지 느끼게 되며 에너지는 인간 생명의 깊은 곳까지 가는 듯 하게 된다. 환자를 나의 손, 나 자신 전체, 나의 영혼으로 검색하고 나는 환자를 모든 면에서 육체적, 감정적, 심리적, 그리고 정신적으로 이해하려고 한다는 태도가 필요하다. 치유사는 마음을 열고 환자를 예민하게 느껴야 한다. 판단을 하려고 하거나 비판적이 되면, 환자는 자신을 닫을 것이므로 구체적인 진단을 위해 환자에게 들어가는 것은 실패한 것이다. 역설적으로 진단을 하는 사람이 진단을 받는 사람이다. 진단자의 단견이 치유사가 도우려는 사람을 이해 할 수 있는 능력을 제한할 것이며 이는 주체의 실패가 아니라 진단자의 실패다.

6-3. 문진(問診)

질문은 환자의 건강상태를 평가하는 가장 직접적인 방법이다. 지금 어떤 증상이나 개인적 문제가 있으십니까? 하고 물을 수 있다. 당신의 환자와 상의를 시작한다. 그러나 말해지는 것 뿐 아니라, 말해지지 않는 것 까지도 들어야만 한다. 환자의 회피하는 부분도 찾아야 한다. 상의 과정에서 환자의 민감한 부분을 느껴야 한다. 중요한 문제를 그냥 넘길 수도 있고 의미 있는 부분을 지나칠 수도 있다. 왜냐하면 마음으로 기록하고 있기 때문이다. 환자가 말하는 동안, 표정이나 손동작이 많은지 관찰한다. 동작은 핵심에서 주의를 분산시키는 수가 많다. 말을 경청하면서 환자의 신체언어를 주목한다. 특정한 몸짓과 문제되는 부분과는 상관관계가 있는지? 민감한 주제가 제기될 때 다리를 꼬거나, 몸을 움츠리는지? 부드럽게 질문하고, 환자가 회피하는 부분을 느끼더라도 비난하지 말고 환자를 궁지로 몰지 말아야 한다. 당신의 목적은 환자의 신뢰를 받는 것이다. 자신의 한계를 알아야 한다.

6-4. 문진(聞診)

문진(聞診)은 들어서 진단하는 것이라면 약간 틀린 말이다. 목소리에 많은 감정이 포함될 때는, 심장 부위에서 나온다. 목소리에 화가 나 있으면 간으로부터 나온다. 동정심이 다른 감정을 압도 할 때는 비장으로부터 나온다. 공포가 목소리에 있을 때는 신장의 불균형을 나타낸다. 목소리가 약하면 목구멍으로부터 나온다.

어떤 목소리는 부비동이나 머리 상단에서 나온다. 이런 목소리는 약하고, 얇고, 가늘다. 환자가 말할 때 주된 감정은 무엇인가를 살펴본다. 목소리에 웃음, 눈물 또는 화가 담겨 있는지? 비판적인 목소리인지 지적인 목소리인지 또는 깊은 감정이 담겨 있는 목소리인지? 목소리는 환자의 현재 심정, 감정적, 육체적 건강에 관한 많은 정보를 밝혀준다. 환자가 깊은 감정을 숨기는 단어를 선택 할 수도 있다. 감정을 숨기려 할 수도 있지만 목소리는 나타낸다. 주의 깊게 듣고 환자가 정말로 건강한지 아픈지를 나타내도록 해야 한다. 다른 사람 신체의 냄새를 분명하게 맡으려면 당신 자신의 건강과 상태가 깨끗해야만 한다.

단백질 음식은 몸속에서 암모니아로 분해되는데 이것은 독성이 강하고 나쁜 냄새를 가지고 있다. 이런 사람들은 강한 방취제, 향수 등으로 몸의 냄새를 감추고 있다. 강한 화장수로 향을 내고 있다면 이 사람의 냄새 맡는 능력은 약하고 개인적인 냄새가 강하기 때문에 화장수를 많이 뿌리게 된다. 호르몬의 불균형은, 그 원인이 되는 지방과 암모니아 때문에 불쾌한 약간 탄 냄새가 난다. 지방은 몸 안에서 산패해서 오래된 것이 상하듯이 산패한 냄새가 난다.

냄새로 진단하는 능력을 기르려면 주로 도정하지 않은 곡식, 야채와 적은 양의 생선을 섭취하여야 한다. 곡물, 야채, 콩과 다른 식물성 음식들은 몸에서 연료로 탈 때 물과 아산화 탄소를 만들기 때문에 힘 안들이고 냄새 없이 밖으로 빠져 나간다. 타인을 진단하는 것은, 그 사람의 개인적인 세계로 들어간다는 것을 기억하고 환자에게 도움이 되도록 그 환자에게 더 깊이 들어 갈 수 있도록 부탁하는 것이다. 이것은 고도로 발달된 예절과 매너를 필요로 하며 숭고한 의도를 가져야 한다.

6-5. 진단과 치유의 태도

자연의학적인 진단은 타인과 타인의 사적 권한을 존중해야 하는 섬세한 예술이다. 남을 진단 할 때 가장 적절한 태도는 사랑이다. 사랑이 클수록 환자의 더 많은 것을 보며, 환자는 더 많은 것을 알 수 있도록 허용할 것이다. 이는 환자의 입장에서도 역시 일치한다. 질병의 원인은 과거의 잘못된 습관이 지금의 나의 육체적, 정신적, 심적인 질병을 유발시킨 것이며, 특히 마음이 질병치유에 중요한 요인이라는 사실이다. 인간의 질병의 근원은 전적으로 인간의 어리석음과 마음의 부조화에 원인이 있고, 자연은 인간을 위하여 항상 최선을 다하고 있다고 믿는다.

인체의 생화학 작용은 의식의 산물이며, 신념과 생각, 그리고 감정이 모든 세포속의 생명을 지탱하는 생화학반응을 일으키고 있기 때문이다. 순간적인 생각, 느낌 감정들이 우리 몸의 에너지파동에 영향을 주기 때문에, 강하게 자주 느끼는 어떤 감정 상태는 우리 몸속에 깊은 흔적을 남기게 되고, 그 흔적이 쌓여 눈에 보이는 형태로 나타나는 부정적 에너지 파동의 모양이, 암 같은 질병의 덩어리가 되어 진다. 반대로 사랑과 감사와 같은 좋은 파동을 계속 보내면, 암도 녹일 수 있는 힘이 자연치유력이 되며, 이는 인간의 마음과 밀접한 관계가 있다. 따라서 병을 고치는 것은 바로 마음을 다스리는 것이라고 볼 수 있으며, 진정한 몸과 마음의 조화로움을 찾는 것이 질병으로부터 자유롭게 하는 길이다. 조화로운 마음은 자연치유력(自然治癒力)을 높여주고, 질병을 치유하는 직접적인 요인이 되고 [사랑]과 같은 인간의 마음을 통해 치유력을 촉진하는 인자가 존재한다. 치유력을 증강시키는 마음의 요인들은 긍정적사고와 희망, 감사와 기쁨, 용서와 화해의 마음들이며 그중에 제일은 사랑이다

chapter

02

자연치유요법

『 의술은 시대의 조류와 문화가 상호 교류함에 따라 전승되고 변화 발전해 왔으며 지역마다 문화권에 따라 서로 다른 형태가 존재해 왔다. 고대 그리스 의학, 이집트의학, 인도의 아유르베다(Ayurbeda)의학, 중국의학, 이슬람의 아랍의학, 한국의 침술과 한의학 등이 지역적인 문화권을 형성하고 나라별 자연환경과 풍토 자원의 영향을 받아 독자적으로 발전해 왔고, 중국의학만 보더라도 북방과 남방, 동방과 서방 등 각 지역에 따라 다양한 양상과 서로 다른 방식 및 형태가 존재한다. 자연치유 또한 전 세계 각국에 다양한 자연요법이 존재하며 여기에서는 그중에서 일부분을 소개하는데 그칠 수밖에 없음을 밝혀둔다. 』

Chapter 02

Part 01

푸드테라피(Foodtherapy)

중국의 명의 편작은"의사는 병의 근원을 잘 관찰하여 그 잘못된 바를 알고 음식물로 병을 치유하되 부득이 음식물로 치료되지 않을 때에만 약물을 사용해야 한다."고 하였다. 푸드테라피(Foodtherapy)는 에너지원인 음식으로 몸에 생기를 주어 더 나은 컨디션을 유지하자는 것으로 전통적인 섭생법과 민간요법이나 식이요법 등을 학문적으로 생태영양학, 파동의학, 컬러테라피(Colortherapy) 등의 자연치유학이 가미되어 보완된 새로운 음식치유개념이다.

1. 푸드테라피의 기본개념

푸드테라피(Foodtherapy)란 음식(Food)과 치료(Therapy)의 합성어로 음식으로 건강을 다스릴 수 있다는 의미이다. 경락에너지, 컬러에너지 등 다양한 에너지테라피(Energetherapy)의 한 영역으로 이해된다. 음식섭취의 중요성에 대한 로시네 치르카(Rocine Circa)의 "우리가 음식을 잘못 섭취하면 우리를 치료할 의사가 없고 우리가 올바르게 섭취하면 의사가 필요치 않다."는 말처럼 푸드테라피는 건강유지의 매우 중요한 필요성을 지닌다.

인간은 음식물을 섭취하여 그 에너지로 일상생활을 영위하며 적절한 식사를 하지 못하면 건강상에 커다란 문제가 발생한다는 점을 이해하면 음식이 곧 치유이고 생명이라는 사실을 알 수 있다. 식생활의 원인으로 보는 식원병의 증상을 나타내는 사람 중 상당수가 여성이다. 여성의 5대 만성병이라는 생리불순 수족냉증, 변비, 빈혈, 피부트러블은 병에 대한 경계신호라 할 수 있으며 이는 바로 식생활의 균형이 무너진 결과에서 초래한다.

대부분의 질병은 식원병(食源病)

- 미국 상원의 영양문제특별위원회는 막대한 예산을 들여 원인규명에 나선 결과 "평소의 식생활에 대한 무관심"이 질병의 근본적인 원인이며 "우리가 느끼지 못하는 사이에 선진국의 식생활은 영양의 불균형을 초래했고 그 내용도 매우 나쁜 건강하지 못한 식사가 되었으며, 좋지 못한 식사가 질병을 발생시키는 원인"이라고 경고했다. 또한 암이나 당뇨병, 심장병 뿐 만 아니라 심지어 자폐증, 노이로제 같은 정신질환도 그 배경에는 잘못된 식생활에 있다." 라고 지적했다.
- 전미아카데미 특별위원회는 1980년대부터 미국국립암연구소의 요청으로 '음식, 영양과 암의 관계'에 관한 모든 과학적 정보를 종합적으로 검토한 결과 무엇을 먹고, 얼마만큼의 양을 먹고, 무엇을 마시는가에 따라서 암에 걸릴 확률이 높아지기도 하고 낮아지기도 한다는 사실을 밝혀냈다. 이 두 가지 결론은 암을 비롯한 대부분의 질병은 식생활이 원인인 병, 즉 식원병(食源病)이라는 것이다.

2. 자연치유와 푸드테라피

푸드테라피(Foodtherapy)는 자연의 먹거리를 통해서 영, 혼, 육의 생명력과 자연치유력을 일깨워 조화와 균형을 유지하고 건강하고 질 높은 삶을 영위하게 하는 전반적인 건강법을 포괄한다. 우리나라에서는 전통적으로 음양오행에 따른 오방색을 음식에도 적용하여 왔으며 이는 현대적인 푸드테라피의 관점에서도 매우 훌륭한 섭생법이라고 할 수 있다. 푸드테라피는 음식에 담겨진 자연의 기운, 파동, 맛, 색깔, 영양분등을 눈으로 보고 입으로 맛보며 코로 냄새를 맡고 귀로 듣는 오감을 통해 내 몸과 하나가 되어 부족한 기운과 파동, 맛 ,색, 향, 영양분, 소리 등을 보완 섭취하는 일련의 과정이 모두 포함된다. 푸드테라피는 음식을 섭취해서 소화, 흡수, 이용, 저장, 배설작용 및 인체의 생명유지와 성장 조직의 활성화시키는 전 과정을 관리하는 것이다. 음식은 자연의 에너지를 인체에 공급하는 에너지원이며 푸드테라피(Foodtherapy)는 에너지원인 음식으로 몸에 생기를 주어 더 나은 컨디션을 유지하자는 것으로 민간요법이나 식이요법을 거쳐 학문적으로 영양학, 파동의학, 컬러테라피(Colortherapy) 등의 자연치유학이 가미되어 보완된 새로운 개념이다.

컬러와 푸드테라피

양자파동의학에서 컬러가 자연치유의 매우 효과적인 결과를 나타내듯이 음식의 컬러도 역시 효과적인 치유방법이다. 실 예로, 2007년 미국암학회(ACS) 연례회의에서는 암을 예방하거나 암세포와 싸우기 위해서는 녹황색 채소보다 빨갛고 푸른 빛깔의 `컬러푸드'를 가까이 하는 것이 보다 효과적이라는 연구결과를 발표했다. 오하이호 주립대학의 모니카 주스티 식물영양학 교수가 주도한 연구에 따르면 과일과 채소 등에 붉고 푸른 빛깔을 띠는 천연색소가 강력한 항암 인자로 작용한다고 한다.

항산화 효과를 지닌 안토시아닌 성분의 일종인 천연색소는 암세포의 성장을 막을 뿐 아니라 정상세포를 다치지 않은 채 암세포만을 골라 제거하는 효능도 있으며 과학자들은 가지나 붉은 양배추, 보라색 옥수수, 각종 베리류에 풍부하게 함유된 이 성분이 혈류에 쉽게 흡수되지 않고 위장 내부를 샅샅이 돌아다니기 때문에 암을 예방하는 효과가 탁월한 것으로 추정하고 있다. 실험 결과, 보라색 옥수수와 버찌는 대장암세포의 성장을 멈추게 하는 한편 전체 암세포의 약 20%를 제거했다는 것. 반면, 시금치, 당근 등 녹황색 채소류는 베리류 성분에 비해 50~80% 수준의 항암 효과를 보인 것으로 나타났다. 한편 암세포 성장속도를 반으로 떨어트리기 위해서 항암성분이 얼마나 필요한지 알아보는 실험에서도 보라색 옥수수에서 추출한 안토시아닌이 1등을 차지했으며 버찌와 빌베리 역시 거의 동일한 효과를 보였다. 그러나 시금치의 안토시아닌은 같은 효과를 내기 위해 약 9배가 더 필요했다. 이와 같이 음식의 컬러로 자연치유의 효과적인 길을 모색할 수 있으며 이는 컬러테라피와 함께 향후 연구 발전해 나갈 푸드테라피의 중요한 영역의 하나이다.

3. 만성병과 식이요법

현대사회의 음식패턴변화는 대량생산되는 인스턴트화, 음식산업화를 초래함으로써 전통음식문화를 사라지게 했고 음식본연의 기능을 외면한 채 위장을 채우는데 급급하게 되었다. 이에 잘못된 음식섭취로 잃어버린 참 건강을 회복하자는 건강의 새로운 패러다임 즉 자연치유요법의 필요성이 제기되고 있다. 또한 좋은 먹거리의 개발을 위해서는 유기농 먹거리가 막연히 생산되는 것이 아니라 체질과 인체의 상황에 따라서 합목적적으로 적용되어야 할 필요성도 제기된다. 현대인의 질병의 대부분은 만성병이다. 과거에 비해 신체활동량은 적어진 반면에 고영양의 고칼로리 음식을 섭취함으로 비만인구가 급증하게 되었고 이로 인한 각종 성인병이 증가하게 되었다. 이와 같은 만성병에는 약물에 의한 치료보다는 평소에 음식

을 조절하고 건강한 식습관을 유지함으로써 더 효과적으로 개선된다. 미국 안티에이징 연구소의 연구 결과에 의하면 칼로리를 적게 섭취 할수록 동물의 수명은 늘어나며 인간도 역시 마찬가지로 보고, 일일 칼로리 섭취량을 줄일 것을 권고하고 있다.
식약동원(食藥同源)이라는 말과 같이 음식은 또한 치료 작용을 하므로 약과 음식은 근원이 같다고 하였으며 일반적으로 만성병은 음식물로 약을 대신하여 자연 치료하는 것이 고통과 부작용을 최소화 하는 길이다.

< 현재 식이요법은 현대인의 생활습관병인 각종 성인병과 암을 예방 치유하는 가장 효과적인 수단으로 인정된다. 페트릭 퀼린은 "올바른 영양식으로 모든 암을 50%에서 90%까지 예방할 수 있다. 오늘날 우리의 음식과 식수에는 암을 발생시킬 뿐만 아니라, 암을 키워주는 1,000가지 이상의 발암물질이 함유되어 있다. 여기에는 색소, 맛, 그리고 식품의 저장기간을 연장시키는 방부제 등으로 사용되는 3,000여 종류의 식품첨가물이 포함되어 있다. 수많은 종류의 제초제, 살충제, 화학비료 등이 농산물에 사용되어 결국에는 저수지로 스며든다. 축산물의 사료에는 항생제나 성장호르몬 등이 사용되고 있다. 사람들이 이 수많은 발암물질들이 인체에 얼마만큼 영향을 미치느냐를 질문하는 사이에 그 물질들은 이미 인체의 면역기능에 장애가 되고 있다. 뿐만 아니라 음식에 사용되는 화학 첨가물은 여러 가지의 자가 면역질병, 활동항진, 알러지, 호르몬불균형, 선천성결손, 관절염 그리고 암에 이르기까지 건강문제와 관련된다. 학자들이나 연구원들이 화학물질이나 오염물질의 사용에 대해 옹호하는 글을 읽을 때마다 우리는 그들의 고명한 명성 때문에 그들이 그들의 수입을 좌지우지하는 생산회사들과 직간접으로 연관되어 있다는 사실을 망각하곤 한다. 이것은 이미 공개된 사실이지만 농업관련 산업, 화학제품회사나 제약업계의 후원자금이 연구기관이나 대학으로 암암리에 흘러 들어가고 있다는 것을 잊지 말아야 할 것이다. 노벨상을 받은 라이너스 폴링박사같이 개인적인 연구를 통해 맑고 깨끗한 공기와 음식, 식수의 필요성을 알리는 사람들은 한 회사에 소속되어 거기서 연구자금을 받는 동료들로부터 비판을 당하는 경우가 있다. 다행히 건강한 음식, 맑은 식수, 깨끗한 공기의 필요성을 절감하는 민중들의 인식과 요구로 말미암아 자연식품 산업이 번창하게 되고 건강을 증진시키는데 기여하게 되었다." 이처럼 음식과 건강은 직접적으로는 인체에 영향을 미치고, 간접적으로는 환경에 영향을 미치는 상관관계를 갖고 있다. 오존층의 파괴는 삼림을 훼손시키고 연료를 태우는데서 비롯되는 것은 사실이지만, 산

업 로비스트들의 압력을 받는 농업관련 산업과 정부기관의 자연자원에 대한 정부의 그릇된 정책이 더 심각한 원인으로 여겨진다. 결국 현명한 소비자들의 선택이 음식과 공기와 식수를 정결하게 하는데, 가깝게는 우리의 현재의 건강과 멀리는 자연환경의 균형에 큰 영향을 줄 수 있다는 점에서 중요한 위치를 차지한다. 원래 서양의학은 히포크라테스나 갈렌의 전통을 이어받아 질병과 약초와 음식을 분류하는 이론에 바탕을 두었지만 원래의 그 전통의학은 오늘날 서방세계에서 의학의 현대화라는 이름으로 쇠퇴해 가고 있다.

반면, 서양의학의 발전에 의해 잠시 빛을 잃었던 동양의 전통의학과 인도의 아유르베다, 티벳의 전통의학 그리고 기타 여러 나라의 민속의학이 되살아나고 있다. 서양의 약리의학은 약초와 음식의 밀접한 관계를 간과하고 있는 듯하다. (최근 유럽에서도 식물요법, 파이토테라피가 각광을 받고 이용이 급증하고는 있다. 음식과 약초는 실제로 수천의 생화학적 인자를 가지고 있고 서로 같은 두 개의 물질이 존재하지 않으며, 체내에서의 음식과 약초의 기능적 역할과 에너지적 역할을 구분 짓기가 어려운 형편이기 때문에 음식과 약초의 상관관계를 중요시하지 않고 있는 서양의학에 의구심을 가지게 된다.)

모든 약초는 보하고 사하는 기능을 가지고 있고, 특별한 생리학적 기능과 장기자체에 치료효과를 지니고 있으며, 자율신경을 균형 있게 조절해주는 기능도 가지고 있는 것처럼, 특별한 음식이나 보조식품도 그와 같은 기능을 가지고 있다. 그러므로 한의사가 약초로 환자의 질병을 치료할 때 음양과 허실, 한열, 표리 등을 반드시 고려하듯이, 음식을 추천할 때도 반드시 그 모든 것들이 고려되어야만 한다. 예를 들면 단순히 비타민 C가 면역기능을 활성화시키는데 좋으니 모든 암환자는 일정량의 비타민 C를 먹어야 한다는 것으로는 충분하지 않다는 것이다. 93)>

93) 셀프메디컬연구원자료에서 내용 중 일부 발췌

4. 분자교정법의 기본개념

분자교정법(Orthomolecular)이란 단어의 "ortho"의 의미는 right 또는 correct 라는 뜻이다. 즉 분자교정학이란 인체 내의 모든 분자상태를 정상화 하여 본래의 기능을 회복함으로써 면역력을 돕는 방법이다. 분자를 정상화 시키는 데는 여러 가지 방법이 있는데 필요하다면 모든 방법을 이용할 수 있으나, 인체에 해가 되는 것을 피한다. 올바른 식생활을 기본으로 비타민(Vitamin), 미네랄, 아미노산, 지방산 등으로 체내의 영양소의 균형을 바로잡아 주는 영양요법(Nutritional therapy)과 운동요법 등 각 개인에 맞는 처방을 설계하고 지도하는 것이 분자교정의학이다. 인체의 영양학적 접근은 건강의 유지 및 질병의 예방과 치료에 확실한 도움을 준다.

분자교정법의 적용

- 분자교정의학은 육체적, 정신적, 사회적, 감정적 조건을 개선시키는데 널리 이용되어 왔다. 흔한 예로는 감기, 심장질환, 암, 우울증, 정신분열증, 피부염 등이다. 넓은 의미로 생각한다면, 하루에 1정씩 종합비타민(Vitamin)을 복용하는 것도 음식의 섭취에서 부족 되는 양을 채워준다는 의미에서 일종의 분자교정의학이라 할 수 있겠다.
- 분자교정의학은 영양물질의 공급을 이용한 강력하면서도 직접적인 치료법이다. 영양물질의 공급은 연령, 성별, 활동량, 스트레스 및 질병의 유무에 따라 각 개인에게 고유의 양이 결정된다. 대증 요법(Allopathy)은 같은 질환이면 누구나 같은 성분의 약물을 동일량으로 투여하여 치료효과와 부작용의 부담이 같지만, 분자교정의학은 개개인의 특성에 맞추는 "맞춤형"이라 하겠다.

분자교정법 처방과 치료순서

- 분자를 정상화 시키는 데는 여러 가지 방법이 있다. 어떠한 방법이던 필요하다면 모두 이용 될 수 있으나, 인체에 해가 되는 것을 피한다. 특히 근래의 식생활 습관이 변하면서 인체에 필요한 영양소의 균형이 깨어지고 있다. 영양의 불균형은 면역력에 영향을 미치게 되고 이로부터 발생되는 자가 면역 질환 (Autoimmune disease)이 날이 갈수록 확산되고 있다. 이를 교정하기 위하여 올바른 식생활을 기본으로 비타민, 미네랄, 아미노산, 지방산등으로 체내의 영양소의 균형을 바로잡아 주는 뉴트리셔널 테라피(Nutritional therapy)와 운동요법 등 각 개인에 맞는 처방을

설계하고 지도하는 것이 분자교정의학이다

◎ 다음은 분자교정법에 의한 치료순서를 설명한 것이다.

(1) 식생활의 개선으로 정제된 음식, 가공식품, 카페인, 설탕, 튀긴 음식, 농약이나 방부제가 섞인 음식 등을 피하는 것이다. 가능한 한 정제되지 않고 살아있는 상태의 영양소를 그대로 섭취하면서 기본적으로 탄수화물, 지방, 단백질 등의 영양물질이 균형을 이룰 수 있어야 한다.

(2) 다음 과정은 초기에는 빠른 효과를 위해 비타민(Vitamin)이나 미네랄의 주사를 사용할 수 있으나, 증상이 개선된 후에는 경구투여제로 치환된다. 이때의 용량은 대부분 과량이다.

(3) 대부분의 질환이 장기투여를 요하므로 치료자는 환자의 상태를 점검하면서 용량을 줄이거나 또는 더 빠른 개선을 위해 증량할 수도 있다. 증상이 호전 될 때 투여량은 줄일 수 있으며, 다시 나빠질 때는 증량되어야 한다. 그 과정에서 환자에게 알맞은 "유지량"이 결정된다.

Chapter 02

Part 02

질병과 자연치유 섭생법

1. 자연건강 섭생법이란?

우주는 자연의 이치에 따라 살아 움직이며 음양오행도 그러한 자연의 원리이다. 목(木)은 본성적으로 인(仁)이며 본래의 성격이 인자하지만, 반대로 목의 성질이 약해지면 거친 성격의 증상이 나타난다. 화(火)의 본성은 예의, 토(土)의 본성은 신용, 금(金)의 본성은 의리, 수(水)의 본성은 지혜이며 이와 같은 본성에 반대되는 성상이 대단히 심하게 나타났을 때, 우리는 정신에 이상 증세가 왔다고 말할 수 있다. 예의 바른 사람이 있다면 특별히 그 사람이 교육을 잘 받아서 예의가 바르게 된 것이라기보다 그 사람은 오장육부 중 심장이 튼튼한 사람이다.

반대로 심장이 튼튼하지 못하면 성격이 반대로 표출되는데, 이때 심장을 강화하기 위하여 쓴 맛 나는 음식을 섭취하게 되면 서서히 좋은 성격으로 바뀌게 된다. 신용을 본성으로 하는 토(土)의 기운을 갖고 있는 장부인 비 · 위가 약해지면 성격으로 변하게 된다. 의(義)를 본성으로 하는 금(金)의 기운을 갖고 있는 장부인 폐•대장이 약해지면 잘 비관하는 사람으로 변모한다.

<지혜를 본성으로 하는 수(水)의 기운을 갖고 있는 장부인 신장•방광이 약해지면 그 반대의 성격이 되고, 뇌파도 비정상으로 나타난다. 이때는 신장•방광을 영양하는 짠맛 나는 음식을 많이 섭취 하여야만 한다. 이러한 치유들은 동양학에 기초를 둔 올바른 섭생법만이 해결 할 수 있다.>

2. 오행섭생법

사람의 입맛은 체질과 건강 상태에 따라 다 다르다. 자신에게 필요한 것을 챙겨 먹기 위해서이다. 그런데 지금 우리의 주식은 쌀밥으로 고정되어 있고 반찬을 통해 나머지 기운을 보충하고 있다. 물론 소우주인 인체는 약간 달콤한 맛이 있는 쌀밥만 먹더라도 다른 기운으로 변화시킬 수 있어서 당장은 큰 무리 없이 생명이 유지되기는 한다. 그렇지만 각기 다른 기운을 갖고 있는 곡식을 섞어서 먹는 것이 효과적이다. 또한 아침 식사할 시간이 부족한 사람들 중에는 토스트, 주스, 계란 등 모두 목(木)기운만 강한 것을 먹기도 한다. 이런 식으로 기운이 한쪽으로 편중된 상태로 먹는다면 얼마 가지 않아 목극토(木剋土)의 원리에 의해 위장 장애를 일으킬 수도 있다. 또한 많은 사람들이 유행과 소문에 우왕좌왕하며 막연히 비싸고, 모양 좋고, 희귀한 것만 추구하고 많이 먹어 과식하고 비만에다가 갖가지 질병을 안고 살게 되었다. 따라서 우리가 매일 먹고 마시는 식사 내용을 육장 육부의 상태에 맞게 조절하는 것이 바람직한데 다음과 같이 3단계로 실천하는 것이 좋다.

실천 3단계

. 1단계 ; 병을 고쳐 타고난 체질로 회복하는 단계(병치 단계)
. 2단계 ; 체질을 표준형으로 개선하는 단계 (체질개선 단계)
. 3단계 ; 표준형을 유지하는 단계 (장수 단계)

병이 없는 경우 체질개선 또는 장수처방으로 바로 들어간다. 병이 치료되거나 체질이 개선될 때마다 몸살 비슷한 증상이 나타나지만 (명현현상) 이것을 견디며 계속 실천하면 좋은 효과가 있다.

기운 조절과 처방법

음양 기운 조절 ; 호흡법과 차

몸통이 큰 사람, 살이 찐 사람은 (음 적인 사람) 내쉬는 숨을 길게 하여 몸통을 줄이고 보기탕(氣)을 차 마시듯 자주 먹고 머리에 기운을 많이 보내야 한다. 머리가 큰 사람, 머리를 많이 쓰는 사람은 (양적인 사람) 들이쉬는 숨을 길게 하여 보혈탕(血)을 차 마시듯 자주 먹고 또 그렇게 호흡하고 마셔야 편안하다. 물론 음양이 균형을 이룬 경우에는 호흡 길이도 같게 하고, 보혈탕과 보기탕을 섞어서 마신다.

오행 기운 조절법 ; 오행식사

음식에도 맛에 따라 특별히 강한 기운이 있기 때문에 각자 체질과 건강에 따라 강한 것은 적게 섭취하고 부족한 것을 더 많이 섭취하는 동시에, 강한 것을 억제하는 것을 더 섭취한다.

< 간단한 6미 식단표 >

	신맛 (목)	쓴맛 (화)	떫은맛 (상화)	단맛 (토)	매운맛 (금)	짠맛 (수)
곡식 ;	팥	수수	옥수수,	기장쌀	현미	검은콩
육류 ;	개	염소	양	소	말(생선)	돼지
채소 ;	부추	근대	오이	미나리	파	미역
과일 ;	자두	살구	토마토	대추	복숭아	밤
근과 ;	땅콩	도라지	감자	고구마	양파	마
조미료 ;	식초	술	요구르트	흑설탕	박하, 고추	소금

단맛과 짠맛의 음양(陰•陽) 작용

단맛 : 설탕

- 음(陰)적인 작용
- 체온을 저하시킴
- 그래서 여름철 과일은 단맛이 대부분
- 여름엔 짠맛보다 단맛필요
- 어린이는 열이 있어서 단맛을 선호(짠맛의 콩을 싫어함)
- 식물성 식품에 많다
- 그러나 체내 짠맛 부족하면 체온저하로 몸이 경직

짠맛 : 소금(죽염)

- 양(陽)적인 작용
- 체온을 상승시킴

- 동물성 식품에 많다
- 더울 때 땀에 소변이 빠져나오는 이유 : 체온조절 및 불순물 제거
- 소금 부족 시 체온저하로 여름에도 추위를 느낌
- 몸이 냉해지면: 체온조절 위해 수분 배출시 몸을 차게 하는 당분도 함께 배출된다.(당뇨병)
- 혈액 속에 염분이 충분하면 몸이 뜨겁고 부드럽다(염통엔 암이 없다)
- 야채와 찬 음식(특히 찬술)을 많이 먹으면 위암 발생가능성 높다
- 몸이 뜨거운 아이는 죽염이 해로울 수 있다
- 성인병은 거의 몸이 냉해서 발생하므로 많은 량의 죽염이 필요
- 혈액 내 염분이 0.9% 이하 시 적혈구 파괴(현대의학)
- 소금은 세포분열을 억제(나무와 암세포는 무한정 세포분열)

인체 내 소금의 작용

1. 음식물 소화 작용: 위액, 췌장액, 담즙에는 많은 소금기를 함유
   - 혈액속의 염기에도 녹지 않는 불순물이 장기나 순환장애를 발생
2. 체온조절: 달걀 부화 시 적당한 온도필요 하듯이 체내 온도 36.5도 유지
3. 부패방지: 짠 바다에 모든 생명체 존재, 몸속에서 세포 부패를 방지
4. 신경형성 재료: 염기가 부족시 신경통으로 고생

- 전기실험

. 증류수+설탕: 전기 안 통함(반응 무)
. 증류수+보통소금(오염된 소금): 열과 거품 발생
. 증류수+정제소금(불순물 제거): 거품 없이 열만 발생

- 성인병(암, 당뇨, 고혈압, 동맥경화, 심장병, 뇌일혈 등)의 공통점

. 혈액이 오염되고 탁하며 열이 낮아 차갑고 혈액 속에 녹지 않는 유해물질 함유
. 혈액 속에 염기보다 당분이 더 많아 산소가 부족(온도저하로 적혈구 백혈구 기능저하)
. 유해물질이 혈관에 붙거나 장기에 모여 결석유발- 순환장애로 탄산가스발생 (연탄위에 소금 뿌리면 가스를 흡수하여 가스냄새가 제거됨)

5. 불순물 제거: 불순물을 소변과 땀으로 배출 그래서 땀은 짜고 맛이 독하다

병치 처방

음 양

인영 > 촌구 ; 음이 허하니 숨을 길게 들이쉬고, 보혈탕을 마신다.

인영 < 촌구 ; 양이 허하니 숨을 길게 내쉬고, 보기탕을 마신다.

오 행

맥과 병증을 확인한 후 약해진 기운을 돕는 음식과 함께 강한 기운을 억제하는 음식을 집중적으로 먹게 해서 그 병맥과 증상이 없어질 때까지 치료한다. 특히 주식, 부식, 간식, 후식 등 모든 식사를 다양하게 요리하여 집중 섭취하여야 빠른 속도로 호전되면서 병증이 없어진다.(해당 경맥의 혈 자리에 침을 놓아도 된다. 이때는 음양과 오행을 동시에 감안하여 침을 놓는다. 그러나 병증들이 사라지면, 즉시 이러한 집중적인 방법은 중단해야 한다.) 만일 제 때에 중단하지 못하고 집중 식사 또는 같은 경맥에 침을 놓게 된다면 그 장부의 힘이 너무 강해져서 다른 장부를 위축시키게 되고 또 다시 새로운 병증이 나타나게 된다. 따라서 정기적으로 맥을 관찰하면서 진행해야 하며 다른 맥과 증상이 나타나면 즉시 그쪽 처방을 한다. (그러나 심포삼초는 전신을 관장하는 무형의 장부이므로 떫은 식품은 아무리 많이 먹어도 상관없다)

상생으로 처방한다

병을 고치기 위해 음식을 먹을 때는 약한 기운을 보충하는 처방(A)과 함께 강한 기운을 누르기(극) 위한 처방(B)도 함께 한다. 예를 들어, 간, 담의 기운이 약한 현맥(弦脈)이 나올 때는 금(金)기운이 강해 간담(목)이 약해진 증거이므로 약해진 목 기운을 보충하는 음식을 먹는 것이 우선이다. 그리고 강해진 금 기운을 누르기 위해 화(火)음식(쓴맛)을 같이 먹는다. 그런데 목, 화 둘은 상생 관계이다. (木生火) 이것을 표로 만들면 다음과 같다.

(병든 곳) ;	(맥)	; (처방A)	(처방B)
. 간담(목) ;	현맥 (금)	; 목(시고),	화(쓰게)
. 심소장(화) ;	구맥 (수)	; 화(쓰고),	토(달게)
. 비위장(토) ;	홍맥 (목)	; 토(달고),	금(맵게)
. 폐대장(금) ;	모맥 (화)	; 금(맵고),	수(짜게)
. 신방광(수) ;	석맥 (토)	; 수(짜고),	목(시게)

그런데 A, B 두 처방 사이는 서로 상생 관계가 된다. 두 개의 맥이 동시에 나올 때는 조심해야 한다.(음식 처방을 할 때는 두 개의 맥을 다 반영해도 되나 침을 놓을 때는 관계를 잘 봐야 한다.)[94]

보다 세밀한 체질 분류

이렇게 계속 병치 처방으로 치료해 나가면 원래 자기가 타고난 체질대로 맥이 나오면서 그 맥에 따른 증상도 함께 나타날 것이다. 이러한 체질맥과 증상은 그 사람의 체질에 의해 항상 나타나는 것이므로 치료를 해도 얼마 시간이 지나면 다시 나타난다. 따라서 이때부터는 표준형 체질을 위한 체질 개선 처방으로 넘어간다. 그러기 위해서는 6장 6부의 크기 순서를 결정하고 거기에 맞게 해당 음식 비율을 맞춰야 하는데 각 장부의 크기는 대개 상생으로 배열하는 것이 좋다. (예를 들어 목형으로 분류된 사람의 장부의 크기는 목 -> 화 -> 토 -> 금 -> 수 -> 상화 순으로 되어 있다고 본다. 상화는 생명력이므로 언제나 항상 가장 작다고 간주한다.) 따라서 다음과 같은 5종의 체질로 요약할 수 있다. (상화는 화와 성질이 비슷하므로 같은 체질로 간주한다)

. 목 체질(얼굴이 좁고 긴 얼굴) = 목 -> 화 -> 토 -> 금 -> 수 -> 상화
. 화 체질(이마가 턱보다 넓은 역삼각형 얼굴) = 화 -> 토 -> 금 -> 수 -> 목 -> 상화
. 토 체질(턱이 모나지 않은 둥근 얼굴) = 토 -> 금 -> 수 -> 목 -> 화 -> 상화
. 금 체질(턱이 각진 네모난 얼굴) = 금 -> 수 -> 목 -> 화 -> 토 -> 상화
. 수 체질(이마보다 턱이 넓은 세모 얼굴) = 수 -> 목 -> 화 -> 토 -> 금 -> 상화

그러나 절대적으로 그렇게 배열해야 한다는 것은 아니고 대개 그렇게 분류하는 것이 편리하고 유익하다는 것이며, 원칙적으로는 생긴 그대로 분류하여야 할 것이다.
이때의 요령은 다음과 같다.

. 머리털이 없는 부분을 관찰한다. (대머리는 선천적인 부분을 중시한다)
. 멀리서 전체의 윤곽을 관찰한다.
. 제일 큰 장부와 제일 작은 장부를 먼저 결정한다.
. 가능한 한 상생으로 분류한다.
. 정면에서 보아야 한다.

94) 가령 현맥(木병)과 구맥(火병)이 같이 나왔다면 이때는 목생화, 상생이니까 침을 동시에 놓아도 된다. 그렇지만 현맥(木병)과 홍맥(土병)이 동시에 나왔다면 이때는 목극토, 상극이므로 동시에 놓으면 안된다.

체질 처방 요령

이제 체질 분류가 끝났으면 가장 큰 장부에 해당하는 음식은 가장 조금 먹고 가장 작은 장부에 해당하는 음식은 가장 많이 먹도록 적당하게 비율을 정한다. 심포삼초는 생명력이기 때문에 6장 6부 가운데 가장 작은 것으로 간주해서 다른 5味 음식 전체의 절반을 배정한다. 예를 들어서 체질이 목 -> 화 -> 토 -> 금 -> 수 라면 신 것, 쓴 것, 단 것, 매운 것, 짠 것, 떫은 음식 비율을 차례대로 1 : 2 : 3 : 4 : 5 : 8의 비율로 먹어야 한다. (5미 전체가 15이므로, 상화는 그 절반인 8로 배정한다)

(6기)		(곡식)	(야채)	(과일)	(고기)	(조미료)	(근과)
목 (1)	;	팥,	부추,	자두,	개,	식초,	땅콩
화 (2)	;	수수,	근대,	살구,	염소,	술,	도라지
토 (3)	;	기장,	미나리,	대추,	소,	설탕,	고구마
금 (4)	;	현미,	파,	복숭아,	생선,	박하,	양파
수 (5)	;	검은콩,	미역,	밤,	피,	소금,	마
상화(8)	;	옥수수,	오이,	토마토,	양,	요구르트,	감자

이렇게 하면 6 x 6 = 36, 36종류의 식품을 섭취하게 된다. 다른 체질도 6味의 비율만 바뀔 뿐 요령은 다 똑같다. 체질분류가 틀림없고, 처방 비율이 적중했다면, 그리고 처방대로 성실히 식사를 하였다면 체질적인 병증도 놀랍도록 빨리 치료되고 원기가 왕성해지며 젊어지고 생명력과 저항력이 강화된다. (이렇게 해서 체질이 표준형으로 바뀌면 평맥이 나온다. 그러나 이렇게 되는 과정은 쉽지 않다.)

장수처방

장수처방은 체질이 오행 표준인이 된 후에 하는 식사 처방인데 목, 화, 토, 금, 수 5행의 기운을 균등하게 하고 생명력과 초능력을 관장하는 심포삼초 상화의 기운은 이 5행의 기운의 총합계와 같이 되도록 한다. 즉, 1:1:1:1:1:5의 비율로 한다. 다만 황인종인 경우에는 土기운을 보강해야 하므로 1:1:2:1:1:6으로 한다. 이렇게 되어 완전한 건강을 확보하게 된 후에 1:1:1:1:1:5 처방으로 실천한다. 체질법을 잘 모를 때는 처음부터 장수 처방을 해도 된다. 장수처방은 맥에 상관없이 아무에게나 다 맞다. 효과가 좀 서서히 나타날 뿐, 부작용도 전혀 없다.

(육미 잡곡 추천 비율 ; 장수처방)

팥(木), 수수(火), 기장(土), 현미(金), 콩(水), 옥수수(상화) or (녹두)/ (조)

1 1 2 1 1 6 or (6) / (6)

오행처방 사례

체질 분석

얼굴 ; 木火형이다. (목화 토금수)

맥 ; 홍모맥 (홍맥 + 모맥) 인영 6.7성

병치 음식 처방

목화 토금수 형으로서 모맥이나 홍맥이 나왔으니 자기 체질로 나왔다. 문제는 인영 6.7성, 비, 위장과 폐, 대장 기운이 대단히 약하다. 그래서 단것과 매운 것 만 먹도록 한다.

. 곡식은.... 기장이나 현미만 먹는다.

. 채소는..... 단 것은 미나리, 매운 것은 파,

. 조미료는., 흑설탕과 고춧가루만 넣는다.

과일, 육류, 근과류도 이런 식으로 해서 합곡과 족삼리를 사(瀉)하면서 열흘이나 보름만 먹으면 6.7성은 없어진다. 한약보다는 음식 처방이 더 좋다.

체질개선 처방

병이 다 나아서 인영 촌구가 같아지면 자기 체질대로 평범한 모맥이나 홍맥이 나온다.

이제 목화토금수 상화 비율을 1:1:2:3:3:5로 한다. 이렇게 10년간 계속 먹으면 얼굴이 표준형(계란모양)이 되면서 평맥이 나온다. 그 때부터는 장수 처방을 하면 된다.

3. 관절염의 자연치유 섭생법

관절염은 무릎, 고관절, 어깨 등등 아픈 부위도 제각기인데 이것은 당사자의 체질과 깊은 관계를 가지고 있다. <관절의 종류에는 ① 고관절(환도뼈) ② 주관절(팔꿈치) ③ 슬관절(무릎) ④ 손목 ⑤ 발목 ⑥ 어깨가 있다. 이와 같이 관절의 종류도 다양하듯이 아픈 부위도 다양하다. 관절에 나타난 증상의 치료도 중요하지만, 근본적으로는 관절을 관장하는 오장육부를 강화 시켜주는 것이 더 중요하다.>

- 고관절은 간•담이 허약해진 결과이며, 신맛을 섭취해야 한다.
- 주관절은 심•소장이 허약해진 결과이며, 쓴맛을 섭취해야 한다.
- 무릎은 비•위장이 허약해진 결과이며, 단맛을 섭취해야 한다.
- 손목은 폐•대장이 허약해진 결과이며, 매운맛을 섭취해야 한다.
- 발목을 잘 삐는 사람은 신장•방광에 이상이 온 경우이므로 짠맛을 섭취해야 한다.
- 어깨를 관장하는 장부는 심포•삼초인데 이것이 허약해지면 발생하므로 담백하거나 떫은 맛 나는 음식이 좋다. 흔히 단편적 증상을 치료하기 위한 진통제나 소염제를 쓰고 있는데 이것은 일시적인 치료제일 뿐이다. 증세를 잠시 완화시키는 것보다는 오장육부를 먼저 튼튼하게 하는 것이 더 중요하다. 오장육부의 근본을 영위하는 음식을 섭취하면서 운동을 곁들이면 서서히 좋아진다. 허약해진 관절은 올바른 섭생법의 실천과 운동을 통해서 강화해 나가야 하며 약물 치료는 부작용만 초래할 뿐이다.

① 고관절과 발전체의 관절에 관한 병(간, 담낭이 약한 弦脈)

고관절은 환도 관절이라고도 하는데 고관절과 발의 모든 관절은 간 • 담이 지배하고, 이것을 영양하는 식품은 신맛이 있는 식품이다. 신맛이 있는 식품 중 가장 좋은 것은 팥의 생식으로 팥은 생으로 분말하여 한 끼에 3~4 숟갈씩 식사하고 과일, 야채, 육류, 근과, 조미료 등 모든 식사를 신 것으로 하면 고관절의 병은 쉽게 자연치유 된다. 고관절의 병은 아주 무서운 병이며, 관절에서 물을 빼내는 방법도 있고, 금으로 고관절을 만들어서 대체하는 기술도 있지만 이런 방법보다는 식사요법이 즉효이므로 이것을 믿고, 시행하면 효험이 있을 것이다. 그러나 신 것만을 과식하면 木剋土하여 위장병(산 과다증)이 발생하기 쉬우므로 고관절의 병이 없어지면 신 것만 식사하는 일을 중지하여야 하며 안전을 위하여 체질개선 처방이나 장수 처방을 사용하는 것이 좋다.

② 팔꿈치 관절의 병(심, 소장이 약한 鉤脈)

팔꿈치 관절은 심 • 소장이 지배하는 관절인데 그 이유는 팔꿈치의 가장 중요한 부분에 심장 경맥과 소장 경맥이 통과하기 때문이다. 그러므로 심•소장에 영양을 주면 필요한 물질이나 항체가 생겨서 팔꿈치를 아프게 하게 원인이 없어진다.

<심•소장의 영양 식품은 쓴맛이 있는 식품이다. 쓴 것 중에는 수수의 효력이 가장 강력하며 수수를 생으로 분말하여 한 끼에 3~4 숟갈씩 식사하고, 반찬과 음료수와 국과 차와 과일 등도 쓴 것만 식사하면, <황제내경>에 기록되어 있는 대로 약 10~15일이면 치유된다. 팔꿈치의 병이 없어지면 쓴 것만 식사하는 것을 중지한다. 그렇지 않으면 화극금하여 폐•대장이 약해질 수 있다. 그러므로 체질개선 처방이나 장수 처방을 함께 사용하면 치료되는 속도는 느리지만 부작용

은 염려되지 않는다.>

③ 견관절과 손 전체의 관절에 관한 병(심포, 삼초가 약한 鉤(三)脈)

견관절과 손의 모든 관절은 심포•삼초가 지배하는데 그 이유는 어깨관절의 가장 중요한 부분을 심포 경맥과 삼초 경맥이 통과하기 때문이다. 손 관절과 견관절이 아프거나, 물이 괴거나 관절이 커지고 통증이 있거나 팔이 움직이지 않기나, 팔이 빠지거나 부었거나 하는 증상은 심포•삼초의 영양 식품인 떫거나 담백한 맛 나는 음식물을 식사하면 씻은 듯이 해결된다. 옥수수를 생으로 분말하여 한 끼에 3~4 숟갈씩 식사하고 반찬, 과일, 음료수, 차등의 일체를 떫은 것들만 먹으면 단시일 내에 자연 치유된다. 떫은맛이 있는 식품은 심포• 삼초에 영양을 주고, 심포와 삼초는 전신의 생명력을 주관하므로 좀처럼 과식이란 있을 수 없다. 떫은 것만 먹는 것은 자연의 원리에 합당치 않으므로 견관절이나 손의 모든 관절이 좋아지게 하려면 체질 개선의 처방이나 장수처방을 사용함이 더욱 합리적일 것이다.

④ 무릎 관절의 병(비, 위장이 약한 洪脈)

무릎 관절에 통증이 있거나, 물이 괴거나, 부종이 생기거나, 관절이 늘어나는 등 이렇게 무릎 관절의 병은 대단히 많다. 풍요로운 현대인은 많이 먹어서 비만증이 되고, 비만증으로 인해 체중이 증가하여 무릎은 피곤하게 만들므로 관절에 이상이 오는 것이다. 그러므로 비만증은 비• 위장의 병이고, 비 위장은 무릎 관절을 지배하므로 비• 위장에 병이 생기면 결국 무릎에도 병이 나타나는 것이다. 흰 설탕을 제외한 단맛이 있는 식품은 비• 위장을 튼튼하게 하며 따라서 무릎도 튼튼해지고 무릎의 병도 없어지는 것이다. 단 것 중에는 기장쌀이 가장 좋은 식품인데, 생기장쌀을 분말하여 한 끼에 3~4 숟갈씩 식사하고 기타 야채, 과일, 고기, 근과 등의 모든 식사를 단맛이 있는 것으로 식사하면 단시일 내에 무릎의 병은 몰아낼 수 있다. 그러나 단 것을 과식하면 土剋水하여 신• 방광에 병이 나타나므로 무릎이 좋아지면 단 것만 섭취하는 것을 중지해야 한다. 안전을 위하여 체질개선의 처방이나 장수처방을 사용함이 적절하다.

⑤ 손목 관절의 병(폐, 대장이 약한 毛脈)

손목 관절은 폐와 대장이 지배하는 관절이므로 폐• 대장의 영양 식품인 매운 맛이 있는 식품을 섭취하면 폐• 대장이 강화되고, 따라서 손목 관절도 강화되므로 손목에 나타난 어떠한 증상도 없어지는 것이다. 손목이 시리거나, 차거나, 약하거나, 통증이 있거나, 부었거나, 물이 괴거나, 관절이 굳었거나 하는 등등의 어떠한 증상이 있던지 매운 것을 먹으면 좋아진다.

⑥ 발목 관절의 병(신장, 방광이 약한 石脈)

발목 관절은 신• 방광이 지배하고, 신장 경맥과 방광 경맥이 발목의 가장 중요한 부분을 통과한다. 근래에 발목이 부었거나, 물이 괴거나, 시리거나, 아프거나, 염증이 있거나, 잘 삐거나 하는 허약한 사람들이 대단히 많은데, 그것은 신• 방광의 영양 식품인 짠 것을 먹지 못하게 하는 학문의 영향을 받기 때문이다. 짠 것은 신광과 방광을 영양하고 영양이 과다하면 水剋火하여 심장병이 나타난다. 즉, 짠맛이 있는 식품은 많이 먹어도 안 되고 적게 먹어도 안 되는 것이다. 그리고 체질과 병에 따라서 적에 먹어야 하는 사람의 기준량에 약 6배 정도로 먹어야 하는 체질이 있음에 유의하여야 한다. 불임 수술을 하면 신• 방광이 허약해지므로 짠 것을 보통 사람의 약 2배 정도 섭취하여야 한다. 대개 남녀의 피임수술이나 자궁의 절제, 절개수술 등을 한 사람은 한 끼 식사에 간장을 2~4숟갈 정도 먹어야 그런 대로 자신의 체력을 유지할 수 있는 것이다. <발목이나 정강이에 이상이 있을 때에는 짠 것을 섭취하여야 하고, 짠 것 중에도 검은콩 생식이 가장 좋다. 검은콩을 생식할 때에 설사가 나면 소금이나 간장이나 미역이나 김으로 대신하여도 무방하다. 주식, 부식, 차, 과일, 등의 모든 식사를 짠 것으로 하면 단시일 내에 발목 관절이 호전될 것이나 짠 것만을 과식하면 심장• 소장에 병이 발생할 수 있으므로 체질개선 처방이나 장수처방을 사용하는 것이 안전하다.>

⑦ 전 관절의 병

인체의 모든 관절에 병이 있으면 육장육부에 병이 있는 것이고, 특히 신진대사가 되지 않는 심포• 삼초에 이상이 나타난 것이므로 육곡의 생식을 하되, 장수처방을 하여 6개월~1년을 생식하면 자연치유 될 수 있다. 과일, 야채, 고기, 근과, 조미료 등도 포함하여 장수 처방하도록 권한다.

4. 두통의 자연치유 섭생법

모든 통증은 대부분 기혈의 순환이 약하여 냉해져서 오는 증상이다. 따라서 두통도 냉해져서 오는 것인데, 이때 병의 원인은 모르고 증상만 없게 하려고 진통제 등만 자꾸 처방하게 되면 몸은 점점 나빠지게 될 것이다. 그러나 만병의 근원은 오장육부에 있다고 하는 동양의학에서는 음양오행의 이론에 따라 두통을 명쾌하게 설명이 가능하다. 나뭇잎이 나지 않고 열매가 맺지 않으면 그 원인은 뿌리에서 찾아야 하고 오염된 물을 그대로 두면 맑은 물이 되지 않듯이 상류의 원천적인 물을 깨끗하게 관리하지 않으면 안 된다.

두통의 자연치유법

○ 간• 담(木)이 약해서 오는 두통은 편두통이다. 신맛이 나는 식초 한 숟갈에 요구르트 5병을 희석하여 데워먹으면 낫는다.

○ 비• 위장(土)이 약해서 오는 두통은 전두통 이다. 단맛이 좋다.

○ 신장• 방광(水)이 약해서 오는 두통은 후두통 이다. 짠맛이 좋다.

○ 심포• 삼초(相火)가 약해서 오는 두통은 미릉골통 이다. 양미간이 몹시 아프므로 떫은맛이 좋다.

○ 기경팔맥 중 독맥에 병이 나면 골이 깨질 듯이 아프다. 쓴 맛 나는 음식과 후계라는 곳을 강하게 자극하면 효과가 있다.

○ "골이 흔들린다."는 두통은 양교맥(복사뼈 바깥 진맥)에 이상이 있는 병이다. 신맥혈을 강 하게 자극하고 짠 맛 나는 음식을 섭취한다.

○ "골속에 전기가 비친다."는 투통은 양유맥에 이상이 있는 병이다. 손목 위 외관혈을 강하게 자극하고 떫거나 담백한 맛 나는 음식을 섭취하면 좋다. (두통은 어떠한 진통제도 순간적 인 증상해소에 불과할 뿐이라는 사실을 명심하고 자연치유하는 것이 좋다.)

① 편두통

머리 측면에 두통이 있는 증상을 말하며, 그 원인은 담경맥이 머리의 측면을 통과하기 때문이다. 따라서 간, 담에 병이 있을 때에 나타나는 모든 증상도 함께 나타난다. 담낭의 영양 식품은 신맛이 있는 식품이며, 간, 담에 영양이 충분히 공급되면 간, 담으로 인해 나타난 모든 병의 증상과 나아가서는 음양, 허실, 한열도 없어지고 정상이 되며, 따라서 편두통도 없어진다. 신맛이 있는 식품 중 가장 좋은 것은 팥이며, 과일, 야채, 근과, 조미료 등에서 신맛이 있는 것만 먹으면 불과 수일 내에 두통은 사라진다. 신 것을 과식하면 목극토하여 위장병이 나타날 수 있으므로 안전을 위하여 장수 처방이나 체질개선 처방이 오히려 좋을 수도 있다.

② 전두통

앞이마에 통증이 있는 것을 전두통이라 하며 그 원인은 앞이마 양측에 위경맥이 통과하기 때문이다. 따라서 비, 위장에 병이 있으면 전두통이 나타난다. 그러므로 과식하거나, 위경련(체한 증세)이나, 곽란[95]이 있으면 앞머리는 싸늘해지며 두통이 발생한다.

식이요법은 단맛이 있는 식품을 먹어야 하며, 곡식, 과일, 야채, 육류, 조미료, 근과 등 모든 식사를 단 것으로 생식하면 단시일 내에 효과를 볼 수 있다.

95) 곽란이란 한방에서, 음식이 체하여 토하고 설사를 하는 급성 위장병을 말한다.

단 것을 과식함으로써 토극수가 되어 신장 • 방광에 병이 나타나지 않도록 하고, 전두통이 없어지면 단 것만의 식사는 중지하고 체질개선의 처방을 하여야 한다.

③ 미릉골통

미릉이라 함은 양 눈썹을 연결하는 능선을 말하며, 눈썹의 양끝 즉, 관자놀이(관자놀이:귀와 눈 사이의 태양혈이 있는 곳)인 사죽공혈에서 통증이 시작되며 오래되면 미릉골까지 아파지는 병으로서, 심포• 삼초가 냉해질 때 나타나는 두통이다.

심포• 삼초는 무형의 장부인데, 장기가 눈에 보이지 않는다고 그 존재를 인정하지 않는 현대의학으로는 치료가 불가능한 병이다. 심포• 삼초를 영양하는 식품은 떫거나 담백한 맛 나는 식품이다. 그 중 가장 좋은 것은 옥수수이다. 이것을 생으로 분말하여 식사를 대신하면 즉시 효과가 나타나고 주식, 부식, 차, 후식, 등 모든 식사를 떫은 식품으로 하면, 단시일 내에 미릉골통은 사라진다. 마릉골통이 완전히 없어진 후에는 체질개선의 처방을 하여야 한다.

④ 후두통과 정두통

후두통은 뒷목이 위로 치미는 듯한 통증이며, 정두통은 머리의 상단 중앙에 열이 확확 나면서 나타나는 통증이다. 후두통은 방광이 허약할 때, 정두통은 신장이 허약할 때 나타난다. 신장과 방광을 음양의 관계가 모두 수(水)에 속하므로 짠맛이 있는 식품을 섭취하면, 우리 몸의 필요한 물질이나 항체 등이 생성되어 두통은 사라진다. 특히 쥐눈이콩이 가장 좋은 식품인데, 이것을 생으로 분말하여 한 끼에 3~4 숟갈씩 주식으로 대신하면 좋다. 콩을 생식하면 변비가 없어지고 변도 묽어지게 된다. 변비가 없으면 서목태의 생식은 중단 한다. 그리고 짠맛이 있는 식품 중에 입맛에 맞는 다른 것을 생식하되 주식, 부식, 차, 후식 등의 식사를 짠 것으로만 생식하여야 한다. 그러면 두통뿐만 아니라 신장으로 인한 모든 병이 빠른 시일 내에 사라질 것이다.

⑤ 기경 팔맥의 두통 (4종)

기경 팔맥은 글자 그대로 8개의 맥이 있는데, 그 중에서 음경에 속하는 임맥, 충맥, 음교맥, 음유맥 등 4개의 경맥은 그 경맥이 머리를 통과하지 않으므로 두통이 있을 수 없고, 양경맥에 속하는 독맥, 대맥, 양교맥, 양유맥은 그 경맥이 머리를 통과하므로 두통이 있다. 그런데 이와 같은 4종의 두통은 머리의 일정한 부위에만 통증이 있는 것이 아니고, 머리 전체가 아프거나 깨질듯하거나, 무엇이 위로 뻗치는 것과 같은 통증이 있으며, 진통제도 효과가 없는 고질적인 만성 두통인 것이다.

○ 대맥 두통

간과 담낭이 허약하여 인영에서 현맥 4~5성이 촉지 되는 두통이다. 따라서 간• 담에 병이 있을 때 나타나는 모든 증상을 수반하며, 이 때 신맛이 있는 식품을 섭취하여 간• 담을 건강하게 하면 두통이 없어진다. 가장 좋은 식품은 푸른빛이 도는 팥이나 생 밀가루이며, 주식, 부식 등 모든 식사를 신맛이 있는 것으로 생식하여야 단시일 내에 효과를 볼 수 있다.

○ 독맥 두통

심장• 소장에 병이 있을 때 나타나는 모든 증상을 수반하며, 인영에서 4~5성이 촉지 된다. 따라서 쓴맛이 있는 식품을 섭취하여 심장과 소장을 강화시켜야 한다. 쓴 식품 중에서도 수수의 생식이 가장 좋으며, 모든 식사를 쓴 것으로만 생식하면 단시일 내에 효과가 나타난다.

○ 양교맥 두통

신장과 방광이 허약하여 인영에서 4~5성이 촉지 되는 두통이므로 신• 방광의 증상도 수반한다. 역시 짠맛의 식품을 섭취 하여야 하고, 그 외에 지린내 나는 것이나, 고린내 나는 것 중 입맛에 가장 잘 맞는 것을 집중적으로 식사하되 생식을 하여야 하고, 가능하면 다른 것은 먹지 않아야 빠른 시일 내에 효과를 얻을 수 있다.

○ 양유맥 두통

심포• 삼초에 병이 깊어졌을 때 인영에서 4~5성이 촉지 되는 두통이므로 따라서 떫은 식품을 섭취하면 두통은 사라진다. 생식 방법은 전술한 바와 같다.

⑥ 냉두통

"머리가 차가워서 발생하는 통증은 없다"라는 말처럼 한의학에서도 '두무냉통'의 원칙이 있다. 그러나 실제로는 머리가 차서 두통이 있는 경우가 허다하며, 이때 의학적 진단을 세밀히 하면 뇌종양이나 뇌염 등의 진단이 내려져서 뇌수술을 받기도 한다. 자연의 원리에 의해 분석하면 인영맥의 대소로 양 에너지의 과부족을 측정하고, 촌구맥의 대소로 음에너지의 과부족을 측정하는데(한의학의 진맥법과는 다른 것임) 위와 같은 경우는 인영의 맥이 아주 없는 것과 같으므로 머리로 공급되는 피의 양이 지극히 부족하여, 머리의 모든 기관은 냉해지고, 수축하여 통증이 나타나는 것이다. 이때 '두무냉통'의 원칙을 적용하여 차가운 약을 주면 점점 악화되므로 조심하여야 한다.

<첫째는 머리로 피가 많이 순환되게 하여야 하고 통증의 응급조치로는 우선 모자를 쓰고 머리를 따뜻하게 하는 것이 급선무이며, 장수 처방을 하여 오장육부에 골고루 영양을 주면 먼저 몸이 더워지고, 그 다음에 머리가 더워지면서 통증은 사라진다. 머리를 덥게 하는 식이요법은 태과(매우 지나침)가 있을 수 없지만, 약초를 사용할 경우에는 사군자탕이나 그 밖의 머리를 따뜻

하게 하는 보기탕 등이 좋으나 과용하면 머리가 너무 더워서 다른 두통 등이 나타나므로 조심하여야 한다. 그러므로 둘째로 해야 할 일은 안전하게 체질개선의 처방이나 장수처방을 하여 인체에 필요한 항체가 생성되어, 스스로 병이 없어지도록 유도 하는 것이 바람직하다.>

5. 비만증의 자연치유 섭생법

많이 먹고 잘 소화시켜서 비만증이 되는 병은 가히 인간의 벽(벽: 무엇을 너무 지나치게 즐기는 성향)이라 할 수 있을 것이다. 그것은 평소에 운동과 신체활동이 부족하고 과식하였으므로 비만증이 된 것이며, 설령 비만증이 없다 해도 과식으로 인한 식곤증에 시달리고 있다. 자극은 시각, 청각, 촉각, 미각, 후각 등 인체 외부로부터 출발하여 말초 신경세포를 통하여 뇌 세포에 전달된다. 이로 인해 뇌세포와 각 장기에서 분비되는 호르몬(예를 들면 도파민, 엔돌핀 등)이 신경세포에 자극을 주어 느끼게 하고 있다. 또 하나의 자극은 인체 내부에서 생성되는 것으로 외부에서 받은 자극에 의하여 연동되는 것이 주이며 우울함, 슬픔, 고민, 스트레스, 갈등, 배설 욕구, 식욕, 소리를 내려는 욕구, 소유욕, 장수하려는 욕구 등 주로 뇌에서 생각한 마음으로 인하여 생성된다. 이때 생성된 신경전달 물질인 호르몬이 다시 뇌 세포에 자극을 주어 느끼고 있는 것이다.

희비의 마음의 생성은 뇌 세포에서 생각하기 때문에 신경전달물질이 만들어지고 이것이 장기에 전달되어 가슴이 미어지게 만들기 때문이다. 그래서 마음을 잘 다스리기 위해서는 깊은 사려와 통찰, 인내하는 뇌세포가 되도록 하여 생체에 악영향을 주는 호르몬 분비가 되지 않도록 잘 다스려야 할 것이다. 욕구를 충족시키고 싶은 마음은 결국 마음에서 출발하여 뇌 세포에 신경 전달 물질의 자극에 의하여 충족과 불만족의 갈림길로 접어든다. 결국 외부자극-마음생성-만족불만족 판단-뇌세포자극의 순환시스템 속에서 세포로 만들어진 몸 덩이가 온갖 내분비물질에 휩싸여 조종되고 있다고 말 할 수 있다. 이것의 버팀목은 정교하게 제작된 부모의 유산인 DNA이며, 닥쳐온 신체의 외부 환경에 순응하면서 살아가려고 발버둥치고 있는 것이 인간의 몸 덩이인 세포인 것이라고 비만이 되기까지의 내적인 생활습관의 전 과정을 잘 설명해 준다.

① 비장 • 위장에 원인이 있는 비만증(土가 약한 洪脈)

선천적으로 산이 과다히 분비되는 목형 체질이거나, 곽란이나 위경련이 발생했을 때 잘못 치료 했거나, 신맛이 있는 음식이나 약을 과다히 복용 하였거나, 과식으로 소화제 먹는 일을 반복 하였거나, 망상이 지나쳤거나 하면 비장과 위장은 정기를 상실하고, 사기가 생겨서 무작정 먹고 소화시켜 살만 찌게 되는 것이다.

식이요법; 비만증의 식이요법은 원칙적으로 장수처방을 하여 서서히 살을 빼는 것이 무리가 없는 방법이다. 그러나 현대인은 성질이 급하여 살을 빨리 빼기를 바라고 있다. 비만증을 치료하려면 비 • 위장에 영양을 주는 기장쌀을 생식하여야 하며, 더 빨리 살을 빼려면 매운맛 나는 현미 생식을 추가하여야 한다. 그보다 더 빨리 살을 빼고 날씬 해져야 하겠으면 율무, 고추, 마늘, 파, 생강, 등 매운 것만 생식하고 다른 것은 일체 식사를 중지하여야 한다. 이 때 인체 내의 지방은 너무나 빨리 분해되므로 전신이 아프거나 무리가 오기도 한다. 그러므로 장수 처방이나 체질 개선의 처방으로 생식할 경우 3~6개월의 시일이 소요되지만 이렇게 하는 것이 합리적인 방법이 될 것이다. 차제에 우리들이 즐겨먹는 조미식품에 대한 성분과 기능을 알아보면 고추 속 에는'캡사이신'이란 성분이 들어있어서 발산작용을 하고, 마늘 속에는'알리신'과 '스코르지닌'이란 성분이 성생활에 도움을 주며, 생강의'징기베론'이나 '징게올'은 위장을 건강하게 하고, 또'게르마늄'은 항암작용을 하며, 파속에 들어 있는'겔세친'은 고혈압치료에 유용한 물질이다.

② 심포 • 삼초에 원인이 있는 비만증[상화(相火)가 약한 鉤三脈]

심포장은 여러 가지의 기능 중에 모든 물질을 흡수하여 세포를 생성하는 기능이 있다. 그런데 이 기능이 비정상적이면 흡수한 것을 근육, 피, 비게, 피부, 뼈, 등에 생명력으로 골고루 분배하지 못하고, 지방만 주로 만들어서 저장하였음으로, 비만증이 된 것이다. 그리고 인체가 생명현상의 신진대사를 하고 불필요한 물질은 배설해야 하는데, 이 기능은 삼초부가 담당하므로 삼초의 기능이 저하되어 배설이 원활하지 못하면 비만의 원인이 되는 것이다.

식이요법; 심포장과 삼초부는 음양의 관계로 연결되어 있으므로, 떫은맛이 있는 식품이나 담백한 맛이 있는 식품 또는 아린 맛이 있는 식품을 섭취하면, 심포 • 삼초는 제 기능을 발휘하여 비만증과 더불어 한열왕래나 기타 신경성 등도 함께 없어지는 것이다. 떫은맛의 식품 중 가장 좋은 것은 옥수수이다. 생 옥수수의 분말을 한 끼에 3~4숟갈씩 먹고, 떫은맛의 반찬만을 먹으면 단시일 내에 큰 효과가 나타나 비만증에서 해방될 것이다.

③ 불임 수술에 원인이 있는 비만증

우리는 가축을 살찌게 하여 경제성을 높이려고 생식기를 거세하여 비만이 되게 하는 방법을 잘 알고 있다. 마찬가지로 인간도 거세 즉, 복강경 수술, 루프, 정관수술, 기타 자궁 절단 수술, 그리고 피임약 등을 복용하면 비만증이 나타나는 경우가 허다하다. 이러한 경우에는 거의 치료가 불가능하다. 인간이 무엇인지, 동물이 무엇인지, 기계가 무엇인지 조차 구분하지 못하고 인간을 기계의 부속품처럼 자르고, 바꾸어, 끼우듯이 인체의 중요한 부분을 절단하여 비만증으로 유도된 것이므로, 어쩔 수 없는 불치병이 되고 마는 것이다. 생식기능이 무력해지면, 신 • 방광이 무력해지며, 그 연쇄 반응으로 비 • 위장의 기능이 항진되므로 비만증이 나타나는 것이다. (신장과 방광의 영양식품인 짠맛의 식품을 먹으면 생식기능의 절단으로 인하여 나타나는 즉, 종아리가 아프다든지, 허리가 아프다든지, 가슴이 뛴다든가, 피곤하다든가, 중노동을 할 수 없다든가 하는 증상에는 임시적인 효과가 상당하겠지만, 비만증까지는 치료가 되지 않는다, 무모하게 자행되고 있는 수술이라는 시술이 인간을 치료한 것인가, 아니면 해치는 것인가 하는 문제는 심사숙고 해야 할 것이다.)

6. 요통의 자연치유 섭생법

요통은 원인별로 분석하면 대개 10여 종류나 된다. 척추 사진으로 척추염이라고 판단하겠지만, 척추염이 된 데는 그만한 이유가 있을 것이고, 그 원인을 제거하면 척추염이나 척추 골절은 정상이 될 것이다. 또한 척추가 아닌 부위에 통증이 있는 요통도 있다. 위와 같은 원인이 오장육부에 있으므로 그 원인을 분석하여, 식이요법으로 다스려 본다.

① 간 • 담에 원인이 있는 요통

간과 담낭에 병이 있으면 모든 근육이 긴장 한다. 그리고 고관절이 허약해지므로 고관절의 움직임도 부자유해 진다. 따라서 허리를 구부정하게 앞으로 굽혀서 행동함으로써 요통이 발생하게 되는 것이다. 그 증상은 아침에 일어나면 허리가 뻣뻣하여 손으로 두드리는 등 운동을 하면서 얼마 동안 움직여야 허리가 부드러워 지면서 긴장감이 풀려, 통증이 가라앉게 되는 것이 요통이다. <황제내경>의 표현을 빌리면, "전후굴신불가요통"이라고 하였다. 이러한 모든 원인은 간 • 담이 허약하여 나타나는 것이며, 따라서 신맛이 있는 식품으로 간 • 담에 영양을 공급하여야 한다. 전술한 바와 같은 방법으로 생식을 하되 과식하지 말아야 한다.

② 심 • 소장에 원인이 있는 요통

심장 • 소장에 원인이 있는 요통을 좌골신경통이라고 한다. 초기에는 엉덩이가 시리고 멍멍하다가 아파지고, 그 다음에는 통증이 다리 아래쪽으로 내려가는 요통을 말한다.이러한 요통은 심 • 소장에 원인이 있으므로 쓴맛이 있는 식품을 섭취하여 강화되면 요통은 사라지는 것이다. 쓴 것 중에는 수수의 생식이 가장 좋으며, 주식, 부식 등 모든 식사를 쓴 것으로만 생식하면 단시일 내에 요통에서 해방될 수 있고 심장 • 소장도 튼튼해진다. 쓴 것을 과식하면 폐 • 대장에 병이 발생되므로 조심해야 한다.

③ 심포 • 삼포에 원인이 있는 요통

심포 • 삼포가 허약하여 나타나는 요통은 허리 하단 부위에 넓게 통증이 있으며, 뒷머리 아래나 등의 윗부분이 무겁게 짓눌리는 듯한 증상이 있다. 또 심포, 삼초의 병으로 인한 여러 병의 증상도 수반된다. 따라서 떫은맛이 있는 식품으로 심포 • 삼초에 영양을 강화하면 요통은 사라지고, 기타 심포 • 삼초로 인해 나타난 모든 증상도 함께 사라진다.

떫은 것 중에서 가장 좋은 것은 옥수수, 녹두 등의 곡식이며, 주식, 부식 등의 모든 식사를 떫은 것으로 생식하면 놀라울 정도로 빠른 효과가 나타난다.

④ 폐 • 대장에 원인이 있는 요통

비 • 위장에 원인이 있는 요통은 없다. 폐 • 대장에 원인이 있는 요통의 특징은, 허리의 약간 아래쪽에 요안이라는 움푹 패인 곳이 양쪽에 있는데, 그곳 주위에 통증이 있는 것을 말하며, 역시 폐 • 대장으로 인한 모든 증상이 함께 나타난다. 영양하는 식품은 매운맛이 있는 식품이며, 이것을 먹으면 폐 • 대장이 영양을 공급 받아 튼튼해지며, 요통뿐만 아니라 폐 • 대장으로 인해 나타난 모든 증상도 함께 사라진다. 다음 해에 싹이 트는 현미 생식이 가장 좋으며, 곡식, 과일, 야채, 육류, 조미료, 근과 등 매운 것만 집중적으로 식사하면 단시일 내에 요통에서 벗어날 수 있다. 그러나 매운 것을 과식하여 금극목하는 일이 없도록 조심하여야 한다.

⑤ 신장 • 방광에 원인이 있는 요통

한의학에서는"신허요통"이라고 한다. 허리의 중앙 부분의 약간 잘록한 부분에 통증이 있는 것을 말하며, 역시 신장 • 방광이 허약할 때의 모든 증상도 함께 나타난다. 곡식, 과일, 야채, 육류, 조미료, 근과 중 모든 식사를 짠 것으로만 생식하면 단시일 내에 효과가 있으나, 짠 것만을 과식하면 수극화하여 심장 • 소장에 병이 나타나고 혈압도 상승할 수 있으므로 조심하여야 한다.

⑥ 기경 팔맥의 요통 4종

○ 대맥요통

배꼽을 중심으로 복부와 등을 한 바퀴 돌아서 아픈 것이 특징적인 증상이며, 간 . 담이 허약할 때 나타나는 모든 증상을 함께 수반한다. 따라서 신맛이 있는 식품으로 식사를 생식하면 효과적이나 과식함이 없어야 한다. 푸른빛의 팥이 가장 강력한 효과가 있다.

○ 독맥 요통

척추 전체에 통증이 있으며 심 • 소장이 허약할 때 수반되는 모든 증상이 함께 나타난다. 성격에도 변화가 있어 생각과 행동을 반대로 하는 증상이 나타난다. 따라서 심 • 소장의 영양 식품인 쓴맛이 있는 식품을 집중 섭취하면 당장에 효과가 나타나는데, 과식하지 않도록 조심하여야 한다.

○ 양유맥 요통

허리 측면에 요통이 있으며, 심포 • 삼초가 허약할 때 나타나는 모든 증상이 함께 나타난다. 그리고 성격에도 변화가 일어나 추운 것을 덥게 느끼고, 더운 것을 춥게 느끼거나, 즐거운 것을 슬프게 느끼고, 슬픈 것을 기쁘게 느끼는 등의 감정적이 이상 현상도 함께 나타난다. 떫은 것을 먹어야 하고, 과잉 공급이 되지 않도록 하여야 한다.

○ 양교맥 요통

허리 옆 부분에 통증이 있으며, 신 • 방광이 허약할 때 나타나는 모든 증상이 함께 나타난다. 인영의 맥이 4~5배 확장되어 있기 때문에 성격에도 변화가 있어, 안되는 것을 된다고 하고, 되는 것은 안 된다고 하는 이율배반적인 성격이 동시에 나타난다. 역시 짠맛이 있는 식품을 섭취하여야 하고, 과식하지 말아야 한다.

7. 간질의 자연치유 섭생법

간질은 심포 • 삼초에 원인이 있는 정신이상인 증세이다. 전신의 경련작용과 의식상실을 가져오는 만성질환으로, 현대의학으로는 절대 불치병으로 알려져 있다. 간질은 오장육부의 허실에 따라 구분의 차이가 있는데 보통 새벽녘에는 폭력적이다가도, 아침에는 깔깔대고, 정오에는 공상이나 망상에 젖기 일쑤이며, 오후에는 슬퍼하고, 저녁에는 공포감을 느낀다. 그렇다고 하여 이 증세에 약을 복용하는 것은 생명력을 잃는 결과를 가져오게 된다. 어쩌면 죽을 때까지도 그 이유를 모르는 채 지나칠지도 모른다. 어느 누구를 막론하고 이런 증상들이 올 수도 있다. 올바른 섭생법을 알고 먹는 일이야 말로 건강하게 사는 지름길이 아닐 수 없다.

① 간과 담에 원인이 있는 간질

발작은 간질과 비슷하나 쥐나는 것과 같은 근육 경련이 심한 것이 특징적인 증상이며, 간 • 담으로 인한 모든 증상도 함께 나타난다. 신맛의 식품을 생식하여 영양을 공급하여 간 • 담이 건강지면 근육의 경련이 일어나지 않는다.

② 심장 • 소장에 원인이 있는 간질

심장 • 소장에 원인이 있는 간질도 발작의 양상은 비슷하나, 우리가 흔히'졸도'라고 말하는 증상을 보인다. 이때에도 쓴맛이 있는 식품으로 영양을 공급하면 심 • 소장이 건강해지면서 발작이 일어나지 않는다. 수수 생식이 가장 강력한 효과가 있으며, 과식하지 않도록 조심하여야 한다.

③ 비 . 위장에 원인이 있는 간질

흔히 말하는 간질이며 간질 발작이 있기 전에 토할 것 같이 뱃속이 울렁울렁하고, 발작이 시작되면 입에서 거품이 나고 토하기도 한다. 이것은 찬 것을 먹었거나 과식하여 위경련이 일어나면 혈액의 순환이 막힘으로써 전신 경련이 일어나는 것이다. 이러한 간질은 비 • 위장에 원인이 있으므로 따뜻한 것으로 적게 먹고, 단맛이 있는 식품만을 생식하여 몸을 덥게 하여야 한다. 단맛이 있는 식품으로 비 • 위장을 튼튼하게 하면 위경련도 없어지고 발작도 일어나지 않는다. <그러나 간질의 양약을 오래 복용했던 사람이 위와 같은 식이요법으로 병을 다스리면 발작의 차도는 있겠지만, 장복했던 양약을 중지하면 팔과 다리가 마비되어 감각이 없어지게 된다. 중추신경 마취제를 너무 오랫동안 사용하여 신경이 마비되었기 때문이다. 생식을 계속하면 마비된 팔과 다리의 신경도 되살아나는데 그러나 그것이 더 힘들고 오랜 시간이 소요된다.>

④ 폐 . 대장에 원인이 있는 간질

폐 • 대장에 원인이 있는 간질도 발작의 양상은 비슷하다. 그리고 폐 • 대장으로 인한 모든 증상도 함께 나타난다. 매운 것을 생식하면 발작 증상은 일어나지 않는다.

⑤ 신 • 방광에 원인이 있는 간질

신장과 방광에 원인이 있는 간질은 공포심을 이기지 못하여 정신적 장애를 일으키는데, 신 • 방광으로 인한 모든 증상이 함께 나타난다. 신장과 방광에 영양을 공급하여 건강해지면 발작도 나타나지 않고, 병도 없어지며 수명도 연장될 것이다.

⑥ 심포 • 삼초에 원인이 있는 간질

심포와 삼초에 원인이 있는 간질은 수면장애와 이상 감각이 일어나며, 심포 • 삼초로 인한 모든 증상이 함께 일어난다. 떫은 식품을 섭취하여 심포 • 삼초가 건강해지면 간질도 없어지고, 심포 • 삼초의 병도 없어지며, 수명도 연장될 것이다. 병원에서는 정신 이상이라 하여 그 원인을 쉽게 찾아내지 못하는 것이 통례이다. 뇌파가 비정상적인 것은 쉽게 발견해 내면서도 그 이유를 알지 못하고 있다.

8. 정신이상과 자연치유 섭생법

현대의학에서는 중추신경을 진정시키는 방법으로 진통제, 안정제 등을 주로 사용하지만 동양의학에서는 이와 달리 증상을 다른 관점에서 진찰한다. 예를 들면 "간이 부었다" "심장이 뒤집혔다"라는 표현을 쓰기도 한다.

① "간이 부었다" 이 경우에는 화를 잘 낸다. 소리를 지르고, 가구를 부수는 등 폭력을 자주 사용하며 더럽다는 느낌이 들어 음식을 잘 먹으려하지 않는다. 침을 자주 뱉고, 도깨비를 봤다, 귀신이 나온다고 호들갑을 잘 떤다.

② "심장이 뒤집혔다" 예를 들면 미친 여자가 히히 웃고 다니거나 머리에 꽃을 꽂고 다니는 것과 같다. 성질이 급해지며, 밤에 소변을 자주 본다.

③ "비위가 뒤집혔다" 혼자 있기를 좋아 한다. 방문을 걸어 잠그고 중얼중얼 거리고, 깊은 생각에 잘 빠진다. 자폐증과 같은 증세를 보이며, 흥얼흥얼하며 곧 잘 노래도 부른다.

④ "폐 • 대장이 뒤집혔다" 징징 울고 다닌다. 동정심이 발동하기도 하고, 죽인다고 하거나 자살하고 싶은 충동을 느끼기도 한다. 기도하고, 자는 애기를 잘 업고 다닌다.

⑤ "신 • 방광이 허약하다" 공포증으로 인하여 무서움을 느낀다. 귀신이 나오거나 마귀가 나와서 곧장 나를 잡아간다는 착각에 빠지기도 한다. 자꾸 이불 속으로 숨기도 한다.

9. 각종 암의 자연치유 섭생법

암의 원인은 무엇인가? 암이 발생하는 요인으로 자외선, 방사선, 약물, 음식물, 환경오염물질 유전적(폐암, 결장암, 전립선암)스트레스, 내분비 호르몬 등의 다양한 이유로 인하여 세포의 아포토시스 프로그램의 장애 또는 유전적인 결함으로 발생한다. 이러한 이유로 인해 인간은 발암을 피할 수 없으며, 누구나 암세포가 하루에도 수십 개씩 만들어지고, 없어지는 것으로 알려지고 있다. 그러므로 인간이 살기 위해서는 어떠한 방법을 택하든지 그 발견된 암세포를 제거 하여야만 한다.

현재 암 치료법의 한계성(불치병)

- 세계적으로 종양 치료법이 확립되어지지 않았다.
- 암세포가 사람에 따라 그 유전적 염기 서열이 다르다.
- 특이적인 고유의 성질이 있고, 다른 사람이 같은 종류의 암을 진단 받더라도 암세포가 똑같은 생화학적 화학구조를 가지고 있지 않고 있기 때문이다.
- 그러나 치료 약물의 종류와 치료 방법은 단순하고 한정되어 있다.
- 그래서 이러한 치료법은 일시적인 방편에 불과하여 거의 90%이상이 재발의 가능성이 있다.(왜냐하면 암세포가 진단으로 나타날 때는 이미 수년 전(약 7년)부터 증식하기 시작하였고, 체내의 많은 암세포들이 여기저기 흩어져 있기 때문)
- 이 흩어져 있는 암세포는 아주 작기 때문에 진단으로 나타나지 않아 어느 부위에 암세포가 있는지를 모르기 때문에 치료가 불가능하여 재발된다.
- 위의 방법에 의하여 치료를 하더라도 진단된 부위에서만 치료가 가능할 뿐이고, 그 외에 진단되지 않은 부위의 암은 체력(면역기능, 생체항상성)이 개선되기 전까지는 추후에 계속 증식되어 수년 후에는 다시 진단으로 나타날 가능성이 대단히 높다. 이것이 현대의학의 한계인 것이다.

암에 대한 동양의학적인 견해와 섭생치유법

병명치료에 의해 증상치료, 통계치료, 국소치료에 의존하고 있는 사람들은 암 발생의 원인을 잘 모른다고 말한다. 속담에"진리는 코밑에 있다"라는 말이 있듯이 너무 복잡하게 생각하기 때문에 암 발생의 원인을 잘 모르는 것이다. 인체는 각종 세포를 만드는 능력이 있다. 피세포, 골세포, 뇌세포, 근육세포 등 인체에 필요한 세포를 만들어 내는 능력을 원래 가지고 있는 것이며, 그러한 능력의 원천은 오장육부라고 말한다. 따라서 오장육부가 건강하고 균형이 잘 이루어져 생명 현상의 신진대사가 순조로우면 건강하고 튼튼한 세포들이 생성될 것이고, 오장육부가 허약하고 균형이 이루어지지 않아 생명 현상의 신진대사가 비정상적이면 생성되는 세포도 정상적이지 않을 것이다. 이러한 비정상적으로 생성되는 세포가 많으면 사람은 죽음에 이르게 된다. 그 비정상적 세포 중 특이하고 독성이 있는 세포를 암세포라 한다.

간장과 담낭, 비장과 위장, 폐장과 대장, 신장과 방광, 심포장과 삼초부 등의 5장5부에는 암이 있다는 말을 들었으나 심장과 소장에 암이 있다는 말은 듣지 못하였다. 그것은 화(火)에 속하는 심장 • 소장은 암이 없다는 말이기도 하다. 심장 • 소장은 인체 중에서 열을 내는 근본이 숨겨져 있는 장부로서 화(火)에 속하므로 다른 장부들 보다 더운 곳이기 때문이다. 따라서 "더운 곳에는 암이 없다"라는 결론이 나오며"암은 열에 약하다"라는 추론이 가능하다. 그러므로 각종 암의 치료 방법은 열로 다스리면 낫는다는 아주 간단한 원리가 있는 것이다.

간암이나 쓸개암에는 신 것을 생식하고, 심장 • 소장에는 암이 없는 고로 걱정할 것이 없고, 비 • 위에 암이 있으면 단 것을 생식하며, 폐와 대장에 암이 있으면 매운 것을 생식하고, 신장 • 방광에 암이 있으면 짠 것을 생식하고, 심포 • 삼초에 암이 있으면 떫은 것을 생식하면 된다. 생식을 하면 몸이 더워지므로 별도로 몸을 덥게 하는 방법은 필요치 않다. 다시 말하면 육장과 육부의 허약한 장부는 체질과 병에 따라서 영양을 많이 공급하고, 강한 장부는 적게 공급하여 균형을 이루어 생명 현상의 신진대사를 순조롭게 하면, 노쇠하고 병든 세포나 암 등의 세포는 생성되지 않고, 건강하고 젊은 세포가 생성되므로 암은 치료되는 것이다. 그러나 사맥이 나타날 때에는 암의 경우뿐만 아니라 현재에 대수롭게 느껴지지 않는 병이라도 혹은 현재 통증이 없다고 하더라도 절대 불치의 병이 될 수도 있다. 어깨에 통증이 있는 것과 견관절이 움직이지 않는 것을 견비통이라 하며, 이러한 병은 대개 치료되지 않으므로 '오십견'이라는 말을 쓰기도 한다. 동양의학적으로 분류하면 5종의 견비통이 있으며, 다음과 같은 식이요법에 앞서 먼저 어깨를 따뜻하게 하여야 한다. 우리는 잘 때에 어깨를 내어놓고 자는 것이 보통이다. ; 을 때는 어깨를 내어 놓아도 몸속의 열 발생능력이 강하여 어깨를 따뜻하게 하므로 견비통이 생기지 않지만, 나이가 들어 50세 정도가 되면 내부에서 생성되는 열이 부족하여 적게 보내므로 어깨가 냉해지기 때문에 병이 되고 통증이 나타나는 것이다. 그러므로 어깨를 따뜻하게 하는 것이 가장 중요하다. 견비통은 우리의 신체 구조 중 심포 • 삼초의 기능이 약해지면 많이 나타난다.

○ 견갑골통이라면 쓴 맛 나는 음식을 먹어야 하고,

○ 양교맥; 어깨가 뜨겁고 시려운 증상에는 짠 맛 나는 음식을 먹고 신맥혈 자리를 다스려 주어야 한다.

○ 양유맥; 어깨 팔이 빠지는 증상에는 떫은 것을 먹고 외관이라는 혈 자리를 다스려 주어야 한다.

○ 거골통; 어깨가 쑤시고 뻐근한 통증으로서 폐 • 대장이 나빠서 오는 통증이므로 매운 맛 나는 음식을 먹고, 견관절통은 심포 • 삼초에 문제가 있으므로 떫은 맛 나는 음식이 좋다. < 이러한 견비통들이 발생하는 가장 근본적인 원인은 몸이 추워졌기 때문이다. 예방하려면 몸을 따뜻하게 해 줄 수 있는 어깨 덥게 혹은 조 끼 등을 착용하고 어깨 돌리기 등의 운동과 증상에 맞는 음식물을 섭취하는 것이 좋다.

10. 기타 질병의 자연치유 섭생법

① **콧병;** 축농증, 알레르기성 비염, 코 막힘, 콧물, 코의 내부 건조증, 코피, 코가 많이 나오고 목으로 넘어가는 증상 등의 모든 콧병은 매운 것을 생식하여야 한다. 특히 현미 생식이 효과적이다.

② **귓병;** 이명증, 중이염, 귀 밥이 많은 것, 청력이 약한 증세, 귓속이 가려움증 등의 모든 귓병은 짠 것을 생식하여야 한다. 특히 쥐눈이콩 생식이 효과가 있다.

③ **피부병;** 각종 피부병, 주름살, 알레르기성 피부염, 피부소양증, 습진, 두드러기 등이나 기타 병명도 없는 어떠한 피부병도 매운 것을 생식해야만 한다. 특히 현미 생식이 효과가 있다.

④ **치통;** 상치통은 현미 생식, 하치통은 기장쌀 생식이 효과가 있다.

⑤ **해소 천식;** 해소 천식의 원인이 오장육부에 있으며, 또한 기경팔맥과 사해혈에도 원인이 있다. 체질개선의 처방이나 장수처방을 하여야 하며, 능력이 있는 분은 맥에 따라 단방요법을 사용하면 더욱 좋다. 기침은 폐가 차가와져서 나타나는 병이며, 숨을 들이마시는 힘은 신장• 방광에서 나오고, 숨을 내쉬는 힘은 심장• 소장에서 나오는 것이며, 인영맥이 촌구맥보다 크면 들숨이 길고, 촌구맥이 크면 날숨이 길어짐을 참고하기 바란다.

Chapter 02

Part 03

양자파동의학과 색채요법

『하이젠베르크(W.Heisenberg)의 불확정성 이론이 나오면서 시공간의 절대성이 무너지고 시공간 연속체의 개념이 등장하게 되었고 서구의 물질론적 세계관에 새로운 패러다임을 낳게 하였다. 서구의 과학자들은 동양사상에 눈을 돌려 양자물리학과 동양의 정신과의 관련성을 물리학분야에서 진지하게 연구하게 되었다. 양자의학은 양자파동에 의해 병을 판단하고 치료하여 파동의학이라 한다. 긍정적인 말이 분위기와 기분을 바꾸고 세상을 바꾸는 힘이 되고 아름다운 생각과 음악도 또한 같은 원동력이며 부정적인 파동이 특정한 원소가 가진 파동과 서로 공명 관계에 있다.』

1. 양자파동의학의 개요

뉴톤(Newton)에 의해 서구에 뿌리내린 기계론적 세계관의 기초를 흔들어 놓은 새로운 과학적 사실은 빛과 파동의 입자의 특성을 동시에 지닌다는 사실이 밝혀진 이후이다. 뉴톤의 역학으로는 설명할 수 없는 이 문제를 해결하게 위해 노력한 결과 20세기 초에 새롭게 확립된 것이 양자역학이다. 모든 물체는 파동의 특성을 포함하고 있다는 사실은 만물을 구성하는 기본입자가 존재한다고 간주한 물질론적 세계관에 큰 반향을 일으키게 되었다. 뉴턴이 주장한 주체와 관계없는 절대적 객체란 존재하지 않으며 객체는 주체의 심상에 나타난 존재에 지나지 않는다는 결론을 도출하게 되었다.

절대적이고 기계적인 존재를 상정해본 서구의 과학자들에게 주체의 마음에 따라 객체가 영향을 받는다는 주장을 수용하는 데는 많은 어려움이 부딪히게 되었다. 그러나 뉴톤 역학에서는 시간과 공간은 상호 연관이 없는 절대적 공간이었지만 하이젠베르크(W.Heisenberg)의 불확정성 이론이 나오면서 시공간의 절대성이 무너지고 시공간 연속체의 개념이 등장하게 된다. 시간을 알려면 운동량을 알 수 없고 운동량을 정확히 알려면 시간을 제대로 알 수가 없었던 것이다. 또한 소립자가 허공중에서 입자가 생겼다가 사라지는 현상에 대해서 달리 설명 할 방도가 없었으므로 현대과학은 방향을 전환해야만 했으며 측정자의 의도에 따라 실험결과가 달라진다는 사실은 의식과 물질의 관계를 다시 생각하게 하는 계기가 마련되었다.

사람이 몸과 마음으로 되어있듯이 우주도 마찬가지로 되어있을 것이라는 생각이 확산되어 서구의 물질론적 세계관에 새로운 패러다임을 낳게 하였고, 우리가 실체로 여기는 이 세계도 상대적으로 존재한다는 의미에서 허상에 지나지 않는다는 동양의 전통사상이 서양에 관심을 갖게 하는 계기를 마련하였다. 20세기 후반에 이르러서 서구의 과학자들은 동양사상에 눈을 돌려 양자물리학과 기(氣) 혹은 도(道)의 관계, 음양오행과 주역 등 동양의 정신을 물리학분야에서 진지하게 연구하게 되었다. 이제 서양의 과학자들은 몸과 마음이 서로 영향을 주고받는 관계에 있음을 깨닫게 되었으며 우리 몸과 마음이 서로 독립적인 존재라는 데카르트의 주장은 맞지 않는다는 사실이 입증되었다.

파동의학의 탄생

양자는 눈으로 볼 수도 만질 수도 없는 미립자의 세계이다. 인체를 예를 들면, 인체는 크게 장기와 조직기관으로 이루어지며 이를 다시 나누면 세포=분자=원자=전자=,중성자,양성자=미립자의 단계로 나타나며 미립자(소립자)가 바로 원자의 핵인 양자이다. 그중에서 전자는 항상 원자의 핵 주위를 돌면서 자기장을 발생시키는데 이것이 힘의 세계 즉 에너지이면서 파동이다. 파동이란 에너지의 최소단위이면서 원자레벨 이하의 고유에너지 모양이라고 할 수 있다. 즐거운 일이나 감동을 받게 되면 몸속의 밑바닥으로부터 에너지가 용솟음치는 듯한 느낌이 나타나는데 이러한 현상은 뇌파에 의해 실제로 측정이 가능하다. 파동을 분석하는 기술을 개발한 미국의 의학자 앨버트 에이브람스(Albert Abrams)는 이탈리아를 여행하던 중 테너가수 카루소가 잔에서 발생하는 동일한 음을 기억했다가 육성으로 깨버린다는 착상을 의학적으로 파동으로 질병을 퇴치한다는 영감을 얻어 파동의학의 연구가 시작되었다. 환자의 몸에서 발생하는 소리를 청진기로 들으면서 진찰하고는 장기마다 다른 고유의 파동이 발생한다는 것을 발견하였다. 그리하여 인체에서 발생한 파동을 가변저항을 이용하여 수치화 하는 실험을 병행하고 파동의학이라고 부르는 양자정보의학의 획기적인 체계를 확립하게 되었다. 1920년 세계최초로 암 바이러스를 발견한 로얄 레이몬드 라이프(Royal Raymond Life) 박사도 이시기에 양자의학에 대한 활발한 연구를 시작하여 지구상의 존재하는 모든 인체나 , 생물체든지, 병원체든지 간에 고유의 분자진동 패턴을 가지고 있다는 사실과 사람은 5216가지 부위별로 평균 58Hz의 측정 가능한 고유의 주파수를 가지고 있다는 것을 발견하였고 정상이하로 떨어지면 질병이 발생한다고 하였다.

양자의학에서 질병의 판단

양자의학에서는 질병의 진단을 크게 육체적 구조, 정보-에너지장, 마음(영혼)의 3가지 측면에서 가능하다고 보고 이 세 가지를 질병의 진단에 판단기준으로 삼는다. 정보에너지구조(Information-energe field structure)는 [원자+소립자+에너지+파동+초양자장]의 구조로 이해된다. 육체적 측면에서의 진단은 기존의 현대의학에 소상히 밝히고 있으나 [정보-에너지장]을 이용한 진단은 양자의학에서 비롯되었다. 인체를 구성하는 분자, 세포, 조직 및 장기가 가지고 있는 고유의 [정보-에너지장]을 해석함으로써 질병을 진단 할 수 있으며 여러 종류의 세균이나 아메바, 혹은 바이러스 등도 고유의 에너지장을 통하여 배양하지 않고도 세균 등의 감염여부를 판단 할 수 있다. 인체조직에서는 암으로 의심되는 조직의 정보장을 해석함으로써 암을 진단할 수 있다. 또한 소변, 머리카락, 혹은 목소리나 숨소리로도 인체의 부분적인 정보-에너지장을 이용하여 인체의 전체적인 질병을 진단할 수 있으며 뇌파, 심전도, 근전도를 검사 할 때 ,카오스 프로그램을 붙이면 인체의 전체적인 질병을 진단 할 수 있다고 본다. 동양의학에서는 경혈부위의 정보망은 인체의 모든 조직 및 장기의 정보망과 연결되어 있다고 생각해 왔으며 피부의 특정부위를 만짐(진맥)으로서 모든 질병을 진단하고 경락과 경혈의 지압 침술 등의 피부자극으로 치유하여 왔다. 조지 굳하트(Geor Goodheart)의 응용기생리학(Applied Kinesiologe)에서 인체의 근육의 정보망은 인체의 모든 조직 및 장기의 정보망과 연결 되어 있다는 것을 밝히고 있다. 양자의학에서는 이러한 정보-에너지장을 이용하면 육체적 질병을 치유할 수 있으며 정보에너지장의 정체를 해소함으로써 질병이 치유된다고 본다.

양자파동의학과 자연치유

종래의 의학은 질병의 원인과 발증의 메커니즘을 세포와 분자단위에서 발견하려고 하여 결정적인 치료시기를 놓치는 우를 범하고 있으므로 진짜 발병원인을 양자레벨에서 찾으려는 노력들이 시도되고 있다. 양자의학은 양자파동에 의해 병을 판단하고 치료함으로 양자파동의학이라는 명칭을 사용하기도 한다. 독창적인 물 연구를 하여 알려진 일본의 에모토 마사루는 긍정적인 말이 분위기와 기분을 바꾸고 세상을 바꾸는 힘이 되고 아름다운 생각과 음악도 또한 같은 원동력이며 부정적인 파동이 특정한 원소가 가진 파동과 서로 공명 관계에 있다는 메커니즘을 명확하게 밝혀내었다. 양자. 파동의학에서는 [마음의 이상]이 질병을 일으킨다고 본다. 양자.파동의학에서는 정보-에너지장을 파동(Wave)이라고 보고 파동발생장치를 이용한 파동을 줌으로써 질병을 치유하고 있다. 21세기는 파동의 시대라고도 할 만큼 생명의학이라고도 부르는 양자파동의학에 대한 연구와 관심은 전 세계적이며 이것은 홀리즘(Holism)을 바탕으로 인체를 몸과 마음, 정신, 영혼을 모두 하나로 묶는 전인적(Holistic)이라는 측면을 지니고 있다.

현대의 의학은 질병의 응급처방과 치료 및 그 후의 근본적인 치유단계 중에 첫 단계에만 치중

하는 미완의 의학이라고 한다면 이를 통합하는 완전한 미래의 의학이 자연치유학이다. 근본적 치유 단계는 하나의 유기체적인 관점에서 이루어지는 총체적의학으로 인간의 몸과 마음과 정신 영혼을 하나로 묶어 전인의학(全人醫學), 전일(全一醫學), 전체성의학(全体性醫學)등으로 불리 우는 것으로 이는 자연과 인간, 개인과 사회전체 및 더 나아가 생태계 전체의 총체적인 건강을 유지시키는 것인즉 이는 곧 자연치유의 근본사상과 철학이기도 하다.

2. 양자의학과 색채치료

이사도라 로젠펠드에 의하면 인체의 어느 부위의 정보장이 병적인 주파수로 나타나면 그 부위에 질병이 있음을 알 수 있고 이때 광선을 이용하여 해당부위에 정상주파수를 투여하면 치유가 가능하다고 하고 이를 광선요법이라고 하였다. 라이프(Royal Raymond Life)박사의 연구결과로 이에 대응하는 주파수로 비정상적인 주파수위에 고유 주파수를 맞추면 병인이 없어지며 질병을 자연치유 할 수 있다는 것을 확인하게 되여 그 주파수를 생체 활성 정보주파수 (Bio Active Frequency)라고 하였다. 이러한 원리를 이용한 양자파동의학분야의 하나가 색채치유라고 부르는 컬러 테라피(Color Theraphy)이다. 통증이 있는 부위에 작은 색종이 조각하나를 붙이면 즉시 증상이 사라지는 색채파동의 신비는 현재 임상적으로 실용화되어 많은 의료기관에서 이용되고 있으며 색채치유는 가장 안전하고 효과적인 치유수단의 하나로 주목받고 있다.

A. 컬러테라피의 특징

일반적으로 색(色)과 색채(色彩)를 혼용하여 사용하고 있으나 인공적인 색을 색채라고 하므로 컬러테라피는 색채요법이라고 하며 여기서 이르는 컬러는 색채이다. 컬러테라피의 역사는 아유류베다(Ayurbeda)의학을 비롯 역사적인 발달과정이 있었으며 다양한 영역이 존재하지만 여기서는 최근의 실용화되고 있는 색포를 이용한 색채요법을 중심으로 설명하기로 한다. 컬러테라피는 환자의 증상에 대하여 가장 적확한 방법으로 진찰하고, 진단의 결과를 근거로 하여, 양심적으로, 명시적이며, 그리고 타당성이 있는 최선의 방법으로 개개의 환자에게 치료에 임한다는 E.B.M(Evidence Based Medicine)의 정신을 기본으로 하고 있다. 색채에 의한 진단, 진단에 의한 최선의 치료과정, 그리고 치료결과를 그 자리에서 확인할 수가 있으므로, 시술에 대한 정확한 평가를 환자와 더불어 내릴 수가 있다. 더불어 시술은 결과가 곧바로 나타나는 것으로, 예를 들어서, 증상에 대해서 치료를 했는데도 그 상황의 최선의 방법으로 치료를 했음에도 불구하고 증상이 개선되지가 않았다면, 또 다른 원인이 있는지, 과연 방법이 적확했는지를 평가할 수 있기 때문에 병상(病狀)에 대해서 탐색치료가 가능하다. 또한 진단 봉을 사용하여 병소에 사용할 적합한 컬러를 찾아 낼 수 가 있다. 컬러를 작은 조각으로 피부 병소나 경혈에 붙이는 경우, 직경5~8mm의 접착 씰에 1 mm정도의 색포(色布)를 붙이는 방법이므로 통증 등의 자극이 일체 없기 때문에 유 소아 과 질환을 비롯하여 체력이 지극히 쇠약한 환자에 대해서도 부담 없이 시술할 수가 있다. 이는 색채가 가지고 있는 색의 온도, 빛의 파장을 이용하는 요법이므로, 약물 복용에 따르는 부작용이라든지 바이러스 및 세균에 대한 감염되는 위험도 전혀 없는 방법이다. 색채요법은 즉효성이 뛰어나다.(빛의 속도는 30만 km/초이고, 색포를 이용한 컬러테라피는 실제로 컬러를 붙이자마자 효과를 나타난다. 색채조각을 이상병소부위(환부)에 붙이는 요법은 짧게는 8일부터 1개월 이상 붙여 둘 수가 있다. 색 조각을 붙여 둔 상태에서는 치료적 시술의 효과는 지속되므로 아주 경제적인 요법이라고 할 수 있다. 단 1회의 치료로도 효과의 지속성을 기대 할 수가 있다.)

- 색채요법은 양자역학의 이론을 비롯하여 양자생물학, 세포 분자레벨에서부터의 그 치유적 기전을 규명을 하기 위해 다양하게 연구 중에 있다. 왜 컬러에 의해 다양한 질병이 치료가 가능한지는 색채가 발하는 일종의 파동요법으로 파동의 매커니즘을 이용하고 있다고 간주되고 있다.

B. 컬러테라피의 임상적용

컬러 색 조각을 이용한 컬러테라피의 임상적용 범위는 무척 광범위하며 현재 질병 치유 가능한 컬러의 종류는 1,050종 이상이다. 다음은 2001년3월을 시점으로 컬러테라피에 이용한 색채군(色彩群)의 종류이다.

(1) 일반적인 통증에 관련된 컬러 44종
(2) 내과질환에 관련된 컬러 116종
(3) 운동계, 관절계통에 관련 52종
(4) 바이러스 및 세균류 질병에 관련 86종
(5) 부인과 42종
(6) 폐 질환에 관련 26종
(7) 위장질환에 관련 88종
(8) 알러지성 질환에 관련 35종
(9) 뇌. 자율신경. 정신신경질환. 유전자질환 관련 컬러 36종
(10) 암에 관련하는 유전자의 컬러 23종

(11) 면역계, 신경계(성장, 영양, 분화)에 관련하는 유전자의 컬러 62종
(12) 안과, 이비인후과 관련 질환 38종
(13) 제약관계 18종
(14) 성인병 관련 질환 42종
(15) 당뇨병 관련 컬러 6종
(16) 생명에너지관련 컬러 51종
(17) 중금속 및 공해물질에 의한 질환에 관련 11종
(18) 생체 주파수관련 20종
(19) 정형외과 관련 48종
(20) 항 에이즈 유전자 관련 5종

C. 컬러테라피의 구성

컬러테라피의 구성은 크게 다음의 3가지의 방법으로 구성하여 적용하고 있다.

- **동양 의학적인 방법** : 전통의학인 침구요법의 원리를 응용하여 생체 내부에 순환하고 있는[氣]를 조절하는 것으로, 자연 치유력을 높이고, 자율 신경 대사를 비롯한, 각종의 증상을 치유시키는 방법. <예, 12정경과 기경8맥의 경락보사치료의 칼라.>
- **서양 의학적인 방법 :** 각종의 질환 증상에 듣는 약과 동일한 약효성분의 파장을 갖고 있는 색채를 직접 이상병소(異常病巣=질환부위)에 붙이는 것에 의해 각종 질병을 치료하는 방법. 예로서, 화농성 질환을 치료하는 경우, 항생물질인 아목씰린(Amoxillin)과 동일한 약효 성분의 파장을 가진 칼라를 환부에 붙이게 되면 소염·진통작용이 있기 때문에 염증이 소실된다. 그러나 항생제가 가지고 있는 독성작용은 전혀 없기 때문에 안심할 수가 있다. 감기증후군의 칼라, 변비의 칼라, 진통제의 칼라 등등 셀 수 없이 많다.
- **유전자 칼라 요법 :** 21세기의 의학이라고 일컫는 유전인자의 메커니즘을 응용하여, 세포 분자학 레벨에서의 각종DNA 변이에 따른 질병을 치료하는 방법이다. 암을 비롯한, 각종의 성인병 및, 난치병에 이르기까지 그 적용 범위는 실로 광범위하며, 실제 임상에서도 치환률이 대단히 높은 것으로 평가를 받고 있다.

이와 같이 3가지의 방법을 조합(組合)하기 때문에 속효성은 물론, 치유율이 매우 높습니다. 예로써, 세포소기관인 미토콘드리아에서 생산하는 생명 에너지의 ATP산의 파장(波長)을 칼라로 조정한다면, 활성산소의 발생률을 저하시키고 에너지의 대사는 활성화된다. 이것으로 각종 질환에 대한 면역력이 높아지고 치유가 촉진시킬 수가 있다. 또 생체 에너지 대사가 좋아지기 때문에 근육의 힘이 증강되고 전신이 가벼워지는 것 등을 자각할 수 있다.

- **검사법의 특징**

1. 재현성(再現性):동양 의학적 진단법(診斷法=맥진)에서는 어렵다고 여겨지고 있던 재현성이 있다.
2. 객관성(客觀性): 누가 해도 동일한 결과를 구할 수가 있다.
3. 일체의 통증이나 부작용이 없는 방법이다
4. 검사의 결과가 바로 치료의 방법으로 연결되고, 치료의 결과를 그 자리에서 평가 할 수 있으므로, 비용과 시간에 대해 경제적이라고 할 수가 있다.
5. 인간적인 검사법이기 때문에, 환자분과 깊은 신뢰관계가 구축 된다

참고/ ATPase의 컬러 이용사례; 인체 내부에서는, 높은 능률로 영양소를 에너지로 바꾸는 구연산 회로가 있고, 이것은 미토콘드리아(mitochondria)의 작은 과립 안에 포함되어 있다. 거기서 영양소로부터 ATP{에너지}가 만들어지고 있다. ATPase는, 열에너지는 물론, 운동, 빛, 전기, 화학 합성, 소리 등, 모든 에너지로 바꿀 수가 있는 만능 에너지원이다. 그러나 활성 산소가 증가하면, TXB2가 횡행하고, 구연산 회로의 기능이 둔해지거나, 정지하게 되면 ATPase의 양은 감소한다.[96] ATPase 칼라를 응용하면 민감한 사람의 경우에는, 첩부 후 즉시 피로감이 쑥 사라져 가는 것을 느낀다고 이야기한다. 가벼운 아픔이나 위화감 등이 즉시 소실하는 것이, 임상 상 상당한 확률로 알 수 있었다. 또 interferon 유발별로도 관여하고 있다. 그렇게 해서 반도체 원소인 것으로부터 생체라는 반도체에 장시간 머물지 않고 20~30시간에 대외에 배출된다. 게다가 그 때에는, 수은이나 카드뮴(cadmium) 등의 유해한 중금속을 함께 배설하는 능력을 가지고 있다고 알려지고 있다. 세포 에너지, 산소와 생명 에너지인 유전자 ATPase가 스크럼(scrum)을 짜는 것에 의해 건강 상태를 유지하고 모든 병에 대해서도 회복력을 왕성하게 되며 만성 질환에는 반드시 건강상태를 측정하고 반응한 ATPase를 붙이고 경과를 관찰한다. 단색의 칼라로 좋은 경우와 게르마늄과 합성한 중층칼라에서 좋은 경우가 있다. 이 경우 반드시 단색인가, 중층인가를 선별 해야 한다. 또 환자의 상태(아픔이라든지 반응 부위)도 첩부 장소가 보건 혈에 붙인 후에는, 반응 점이 소실하는 경우가 있으므로 관찰을 해야 한다. 그 후의 연구로, 각각의 경락, 경혈의 칼라를 붙이면 2배의 효과를 기대 할 수 있는 것이 판명되었다.

96) ATPase의 대부분은 이산화탄소를 글루코오스(glucose) 와 같은 탄소 원 36개의 당 집합체 이다.)이것이 크면 큰 만큼, 피로의 축적은 늘어나, 발병의 원인이 된다고 사료되며 피로증후군으로부터 암에 이르기까지 ATPase의 양이 관계하는 것을 알았다. 이것으로부터 착안하여 ATPase에 의해, 지금까지의 의학적 검사에서는 모르는 피로 증후군부터, 중병에 이르기까지 진단하는 것을 생각해냈다. 또, 매트릭스 (matrix) 와도 일치한다는 결과를 얻을 수가 있었다. 동양 의학의 고전에서, 건강을 유지하기 위한 치료법으로서 이른바「保健穴」로 이용되고 있는 경혈에 ATPase 칼라로 응용해 보면, 피로증후군 등에서 지금까지 관찰할 수 없었던 효과가 나타나는 것을 볼 수 있다고 한다.

- **피로증후군의 분류;** ATPase에는 다음과 같이 피로증후군을 분류 하고 있다.

  ATPase 1= 거의 피로를 느끼지 않는다. (어깨 뻐근하고 굳어있다 라고 느끼는 정도의 상태.)
  1. ATPase 5= 말을 듣고 보니, 약간 피로감을 느낄 수 있다는 정도.
  2. ATPase10= 대수롭지 않지만, 피곤하다. 어깨나 허리도 나른하다.
  3. ATPase15= 피곤하다. 통증 등을 느끼고 있다.
  4. ATPase20= 어쨌든 몸이 나른하다. 언제나 피곤하다. 만성적 통증(만성 질환)
  5. ATPase25= 지쳐 아무것도 하고 싶지 않다. (암· 만성 질환 등)통증도 심하다.
  6. ATPase30= 아무것도 하지 않고 누워 있어도 괴롭다. (암성 동통 등)

상기 분류에 따라 각각의 반응한 탐색 봉의 칼라를 7개소의 경혈에 붙이는 것에 의해, 지금까지의 컬러테라피의 치료 패턴 이상으로 증상을 개선시킬 수 있으며 흔히 이용되는 취 혈 자리는 다음과 같다.

◆ 족삼리(足三里): 비위를 튼튼하게 한다. 기혈을 보하고, 혈압을 내린다.「합혈은 내부를 고친다」「靈樞」

◆ 기해(氣海): 기를 보충한다. 장기 허의 제증을 주관 한다.「백병은 모두 氣의 허에서 생긴다」「소문(素問)」

◆ 관원(關元): 생식기 기능면에서의 보건 효과. 이 혈은 인체의 상하사방(上下四傍)의 중앙에 있고, 그렇기 때문에 또 대중극(大中極)이라는 별명이 있다.

◆ 삼음교(三陰交): 생식 기능을 높이고, 여성 생리의 질환의 예방 및 치료 효과. 간비신삼경(肝脾腎三經)의 교회혈(交會穴).

◆ 대추(大椎): 양기를 유지하고, 외감 질환을 예방. 수족 삼양경 (手足三陽經)의 교회혈.
온양·보허·거사(溫陽,補虛,去邪)의 효능이 있다.

◆ 고황(膏肓): 다방면의 작용이 있고 폐기를 보충해 외감 질환을 예방.

◆ 곡지(曲池): 혈압을 내리는 효과.「합은 내부를 고친다」피부병, 외감표증, 알레르기

◆ 복류(復溜): 정을 저장한다고 하고 발육 성장과 생식 기능을 가지고 있다. 아이에게는 명문(命門)을 사용한다.

Chapter 02

Part 04

동종요법(Homeopathy)

『동종요법(homeopathy)은「유사한」,「비슷한」을 뜻하는 고대 그리스어 homoios와「고통」을 뜻하는 pathos의 합성어이다. 히포크라테스가 기원전 4세기 동종의 원리를 처음으로 발견하였고 2000여 년 뒤인 1790년대 독일의사 새뮤얼 하네만에 의해 치료법으로 자리 잡았다. 현대에 와서 양자파동의학의 발전과 함께 동종요법은 새롭게 조명되고 있으며 다시 그 가치가 인정되고 있다.』

1. 동종요법의 개념

동종의학은 기원전 4세기 히포크라테스가 동종의 원리를 발견하였고 1990년대 독일의사 세무엘 하네반에 의해 치료법으로 완성되었으며 미국의 공식적인 동종 약품 리스(List) 발간과 FDA에서도 이 치료법을 환자에게 사용하는 것을 법적으로 허용하고 있다. 서양정통의학의 비약적인 발전에도 불구하고, 동종요법은 전통적인 유럽의 왕실들이 주로 이용하고 있으며, 영국의 경우 왕실의 후원으로 국립의료기관의 동종의학병원과 외래 크리닉을 설치하여 운영하고 있다. WHO (세계보건기구)도 세계인의 건강증진을 위하여 동종의학을 현대의학과 통합하여 발전할 수 있는 대체의학의 한 분야로 인정하고 있다. 동종요법은 병균이나 바이러스 등 병원체 대신 자연에서 추출한 자연물질을 알코올이나 물에 희석시킨 상태로 복용하여 면역력을 높이는 원리로서 기존의 약품과 달리 동종약물은 기존치료에 효과가 없거나 심각한 부작용이 따를 수 있는 치료법에 대안이 될 수 있으며 부작용이 없고 급성증상에 빠른 효과를 나타내는 특징을 갖고 있다.

동종요법의 발달과정

동종요법(homeopathy)은 히포크라테스가 기원전 4세기 동종의 원리를 처음으로 발견하였고 2000여년 뒤인 1790년대 독일의사 새뮤얼 하네만에 의해 치료법으로 자리 잡았다. 약 200년 전에 독일의 사뮤엘 하네만 박사가 이 원리를 발견했는데 18세기 후반 독일의 사무엘 하네만은 질병의 치유를 위해 피를 내는 사혈요법과 발포제를 사용하는 등의 시술이 유행하던 당시의 상황에 회의를 느꼈다. 당시의 의사들은 지금은 독성이 너무 강한 것으로 알려져 있는 수은과 같은 물질들을 사용하고 있었다. 하네만은 이러한 물질들이 단지 효과가 없을 뿐 아니라 환자의 병을 더욱 약화시켜 결국 사망케 할 수도 있다는 사실을 발견했다. 독실한 신자였던 하네만은 자연의 치유기전을 무시하는 화학물질을 사용하기 보다는 치유를 도와주는 역할에 만족해야 한다고 믿었다. 그의 평생에 걸린 꿈은 인류의 질병을 치료할 수 있는 신께서 주신 법칙을 발견하는 것이었다. 꿈에서 깨어난 하네만은 의료시술을 그만 두고 책을 번역하면서 생계를 꾸려 나가게 되었다. 그러다가 스코틀란드의 의사 윌리엄 큘렌이 추천한 책을 번역하게 되었다. 큘렌은 기나수 껍질이 쓰고 지독한 맛으로 인해 체열을 내릴 수 있다고 생각했다. 하네만은 의심이 생겨서 이 가설을 자기 자신에게 실험해 보기로 했다. 그는 열병과 말라리아에 효과가 있는 것으로 잘 알려진 키니네를 함유한 기나수 껍질을 복용했다. 이 약을 복용한 건강한 하네만은 말라리아 환자에게서 보이는 것과 같은 증상과 체열을 나타냈다. 그는 다른 약들을 사용하여 이와 같은 실험을 반복하여 역시 비슷한 결과를 얻었다.

2. 동종요법의 원리

건강한 사람에게'어떤 특정한 증상을 유발하는 약물은, 그 증상을 나타내는 환자를 치유할 수 있는 힘을 가지고 있다'라는 근거로 동종요법이라는 새로운 의학의 원리들이 적용되었다. 그는 이 원리를 유사성의 법칙이라 불렀다. 다시 말해 같은 것이 같은 것을 치료한다는 것이다. 하네만에게 있어 유사성의 법칙은 신체가 질병에 반응하는 법칙을 의미하는 것이다. 질병의 존재는 질병을 제거할 수 있는 신체의 방어기제를 자극한다. 이러한 방어해동이 질병의 증상을 일으킨다. 따라서 질병의 증상은 지령을 제거하려는 신체의 자구노력을 반영하는 것이다. 증상은 질병의 일부가 아니라 치유과정의 일부인 것이다. 하네만은 효과적 약품이란 그 약물의 투여를 통해 치료하고자 하는 질병과 유사한 증상을 나타냄으로써 그 질병에 대한 방어기제를 발동시킬 수 있는 것이라고 주장했다. 약물은 신체가 질병을 인지하여 그 질병에 대한 방비를 할 수 있도록 도와주는 역할을 한다는 것이다. 신체의 방어노력이 겉으로 드러나는 것이 질병의 증상이다. 예를 들어 기침은 병소를 밖으로 내보내려고 하는 노력이며 열은 병소에 대항하기 위한 신체의 반응이다. 상기도의 분비물은 병소를 분리하여 콧물이나 재채기, 눈물 등으로 내보내는 역할을 한다. 이것은 하네만이 생명력(vital force)이라 부른 내재적 힘에 의해 우리 몸이 작동한다고 하는 믿음에 근거한 것이다.

유사성의 법칙은 이미 2천년 전부터 아유르베다 의사들에게 알려져 있었으며 히포크라테스와 피라셀수스 의학의 중심적 접근법이었다. 또 16세기의 철학자와 연금술사, 그리고 의사들에게도 잘 알려져 있었다. 그리고 아직도 이것은 서구의학의 주도적 흐름인 이종요법에 정면으로 배치되는 개념으로 남아있다. 이종요법의 치유자들은 기본적으로 신체 증상과 반대되는 효과를 가진 약물을 처방한다. 이종요법에서는 종창을 치료하고자 할 때 직접 그 종창을 감소시킬 수 있는 약물을 투여한다. 증상은 억제되지만 하네만은 이로써 질병이 더욱 몸속 깊이 자리 잡게 되어 병이 더욱 깊어지며 치료하기가 더욱 어려워진다고 했다. 하네만은 약물에 의해 야기되는 증상의 정도를 누구러뜨리길 원했고 이에 따라 약물의 용량을 줄이기로 했다. 놀랍게도 그는 용량이 적을수록 내재한 질병에 더욱 효과적이라는 사실을 발견했다. 하네만은 실험을 계속하여 "약효증강의 법칙", 또는 "극소량의 법칙"이라 명명한 두 번째 법칙을 발견하였다. 이것은 약물의 용량이 적으면 적을수록 신체의 생명력에는 더욱 강력한 효과를 발휘한다는 것이다. 따라서 극소량의 약물이 실지로 질병에 대항하는 생명력을 강화시키는 것이다. 하네만은 약물을 연속적으로 희석하여 이를 잘 혼합해 주는 방법을 개발하였다. 이 과정은 처음의 약물이 분자수준의 용량으로까지 희석될 때까지 계속된다. 동종요법에서 사용하는 약은 자연(동물, 식물, 광물)에서 얻는다. 우리 주변에서 흔히 볼 수 있는 것들(모래, 소금 등)을 약으로 만들어 쓸 수 있다. 한네만의 과학적 실험은 역동화(potentization)라는 과정을 낳게 되며 약을 단계적으로 희석하고 세게 흔들어서 약에 잠재되어 있는 에너지(또는 정보)를 풀어내는 것을 말한다. 이러한 과정은 약의 독성을 제거하여 부작용을 없앤다. 동종요법의사가 사용하는 약은 호수에 약 원액을 한 방울 떨어뜨린 것과 비슷하다고 한다. 그렇게 환상적인 한계까지 희석된 약이 어떻게 작용을 하는가에 대해서는 명확한 해답은 없지만 그러나 약은 제대로만 선택되면 매우 강력하게 작용한다는 사실은 분명하다.

동종요법은 과학적 근거를 바탕으로 이루어진 의학의 형태이며 어떤 물질이 일으키는 문제나 증상을 바로 해결해 주고 치료해 줄 수 있다는 이론에 바탕을 두고 있다. 물론 이 이론이 성립되려면 그 물질의 양을 변화시키는 원리가 뒤따라야 한다. 어떤 약용식물이나 미네랄 또는 동물성 물질을 건강한 사람에게 적정량을 투여하면 건강한 사람은 자기만의 고유한 형태의 증상이 발생하게 되고 각 물질은 개인마다 다르게 나타난다. 물질을 극도의 적은 용량으로 만들어 사람에게 투여하면 그 증상은 사라진다. 이것이 "비슷한 성질을 가진 것이 비슷한 것을 치료 한다"는 이열치열의 원리로 발전한 것이 오늘날의 동종요법이다.

3. 동종요법의 현황

동종요법은 1820년대에 유럽에 전파되기 시작하여 미국에는 1825년 덴마크에서 이민 간 그램에 의해 처음 소개되었다. 그는 코펜하겐에서 의학을 공부한 후 돌아와 이를 전파하였으며 주로 독일계 의사 가운데 추종자가 생겼다. 1835년 펜실베이아에 온 독일의 동종요법 의사 허링에 의해 처음 학교가 설립되었으며 1850년까지는 정식 의과대학이 신시내티에 세워졌다. 1900년 까지 미국에는 22개의 동종요법 의과대학이 있었다. 이들 의과대학은 1950년대까지 모두 폐교되었으나 동종요법은 200년이 지난 지금도 유럽에 추종자가 있으며 특히 미국에서는 대체의학으로 중요한 지위를 점하고 있다. 현재 300명 가량의 순수 동종요법 면허 의사가 남아 있다. 이중 반은 정통의사가 받은 면허이며 나머지는 자연요법사, 척추교정요법사, 침술사, 수의사, 치과의사, 간호사 그리고 의사보조원이 받았다.

다양한 의료행위자가 동종요법 약을 사용하고 있는데 예를 들어 척추교정요법사의 30% 이상이 동종요법 약을 처방하는 것으로 조사되었다. 동종요법 약의 범위를 정한 최초의 약전은 1897년 제정되었으며 현재 제 9판에는 1천종 이상의 약이 규정되어 있다. 약전에 수록된 약의 수를 보아도 일반 동종요법 약의 수가 많을 것이라고 상상할 수 있다. 3천 종의 약이 이미 효과가 증명되었다고 말하며 계속 새로운 약이 나오고 있다. 판매량도 매년 27%씩 증가하고 있으며 프랑스에서는 국민의 36%가 동종약물을 사용하며 8개 의과대학이 연구과정을 개설했을 정도로 인기를 끌고 있다. 국내는 아직 걸음마 단계로써 소수의 전문인이 초보적인 수준에서 임상 및 연구 활동을 하고 있다.

Chapter 02

Part 05

심신의학과 자연치유요법

1. 심신의학(body-mind therapy)의 개념

서양의 심신의학(心身醫學, body-mind therapy)은 생체역학이나 심상요법·최면요법·명상요법·향기마사지요법·요가 등 다양한 요법들을 이에 포함시키고 있다. 심신의학의 목표는 인체가 지닌 자연치유력을 증진시켜 치료효과를 얻는 것으로, 모든 병은 마음에서 비롯된다는 데에 기본 원리를 두고 있다는 면에서는 본 논문의 주제와 역시 일맥상통하고 있다. 하지만 병이 마음에서 비롯된다는 사상은 우리의 전통적 의학이며 전통의학은 심신의학 그 자체라고 할 수 있다.

바디 마인드 테라피라는 심신의학의 개념은 서양에서는 현대에 들어와서 1918년 독일의 하인로트(Heinroth)에 의하여 처음으로 제창되었고 미국에서는 1930년대에 학문적 체계를 갖추게 되었다. 1946년 캐나다의 내분비학자 한스 세일레는 스트레스가 질병을 일으키는 중요한 인자라고 발표하여 이러한 심신의학의 이론을 발전시켰다[97]. 인체양자역학이론이란 세포를 세분해 양자의 크기가 되면 정신과 육체는 일체화된 하나의 에너지와 정보 흐름에 의해 지배되며, 이 흐름의 조정과 평형으로 질병을 치료하고 노화 방지할 수 있다는 것으로 이는 전인의학(全人醫學), 양자의학으로 발전되고 있다.

97) 현대적인 대체의학으로서는 미국의 초프라 웰빙센터 소장 사이몬에 의해 구체적으로 개념을 정립하였다. 사이몬은 초프라의 인체양자역학이론에 근거하여 새로운 학문으로 정립하였다.

2. 명상요법(Meditation therapy)의 개념

명상은 마음을 조절하여 개인의 신체적, 정신적, 감정적 상태의 균형을 만들기 위한 가장 간단하고 안전한 방법이다. 명상을 하는 방법은 쉽게 터득할 수 있고 스트레스나 통증을 조절하는 데 편하게 사용할 수 있다. 또한 고혈압이나 심장 질환에서 이용되기도 한다. 명상은 수 천 년 전부터 시행되어 왔다. 하지만 명상의 효과에 대한 과학적 접근과 치료에의 이용은 지금으로부터 불과 수십 년 전에야 시작되었다. (현재 명상이완요법은 국내외 종합병원에서 보완요법으로 시행되며 카톨릭 의대 등에서도 정식교과목으로 채택되고 있을 정도로 의학적인 효과가 인정되고 있다.)

명상 방법

명상 방법은 여러 가지가 있지만 크게 둘로 나눌 수 있다. 하나는 집중형 명상이고 또 하나는 정신충만형 명상이다. 집중형 명상은 호흡이나 어떤 이미지, 혹은 어떤 소리에 정신을 집중하여 정신을 고요하게 하고 더욱 명료하게 한다. 이 명상법은 줌렌즈가 있는 카메라에 비유할 수 있다. 점점 선택된 대상에 대해 초점을 맞추면서 주의를 집중하는 것이다. 이 명상법을 가장 편하고 쉽게 행하는 방법은 조용히 앉아 먼저 호흡에 집중을 하는 것이다. 호흡법에 정신을 집중하면서 정신의 평온 상태에 다다르려는 것은 명상과 요가의 공통점이다. 사람은 불안하거나 놀랐거나 초조해 하는 경우 호흡이 가빠지고 얕아지며 불규칙적이게 된다. 하지만 마음이 안정되고 정신 집중을 하면 규칙적이고 깊은 숨을 천천히 쉬게 된다. 호흡을 규칙적으로 깊게 쉬는데 정신을 집중하다 보면 숨을 들이쉬고 내쉼에 따라 점점 정신이 안정되고 명료해지는 것을 느낄 수 있다. 명상은 이러한 현상을 이용해 정신의 안정을 찾는 것이다.

정신충만형 명상은 감각적으로 느껴지는 이미지나 생각, 소리, 냄새 등에 대해 더 이상의 해석이나 분석 등의 사고 없이 그대로 느끼며 쫓아가는 것을 말한다. 우선 조용히 앉아 주변의 상황이나 생각나는 것을 반응적으로 느끼거나 생각하지 않고 그대로 받아들인다. 스스로의 분석이나 판단을 제외하고 사고가 흘러가는 대로 두다 보면 점점 마음이 평안해지고 정신이 명확해지는 것을 느낄 수 있다.

명상과 스트레스조절

캐나다의 스트레스에 대한 연구의 선구자인 Hans Selye는 스트레스를 스스로 조절할 능력이 있느냐 없느냐에 따라 스트레스를 두 가지로 분류했는데 조절할 수 있는 경우를 '긍정적 스트레스(Positive stress)', 조절할 수 없는 경우를 '부정적 스트레스(Negative stress)'라고 하였다. 명상은 스스로가 스트레스에 대한 반응을 자각하게 함으로써 스트레스를 조절하는 능력을 향상시키는 역할을 한다. 명상은 정신을 이완시켜 심박동수를 느리게 하고 호흡수를 줄이며 스트레스를 받을 경우 분비되는 호르몬의 수치를 줄이고 뇌파 중 이완상태에서 발생하는 알파파의 발생을 증가시킨다. 명상의 생리학적 반응에 대한 연구 결과 명상은 신체가 휴식의 취할 때의 반응을 유도하고 정신을 더 맑게 해 준다고 한다. 결과적으로 명상 후에는 작업 능률이 더 오르고 창조력과 이해력이 더 증가한다. 명상은 스스로 정신을 이완시켜 휴식을 취할 때의 신체 반응을 유도해 내 지친 정신을 회복하게 만드는 방법이 된다.

명상의 질병치료효과

한 연구에서는 명상 요법으로 암 환자와 에이즈 환자, 자가 면역 환자에서 면역력 강화 효과를 보았다고 한다. 또한 신경성 질환에서 효과가 있어 알코올이나 약물 남용, 불안증, 고혈압, 기타 스트레스와 관련된 질환에서 환자가 스스로를 조절하는 능력을 깨달아 질병을 조절할 수 있는 효과를 보았다고 한다. 우선 명상의 생리학적 효과를 보면 명상은 스트레스나 통증, 약물 남용 등의 현상을 스스로 조절할 수 있는 능력을 키우게 하며 면역력을 강화시키는 역할을 한다. 캘리포니아 대학의 사피로(Dean Shapiro)박사의 연구에 의하면 오랜 기간(평균 4년 이상) 명상요법을 사용한 사람의 경우 스트레스를 받을 때 이를 긍정적으로 받아들이는 방법을 잘 터득하고 있다고 한다. 스스로의 스트레스를 조절할 수 있을 경우 얻을 수 있는 건강 이익은 매우 크다고 사피로박사는 지적한다. 만성적인 통증은 삶에 여러 가지 지장을 초래하고 정서적으로 약해져 우울증에 걸리게도 한다. 만성적인 통증은 지속적인 약물 치료에도 불구하고 재발을 거듭하여 나중에는 약물도 잘 듣지 않고 수술 적 치료도 어려운 경우가 많다. 카밧 진(Kabat-Zinn)박사의 연구에 의하면 만성 통증을 겪는 환자의 72%가 8주 간의 명상 요법 후 증상이 33% 이상 감소함을 경험했다고 한다. 61%의 환자는 통증이 50% 이상 감소함을 경험했다. 또한 스스로 신체로 인한 스트레스를 30% 이상 줄일 수 있었고 자긍심이 강화되고 낙관적인 사고방식이 형성되었다고 한다.

만성 질환과 명상

호주의 정신과 의사인 메레즈(Ainslie Meares)박사에 의하면 73명의 암 환자에서 명상 요법을 시행한 결과 불안감과 우울감의 감소를 보이고 불편과 통증을 느끼는 빈도가 감소하였다고 한다. 아울러 10%의 환자에서는 종양의 성장 속도가 느려지고 50%의 환자에서는 증상의 호전으로 삶의 질이 많이 향상되었다고 한다. 명상은 불안감을 줄이고 스스로의 감정을 조절할 수 있는 능력을 향상시킨다. 따라서 몇 가지 신경정신과적 질환에서 정신 치료 요법의 하나로 이용되기도 한다. 그리고 명상을 오래 반복할수록 스스로의 감정을 조절하고 외부의 자극에 건강하게 반응 하는 능력을 얻게 된다. 사피로(Shapiro)박사의 연구에서 한 환자는 처음에는 명상 요법을 스트레스를 줄이고 남 앞에서 말을 할 때의 두려움을 없애고자 시작했지만 명상 요법을 반복할수록 점점 스스로를 조절하는 능력이 증가하여 더 진취적이고 긍정적인 삶을 살게 되었다고 한다.

3. 이미지요법(Image therapy)

이미지요법은 심상요법이라고 하며 이는 암 환자들에게 암으로부터 회복될 힘이 자기에게 있다는 것을 믿게 하는 심리요법으로 미국의 방사선 종양학자이며 의사인 칼 사이몬튼(Carl Simonton)과 그의 부인이며 정신과의사인 스테파니 마튜 (Stephanie Mattews -Simonton)에 의해 개발되었다. 그래서 이미지요법을 그들의 이름을 따서 이를 사이몬튼 요법(Simonton therapy)이라고도 부른다.[98)]

원칙적으로 이미지요법은 긴장을 푼 상태에서 그 절차를 진행하며 그 동안에 환자는 자기가 바라는 상황과 목표를 머릿속에 구체적인 이미지[心像]로 그리는 작업 천천히 읽는 것을 명심해야 한다. 각 단계를 완수할 수 있도록 시간을 충분히 주어야 한을 한다. 이미지요법을 암환자에게 응용할 때에는, 먼저 암세포의 이미지를 뚜렷하게 머릿속에 그리게 하고는 현재 받고 있는 치료가 구체적으로 암세포를 파괴하는 상황을 그리게 한다. 그리고는 체내에 있는 자연치유력이 건강을 회복시키기 위해 활동하고 있는 상황을 확실하게 시각화하

98) **암과 사이몬튼 요법;** 사이몬튼 요법은 암에 대한 획기적이고 새로운 접근법으로 부각되었다. 사이몬튼은 질병을 신체 어느 한 부분의 문제로만 취급해 온 종래의 서양의학적 시각에서 탈피하여 내츄로파시(Naturopathy;自然治癒)와 동양의학처럼 환자의 정신, 신체, 주변 환경 등을 다각적으로 연결하는 정신신체의학[心身醫學]적인 면에서 보았다. 더욱 중요한 것은, 사이몬튼은 암을 신체적인 문제로만 보지 않고 인간의 전체 문제로 보았기 때문에 환자가 질병과 예고된 죽음에 직면하여 오히려 더 나은 삶으로 전환할 수 있도록 해주는 전인적 치료법을 실행하고 있다. / 강길준, 양자의학, 자연치유대학, 2004, 64p

는 작업을 하도록 이끌어주어야 하는데, 이것이 이미지요법의 가장 중요한 사항이다. 사이몬튼이 이미지요법을 처음으로 환자에게 사용한 것은 1971년의 일이었는데, 지금까지 그들이 치료한 암환자의 평균 생존기간은 최첨단의 의학기술로 치료를 받은 암환자보다 두 배이며, 미국의 전국 암환자의 평균 생존기간의 3배나 된다. 뿐만 아니라 더욱 놀라운 것은 모두가 치료 불가능으로 판단된 이들 남녀 환자가 사이몬튼 요법을 받음으로써 남은 생을 훨씬 풍요롭고 적극적인 활동으로 보냈다는 사실이다.

이미지요법의 가치

이미지요법의 훈련에서 기대할 수 있는 이미지요법의 이점은 다음과 같이 요약된다.

1) 이 훈련은 공포심을 감소시킬 수 있다. ; 대개의 공포심은 자기를 지배할 수 없다는 기분 <암인 경우에는 자신의 신체가 암으로 악화되어 가는데도 자기로서는 속수무책이라는 감정 >에서 유발된다. 이미지요법을 통해 건강을 회복하는데 자기가 할 수 있는 역할을 알게 되기 때문에 자신을 제어할 수 있다.
2) 이 훈련으로 사물을 보는 법과 사고방식이 바뀌어'살려는 의지'가 강해진다.
3) 생리적으로 변화를 일으킬 수 있는데, 우선 면역 활동을 촉진해 종양이나 다른 병의 진행 상태를 변화시킨다. 정신과정은 신체의 면역계와 호르몬의 균형에 직접적으로 영향을 주어 생리적 변화는 사고방식의 변화에서 직접영향을 받는다.
4) 원한다면 이 훈련을 현재의 사고방식을 바꾸고 평가하는 수단으로 이용할 수도 있다. 이 훈련에서 그리는 상징과 이미지에 변화가 일어나면 자기의 사고방식에도 큰 변화가 일어나 사고방식이 더욱 건강과 조화되는 쪽으로 바뀐다.
5) 이 훈련은 자기의 무의식과 대화하는 수단이 될 수도 있다. 무의식에는 사고방식 대다수가 적어도 부분적으로 매몰되어 있다.
6) 이 훈련은 긴장과 스트레스를 감소시키는 일반적인 수단이 될 수도 있다. 매일 규칙적으로 훈련을 하면, 그 자체만으로도 긴장과 스트레스가 감소되기 때문에 신체의 기본적인 기능이 크게 좋아진다.
7) 이 훈련은 절망감과 무력감에 빠져 있는 자기의 자세와 대결하고 바꾸는 데에 이용할 수도 있다. (자기의 신체가 건강을 회복하는 이미지와, 종양이 발생하기 전에 갖고 있던 문제를 해결할 힘이 자기에게 있다는 이미지를 그리게 되면 절망감과 무력감이 약화된다. 실제로 환자가 건강하려고 마음먹으면 자신감을 얻고 낙관적이 된다.)

이미지요법 시행방법의 실 예

다음은 이미지요법을 실시하는 잘 알려진 시행방법의 하나이다. 하지만 이는 반드시 순서와 방법 등이 일치해야만 하는 것은 아니며 나름대로 자신이 변화시켜 이미지요법을 적절하게 활용할 수 있다.

1) 어떤 병이나 통증이라도 무방하므로 현재 자기가 앓고 있는 것을 이미지로 그린다. 자기가 쉽게 이해할 수 있는 모습으로 그린다.
2) 어떤 치료든 현재 받고 있는 치료를 마음속으로 그리고 그 치료에 의해 병이나 통증의 원인이 제거되고 자기 자신의 치유능력이 강화되는 모습을 그린다.
3) 병이나 통증의 원인을 제거하는 자신의 자연방어력과 자연적 과정을 그린다.
4) 건강하여 병이나 통증이 없는 자신의 모습을 그린다.
5) 인생의 목표를 향해 착실하게 전진하고 있는 자신의 모습을 그린다.
6) 병의 회복에 참여하고 있는 자기를 다독거려 준다. 이 긴장이완, 이미지요법을 의식이 확실한 상태에서 하루 3회씩 시행하고 있는 모습을 그린다,
7) 눈꺼풀을 가볍게 하고 눈을 뜰 준비를 하며 자신의 방으로 의식을 돌이킨다.
8) 이제는 눈을 뜨고 평상시의 행동으로 돌아간다.

4. 최면요법

최면 요법은 최면술(催眠術)을 이용한 치료법으로 보다 효과적인 치유를 위하여 잠재의식을 이끌어 내는데 최면술을 사용하는 것이다. 최면에 의한 심리요법으로 모든 종류의 심리요법은 최면 중 또는 최면과 관련지어 적용할 수 있다. 따라서 그와 같은 심리요법을 구별한 고유의 최면요법이라는 것은 있을 수 없다고 보는 것이 타당하다.[99] 이와 같은 내용은 최면과 관계없이 독자적인 요법으로 발전해 갔으나 그 후 다시 최면을 이용하는 방향으로 전개되었다. 최면 중에 정신분석을 적용하는 것을 최면분석법이라고 한다. 최면술에 의해 유도된 최면상태에서 실험 대상자의 의식적인 반대 없이 암시로써 대화를 나누는 동안 실험 대상자의 정신은 충분한 휴식을 취하게 된다. 최면 상태에서 실험 대상자의 휴식 정도는 가벼운 잠재의식 상태에서 깊은 잠재의식 상태까지 넓은 범위에 걸쳐지는 것으로 알려져 있다.

99) S.프로이트의 정신분석법, J.H.슐츠의 자율훈련법, J.월프의 상반금지법(reciprocal inhibition), H.J. 아이젠크의 행동요법(behaviour therapy) 등은 그 대표적인 것이다.)

"최면술"이 그 자체로서 인정받기 시작한 것은 미국의 정신과 의사인 말론 H. 에릭슨(1901 ~ 1980)으로부터 시작되었으며, 1925년 이래 에릭슨의 철학은 현대에까지 최면요법의 전반에 걸쳐 영향을 미치고 있다.

에릭슨은 최면을 "실험 대상자가 정상적으로 활동하는 의식 뒤에 숨겨져 있는 사고, 믿음, 기억 등에 그의 관심을 집중함으로써 보다 강화된 의식을 경험하는 상태"라고 정의했다.

<**최면치료방법**; 최면치료 방법에는 여러 가지 측면에서 사용되고 있으나 일반적으로는 〔최면 요법(Hypnotherapy)〕,〔전생치료법(Past-Life therapy/ Regression therapy)〕그리고〔심상유도 치료법(Guided Imagery therapy)〕등으로 분류되어 나타난다. 이중에서 최면요법은 최면 치료의 가장 대표적인 방법이며, 현재 많은 의학적인 또는 정신학적인 문제들을 다루는데 직접적으로 사용되고 있다. 이를 구체적으로 예를 들면, 흡연, 과음, 과식 등을 멈추는데 도움을 주기도 하고, 스트레스, 불면증, 분노, 공포, 억울 등의 정신적인 문제를 치료하는데도 도움을 준다. 이 밖에도 최면중의 심리극을 최면극, 유희요법을 최면유희법이라 한다. 그리고 치료면접을 최면 중에 이용하는 것을 최면면접법이라 한다. 특히, 이미지가 나타나기 쉬우므로 최근에는 이미지 면접법이 발달해 있다. 최면은 자연치유의 각 치료법의 유효성을 한층 더 높이고 적용범위를 더욱 확대하기 위해 쓰이고 있는 효과적인 수단으로 인정받고 있다.>

5. 유머테라피(Humortherapy)와 웃음의 치유효과

유머테라피는 우리의 마음을 의도적으로 기쁘게 하는 수단을 통해서 자연치유력을 증진시킨다는 면에서 역시 심신의학의 영역과 상통한다고 볼 수 있다. 유머테라피는 국내에서는 웃음이 강조되어 웃음치료(Laugh therapy)라는 명칭으로 흔히 사용되며 국내학계에서도 이러한 명칭사용이 보편화되는 단계에 있다. 이제는 유머나 웃음클리닉(Humor Clinic)이 점차 확산되어 가고 있는 추세이며 이는 세계적인 트렌드에 속한다. 웃음은 탁월한 신체 면역효과가 이미 과학적으로 입증되었다. 심지어 웃는 표정만 지어도 엔돌핀이 증가한다고 한다. 최근 의과학 기술의 발전으로 인해 웃음이 가진 의학적 효과들이 하나씩 상세하게 밝혀지고 있다.[100] 이러한 연구 중에서 가장 획기적인 접근은 면역체계의 강화에 있을 것이다. 로마린다 의과대학의 리버크 교수는 1996년 심리신경면역학 연구학회에서 웃으면 면역기능이 강화된다는 연구결과를 발표해 전세계 의학계의 관심을 모았다. 그는 폭소 비디오를 보고 난 뒤 혈액을 뽑아 항체를 조사하는 실험을 통해 병균을 막는 항체인 인터페론 감마호르몬의 양이 200배 늘어났음을 밝혀냈다. 또한 백혈구와 면역 글로블린이 많아지고 면역을 억제하는 코르티졸과 에프네피린이 줄어드는 현상을 발견했다. 또 2001년에 발표한 논문에서 리버크 박사팀은 암을 잡아먹는 NK세포가 웃음에 의해 활성화된다는 사실을 실험으로 증명했다. 그는 웃음에 대한 연구를 종합하면서'웃음은 대체의학이 아니라 참 의학'이라고 강조했다.

웃음은 유쾌한 내장 마사지효과를 나타낸다. 사람마다 조금씩 차이는 있지만 대다수 사람은 웃을 때 입과 콧구멍이 벌어지며 호흡이 짧고 빨라진다. 그때 횡경막은 이완되지 않고 오히려 경련과 수축을 반복하며 복근과 함께 복강 내압을 높이는 작용을 한다. 이런 현상으로 성문(聲門·숨이 통하는 구멍)이 해방되고 목이 뚫려 목소리가 밝아지게 된다. 웃음은 내장을 활성화시킨다. 또 뱃속에서 뻗쳐오르는 웃음을 터뜨리면 복식호흡이 되어 횡경막의 상하운동이 늘어나 폐의 구석구석까지 산소와 혈액이 공급된다. 폐를 크게 부풀리면 기도 말단의 폐포벽에서 프로스타글란딘이라는 강력한 혈관 팽창물질이 분비되어 혈압이 떨어지고 노르아드레날린의 분비가 억제돼 화가 가라앉는다. 유쾌하게 웃으면 자신도 모르게 복식호흡을 하게 되고 내장 마사지 효과가 나타나는 것이다.

웃음의 알레르기 개선효과

일본 교토(京都) 우니티카 중앙병원의 기마타 하지메 박사팀은 최근 미국의학협회저널(JAMA)에 발표한 논문에서 알레르기 환자가 찰리 채플린의 희극영화를 본 뒤 증상이 개선된 사례를 소개했다. 기마타 박사팀은 남녀 알레르기 환자 26명을 두 그룹으로 나눠 각각 찰리 채플린의 희극영화 '모던타임스'와 일반 비디오를 보여준 뒤 이들의 상태를 관찰했다. 알레르기를 가진 환자에겐 조사에 앞서 알레르기 유발물질을 주사했으며 90여 분간 비디오를 시청한 뒤 피부상태에 대한 검사를

100) 이러한 과학적이며 의학적인 웃음에 대한 접근은 노먼 커즌스에 의해 본격적으로 시도되었다. 그는'새터데이 리뷰'의 편집장으로 근무할 때 강직성 척수염에 걸렸다. 뼈가 굳는 질병으로, 서서히 굳어져가는 뼈와 근육 때문에 큰 고통을 겪었다. 그러던 중 코미디를 보며 유쾌하게 웃을 때 통증이 덜하다는 것을 알고 점차 웃음에 매료됐다. 15분 웃으면 2시간 동안 통증이 없어진다는 사실을 발견한 그는 결국 웃음을 통해 완치됐다. 이후 그는 캘리포니아대 부속병원에서 웃음이 지닌 의학적 효과를 연구해 웃음치료 분야에서 일가를 이뤘다. 그는 "웃음은 해로운 감정이 스며들어 병을 막아주는 방탄조끼"라고 주장하고 웃음의 탁월한 효과를 전파했다.

실시했다. 조사 결과 채플린 영화를 본 환자들은 알레르기로 인한 피부 태흔(苔痕)이 줄어든 데 반해, 일반 비디오를 시청한 환자에게서는 아무런 변화도 나타나지 않았다는 것이다.

웃음의 당뇨병 개선효과

최근엔 웃음이 당뇨병 환자에게도 묘약이 될 수 있음을 보여주는 연구결과가 나왔다. 일본 국제과학진흥재단의 '심(心)과 유전자 연구회'는 당뇨병 환자에게 만담 비디오를 보여준 뒤 식후 혈당치를 재본 결과 만담 비디오를 보지 않았을 때보다 혈당치가 크게 낮아지는 것을 확인했다. 이 실험은 중장년 당뇨병 환자 21명을 대상으로 실시됐다. 첫날에는 혈당치 측정 1시간 전부터 일부러 당뇨병 메커니즘에 관해 강의하고 둘째 날에는 측정 전에 만담 비디오를 보여줘 폭소를 유발했다. 이틀 모두 정오에 점심식사를 한 후 2시간 뒤 혈당치를 측정한 결과 공복 시 와의 혈당치 차이가 첫날은 평균 123인 반면 둘째 날은 77로 큰 차이를 보여 웃음이 당뇨병 개선에 큰 효과가 있는 것으로 나타났다. 웃음의 효과를 간단하게 살펴봤지만 즐겁게 웃는 웃음은 거의 모든 질병에 효과적이라고 학자들과 의사들은 이야기한다.

6. 초염력(Extra Sensory Perception)과 자연치유효과

ESP란 Extra Sensory Perception의 약자로 초감각적 지각, 즉 초상현상(超常 現象)을 가리키는 말로써 인간이 지닌 오감(시각, 청각, 후각, 미각, 촉각)으로는 인지(認知)되지 않는 현상을 뜻하며 우리들이 살고 있는 물질세계(3차원,現象界)의 상식적 가치체계를 초월한 단계의 현상이다. 이는 앞에서 살펴본 이미지요법, 명상요법, 최면요법 등과 마음을 다스린다는 면에서 서로 상통하고 있으나 보다 강력한 수단으로서 즉시적인 치유효과가 강조되는 것이 특징이다.

이는 자칫 잘못 생각하면 기적과 같은 현상이라 연상하기 쉬운데 기적이란, 일어날 수도 있고 안 일어날 수도 있지만 초염력(超念力)이란 (今 + 心) 지금의 마음이 念이기 때문에 지금 생각하는 마음이 얼마만큼 참되느냐의 정도에 따라 염력(念力)의 결과가 나타나게 되는데 그 결과가 자신이 일생동안 살아오면서 듣지도, 보지도 못한 현상, 즉 지식, 상식, 의학, 과학을 초월한 현상으로 이것을 초염력(超念力)이라고 설명한다.

흔히 ESP라 하면 숟가락 구부리기와 같은 염동력이나, 공간이동, 텔레파시 등의 초능력을 쉽게 연상하기 쉽다. 그러나 ESP 초염력(超念力)은 현실 생활에서 겪게 되는 여러 가지 고민을 해결 할 수 있는 수단으로 활용되고 있다. 질병치유에 응용됨에 있어서의 초염력은 불가사의한 현상을 많이 나타내고 있다. ESP 초염력을 활용하게 되면 체내에 우주에너지가 교류되면서 면역력이 증가되고 자연치유력이 높아져 스스로 병이 물러나게 하여 자연치유한다.

ESP 초염력과 같은 마음의 세계에서는 정신과 물질 중에서 정신을 주체로 하는 것이기에 초염력의 힘을 보다 빨리 받아들이기 위해서는 긍정적인 사고, 적극적인 자세, 착한 마음씨를 요구하게 된다. 이를 CESP의 참마음을 다음과 같이 풀이하고 있다.

- 미워하지 말고,
- 욕 하지 말고,
- 화 내지 말고,
- 원망하지 말고,
- 지나친 욕심내지 말고,
- 질투심을 내지 말고,
- 비방하지 말고,
- 거짓 말 하지 말고,
- 불평하지 말고,
- 잘 모르는 것을 아는 체 하지 말고...등으로 자신과 타인에 대한 부정적사고의 배제를 강조하고 있다. 질병에 대해서도 우리 모두가 이러한 참마음으로 살아간다면 삶의 질이 좋아지는 것은 물론 모든 병마도 없어질 것이며, 부정적인 생각과 나쁜 마음을 버리지 못한다면 그 사람은 반드시 각종 어려움과 병마에 시달리게 된다는 것을 확신하고 있다.

ESP에서 강조하고 있는 마음의 자세는 "어려운 일은 좋은 일이다." 라고 하는 긍정적인 사고가 밑바탕이 된다. 긍정적인 사고가 좋은 일을 부르는 법이다. 어렵다고 해서 명랑함을 잃는다면 우리의 삶은 계속 괴로울 수 밖 에 없을 것이므로 부정적인 마음의 파동은 부정적인 사고를 하게 만들며 질병을 일으키는 원인이 된다.

초염력(超念力)은 현실 생활에서 겪게 되는 여러 가지 고민을 해결 할 수 있는 수단이며 특히 자연치유에 응용됨에 있어서의 초염력은 불가사의한 현상을 많이 나타내고 있다. ESP 초염력을 활용하게 되면 체내에 우주에너지가 교류되면서 면역력이 증가되고 자연치유력이 증진되는 것이라고 볼 수 있다. ESP 초염력과 같은 마음의 세계에서는 정신과 물질중에서 정신을 주체로 하는 것이기에 초염력의 힘을 보다 빨리 받아들이기 위해서는 긍정적인 사고, 적극적인 자세, 착한 마음씨를 요구하게 된다고 말한다. 이 분야의 오래 경험한 사람의 증언사실은 빠른 변화를 보이는 대다수 사람들의 특징이 매사에 긍정적인 사고와 감사하는 마음의 자세를 갖추었다는 것이다.

Chapter 02

Part 06

수기치유요법

1. 지압요법의 특징과 조절효과

지압요법(指壓療法)은 동양의학적인 다른 치료 방법과는 다른 여러 가지 차이점이 있다. 지압 요법 시술사는 상당한 체력이 필요하며, 힘이 있고 기력이 왕성해야 일정한 치료 효과를 얻을 수 있다 지압 요법시술자는 자신의 정신 상태와 근무 자세를 바르고 깨끗하게 갖고 모든 일에 책임을 질 수 있어야 하며, 피곤하고 고통스러워도 항상 최선을 다 해야 한다. 임상의 경험을 바탕으로 하여 꾸준한 연구로 새로운 기술을 연마하고 질병과 투쟁하고 있는 환자에게 용기가 생길 수 있도록 성의 있는 실천이 반드시 필요하다. 지압 요법을 매일 몇 차례 시술 받는다고 해도, 한 번에 어느 정도의 시간, 또는 어떤 종류의 수법에 의하여 어느 정도의 강도에 의한 시술을 받았는가에 판단 근거를 두어야 한다. 지압 요법의 횟수는 일정하지 않고 서로 다른 질병 종류에 따라 수요도 달라진다.

신경 기능의 조절효과

신경계는 각 기관의 활동에 직접 또는 간접적인 영향을 미치며 신경 기능에 이상이 생기면 지나치게 흥분상태가 증가하거나 억제 상태가 증강되기도 한다. 이런 현상은 각 기관의 평형에 이상을 일으켜 질병이 유발되는데 지압 요법은 여러 종류의 수법으로 반사성 신경 기능에 영향을 주어, 흥분이나 억제 상태를 정상적인 평형 상태가 되도록 유도한다. 평형상태라고 함은 각 신체의 조화를 이루고 있는 음양의 균형이며 이 음과 양의 상대적인 평형이 이루어지면 대부분의 질병이

치유되는 효과가 나타난다.[101] 지압요법은 이렇게 여러 가지 질병을 치료하는 작용이 임상적으로 확인된다. 목이나 등이나 가슴 또는 허리 부분을 지압하면 각 신경 부위에 해당되는 내장의 혈류가 증가 한다. 위수, 비수, 족삼리 등의 혈을 지압하면 위의 운동이 증강된다. 반대로 지나치게 운동이 증강되어 있으면 지압에 의해 증가 상태를 억제시킬 수 있다. 장이나 위가 마비성 경변을 일으킨 경우에도 신경 기능을 정상적으로 되돌려 통증을 없애고 경변을 해소시킨다. 지압으로 조직에 자극이 전달되면, 세포나 모세 혈관의 안과 밖에 교환이 증가하여 정맥의 흐름과 임파액의 흐름을 좋게 한다. 지압 요법을 실시하면서 환자를 여러 자세로 변형시키고 관절 운동과 몸을 비트는 동작 등에 의하여 신경계 각부에 효능이 생긴다.

경락과 기와 혈의 조절효과

지압 요법에 의한 치료를 하면 의학적인 기본이 되는 정, 기, 신의 주된 작용에 변화가 생겨서 인체의 에너지장이 증가하는 현상을 보인다. 질병에 걸린 사람은 에너지장이 저하된 상태로 무질서해진 에너지장을 정상적으로 되돌리기 위해서 지압을 사용하기도 한다. 수법의 힘이 인체의 체표에 작용하면 여러 기관에 그 감각이 전달되며, 통증이나 이상이 있는 부위의 조직이나 기관이 흥분하거나 억제 상태가 되어 감각에 충동이 일어나고, 복잡한 신경 반사를 거쳐 기능 자체를 변화시킨다. 이외에도 혈행을 좋게 하며, 위나 장의 운동도 좋게 한다 .수법조절의 진동에 따라서 기능 상태에 미치는 영향도 달라지며 원래 상태의 유동성을 증가시켜 생물학적인 기능을 활성화시키는 것은 신진대사의 기능을 촉진하는 효과를 나타낸다. 교감 신경이 지나치게 흥분된 상태에서 목 부위에 경락을 지압하면, 뇌의 혈류량을 현저하게 증가시킬 수 있으며 이에 따라 정신이 상쾌해지고 피로도 없앨 수 있으며 척추를 지압하여 만성 기관지염을 치료하거나, 천식성 기관지염 환자의 폐 기능도 활발하게 할 수 있다.

---

101) 이통법 ; 두통이나 치통이 심한 경우에는 그에 상용되는 합곡혈 등을 눌러 통증을 멈춘다. 이는 혈을 눌러서 하나의 새로운 흥분점을 만들어서 원래의 통증 감각을 경감시키거나 소실시키는데 이는 통증을 분산시켜 통증의 원인을 제거하는 이통법(離通法)이다. 평간양 ; 고혈압 환자가 머리가 어지럽다거나 두통 등의 증상을 호소할 때 지압을 하면 일시적으로 혈압을 내릴 수 있는데 이것은 지압 요법에 의하여 신경의 반사 작용을 유도하여 주위의 혈관을 확장시킨 결과이다. 이런 조절 작용을 평간양이라 한다. 해표 ; 감기에 걸려 체온이 상승하고, 전신이 늘어지며, 두통이 계속된다면, 지압에 의하여 땀을 흘리게 하여 기의 여러 증상을 소산시킨다. 이런 현상을 해표라 한다.

자연치유력의 증가와 신체조절효과

지압 요법은 체질을 개선시키는 효과를 나타내면서 신체의 자연치유력도 증가시킨다. 신체를 지압하거나 안마 또는 적당한 운동에 의하여 질병에 대한 신체 내부를 조절하여 저항력을 증가시킨다. 질병에 대한 자연치유력인 면역력, 회복력의 증가는 질병을 치유하는 효과를 나타낸다. 실 예로 간에 이상이 있거나 류마티스성 척추 질환이 있는 경우에도 지압이나 안마 요법에 의하여 척추의 활동성을 증가시키고 통증도 경감시킬 수 있다. 어느 정도의 기간 동안 치료를 하면, 환자의 안색이 좋아지며 식욕도 증가하고 체중도 늘어난다. 이런 것은 신체 전체의 체질이 개선된 상태이며 자연치유력의 증가로 치료효과도 증가한다. 지압 요법을 실시하면 국부적으로 피부에 붉은 색의 반응이 나타나는데 이것은 체표의 체온이 상승한 증거이며 체표의 변화는 신진대사의 촉진과 주위 혈관의 확장을 의미하고 혈액의 흐름을 활발하게 하여 외부로부터 침투하려는 나쁜 기운인 사기(邪氣)를 막아 준다.

근육, 관절 혈관 기능의 조절효과

지압 요법은 직접적으로 부분적인 통증을 치료하는 효과를 목표로 하고 있다. 그러나 신체의 여러 활동, 즉 사람의 일상적인 활동이나 운동 등으로 인해 생기는 급한 움직임으로 인해 골절부분이 삐었거나 어혈에 의한 통증에 대하여 근육을 풀어주고 혈액의 흐름을 정상적으로 한다. 어혈을 풀어 새롭게 하고 어혈을 소산시켜 통증 자체를 없앤다. 일본식의 지압 요법은 침을 사용하여 치료를 하는 방법처럼 일정한 혈을 누르는 데 중점을 둔다. 통즉불통이라는 막히면 통증이 생기며 잘 통하면 통증이 없어진다는 원리를 이용한다. 통증이 심한 사람은 활동을 잘 할 수 없기 때문에 근육이 위축되고 관절기능도 약해지나 지압 요법은 위축된 근육의 인장력을 높이고 근육의 힘도 증강시킨다. 경락 소통을 정상적으로 하고 근육과 관절을 강화 한다 어떤 원인에 의한 것이든지 질병이 생기면 관절이 강직되고 근육이 무력하게 된다. 지압과 안마 요법은 강직된 관절의 활동을 정상적으로 한다. 누르거나 비벼주는 동작에 의하여 근육이나 관절의 움직임이 점차로 이완되고 강화되기 때문이다. 추간판 이상의 요통은 물리적인 수법에 의해 돌출부분을 회복시켜서 요통을 없앨 수 있다. 지압 요법은 당뇨병 환자의 인슐린 분비를 촉진시키며 혈당치를 낮추고 소변으로 배출되는 당을 줄여서 내분비 기능에 영향을 미치고 있다. 혈액의 흐름을 활발하게 하면 어혈을 쉽게 없앨 수 있으므로, 근육과 조직을 지압하고 관절의 움직임을 정상적으로 하게 하는 것은 치료에 직접 또는 간접적인 영향을 미친다.

참고; 지압요법 시술시 주의 사항

환자는 제각기 신체적인 특성을 갖고 있으며, 성별, 연령, 체질에 따라 질병 상태가 현저하게 달리 나타난다. 질병의 종류가 동일하다고 하여도, 발생된 기간이 서로 다르기 때문에, 시술 시 동일하게 취급할 수 없고 수법의 응용, 강도와 시간도 서로 달라야 한다. 사람에 따라 체질이 다르므로 민감한 사람이라면 가벼운 수법을 사용하고 자각 반응이 큰 사람도 용량과 강도를 줄여야 한다.

1) 지압 요법의 시술 전에 명확한 진단을 해야 한다.
   질병의 상태를 관찰하고 충분히 분석한 뒤에 시술에 임하는 신중한 자세가 필요하다.
2) 질병으로부터 먼 곳에서 가까운 곳으로 진행한다.
3) 열이 심한 환자는 상세한 진찰이 필요하며 질병의 원인과 상태를 찾아야 한다.
4) 질병 부위나 상태에 따라 앉히거나, 서거나, 눕거나, 자세를 높이거나, 근육을 긴장시키거나 이완시키는 준비를 한다.
5) 시술자는 자기 자신의 체위에도 주의를 기울이고, 자기의 위치에서 충분한 힘을 발휘할 수 있는지를 파악해야 한다.
6) 시술자는 신체가 항상 청결해야 하며 특히 손톱이 길지 않도록 한다.
7) 지압 요법을 시술할 때는 전신의 의식을 통일하고, 호흡을 조절한다. 치료 목적을 달성하는 반면 손상을 입히는 일이 생기지 않도록 해야 한다
8) 지압 요법을 시술시 순서에 따라 진행하며, 시술자는 항상 따뜻하게 체온을 유지한다.
9) 환자가 배가 고픈 상태나 배가 부른 상태에서는 지압 요법을 실시하지 않는 편이 좋다.
   일반적으로 식사 전 30분, 식후 1시간 30분 이내에는 실행하지 않는 것이 좋다

지압 요법과 기타 치료와의 배합관계 지압 요법을 시술할 때는 저항력이 줄고 윤활성이 증가되게 하기 위해서 약물의 도움을 얻는 예도 있으며, 분말이나 액체의 재료를 사용할 수도 있다.[102)]

참고사항; 생강즙은 열감을 증가시켜 치료효과를 좋게 한다.
냉수를 사용하는 경우는 생강즙과는 반대로 열을 식혀주는 효과를 낸다.
피부에 땀이 많이 나는 계절에는 송화분이나 활석분을 이용하기도 한다.

102) 지압 요법은 여러 가지 질병에 대응하고 있으나, 실제로는 각종 요통, 요추간판돌출증과 류마티스성 관절염, 좌골 신경통 등에 주력하고 있는 실정이다. 그리고 치질이나 피부병, 종기 등을 지압 요법 한 가지만으로는 무리이며, 다른 종류의 치료법을 이용하고 지압요법은 보조적으로 사용할 뿐이다 외부의 충격에 의하여 상처가 생겼거나, 내상이 있을 때는 약을 제조하여 환부에 붙이는 치료와 지압 요법을 병행하는 예가 많다. 이 때 사용되는 약물은 대체로 근육이 뭉친 것을 풀어주고 피의 흐름을 원활하게 하는 종류를 선택한다.

찜질요법의 시술

찜질을 할 때 지나치게 뜨거우면 오히려 상처를 주게 되므로 기분 좋을 상태를 유지시킨다. 온도가 내려가서 식으면 다시 따뜻한 수건으로 교환한다. 계속 10여 차례 반복하여 찜질을 하며, 찜질을 마친 뒤에는 피부를 따뜻하게 보온시켜야 한다. 더운 물로 찜질을 할 때, 수건을 피부에 올린 뒤에 그 위에 비닐을 덮고 다시 그 위에 모포를 덮으면 열이 쉽게 식지 않아서 좋다. 한 번의 찜질은 7~10분 정도이면 2~3회 계속 한다. 지압 요법과 찜질 요법을 같이 시술한다면, 먼저 지압 요법을 실행하고 나중에 찜질 요법을 한다. 찜질 요법을 병용 할 때는 환자의 상태를 살펴보고 내부에 심한 종양이 있거나, 골절이 있다면 그 처치를 완전히 마친 뒤에 시술해야 한다.

침과 뜸의 시술

지압 요법과 약물 요법을 병행하는 이 외에 가장 많이 사용되는 치료법은 침과 뜸이다 침으로 낼 수 없는 치료 효과를 뜸으로 얻을 수 있다. 뜸을 뜨는 것도 좋은 치료 방법 중의 하나로 쓰이고 있으나, 치료 부위에 상처가 생기고 흉터가 되기 때문에 아무 곳이나 사용할 수는 없다. 실제로 지압 시술을 할 때는 치료사의 의학적인 지식과 임상 경험에 의하여 자신이 선택한 치료법으로 환자를 대한다. 그러므로 어떤 방법들을 효과 있게 교차사용 배합으로 훌륭한 치료 방법을 구한다. 지압 요법이라면 침이나 뜸에서 사용되는 혈을 찾아서 침이나 뜸 대신에 그 자리를 눌러서 자극만 주면 치료가 된다고 생각하기 쉬우나 실제의 지압 요법에서도 경락의 흐름을 알고 질병의 상태를 찾는 것이 중요하다.

지압요법의 시술법

지압은 수법의 힘으로 치료하는 것이 아니라, 경락에 전해지는 일정한 한계로 자극을 주어 경락의 흐름을 원활하게 하여 치료를 한다. 경락을 강하게 자극 했을 때와 유연한 수법으로 자극 했을 때의 차이를 파악하여 강(强)과 유(柔)가 서로를 견제하는 기법을 찾아야 한다. 지압 요법을 실행하는 수법은 지속적인 힘이 있어야 하며, 균일하고, 부드러우면서도 조화되는 침투력이 있어야 한다. 지압 요법은 실행하는 사람의 체력 소모가 커지므로 평소에 단련이 필요하다. 체력이 약한 상태에서 지나치게 엄지손가락을 사용한 안 법을 많이 사용하면, 자기 자신의 폐 기능이 약화된다.

유화와 침투의 개념

유화는 힘을 넣은 기교가 환부에 자극할 때, 환자가 받아들이는 상태가 적당히 기분 좋은 정도를 유지한다. 침투는 수법을 사용한 자극이 체표에 그치지 않고, 외복을 지나 근육과 뼈 그리고 경락의 내부에 도달해야 한다. 이상은 밀접하게 서로를 보조하며 도와주기 때문에, 가유상제의 원칙이다.

2. 마사지요법[103)]

치료수단으로 사용된 마사지의 기원

마사지는 원시시대부터 자연발생적으로 생겨난 것 이라고 간주되고 있다. 타박이나 염좌 등의 아픔으로부터 벗어나기 위한 행동의 하나로서 문지르고, 주무르고, 두들기고, 누르고, 잡아당기는 등의 행위를 통하여 통증을 가볍게 또는 없애는 목적으로 실시한다. 마사지를 질병치료의 중요한 수단으로 사용한 사례는 기원전 5세기 그리스의 의성(醫聖)으로 추앙받는 히포크라테스(Hippocrates)도 마사지를 주요한 치유수단으로 사용하였으며 그의 제자들에게 "의사는 수없이 많은 경험을 쌓을 필요가 있으며 마사지도 그 중에 하나이다."라고 역설 하였다.그리스의 의사 아스코레 피아테스(Askre Piades)는 마사지의 기술을 발전시켜 완전한 경지로 끌어올렸으며 신체의 이상에 대해서는 전신 마사지를 시행 하도록 처방을 내렸다. 16세기에 프랑스의 의사인 암브로스 파레이(Ambroise Par's) 등에 의해 마사지 시술 방법의 효용에 대해서 발표 되었고, 윌리엄 하베이(William Harvey) 는 마사지의 혈액순환에 대한 제반효과에 대하여 증명하였다. 18세기 후반~19세기 초에 스웨덴의 링(Ling, P. H)이 치료 체조를 발표하고, 그 후 유럽 전역에서 마사지의 연구자, 전문가가 나타나 시술 방식을 개량하게 되고 임상응용 부문에 새로운 분야를 쌓고 내과, 외과, 정형외과에 응용 되어 근대적인 마사지테라피(MassageTherapy)의 체계가 확립되어서 현대와 같이 성황을 이루게 되었다.

우리나라의 마사지도입과 마사지테라피의 형성

생리 순환에 근거를 둔 근대적인 마사지테라피(MassageTherapy)가 유럽에서 기원하여 서양의학의 이론과 함께 수기 요법으로 체계를 갖춘 이래 , 근대화의 물결과 함께 19세기 말엽 우리나라에 전파되었으며 주로 신경, 근육계통, 순환 계통 등의 장애 치료를 목적으로 발달 되었다. 전통적인 마사지테라피라고 볼 수 있는 지압법은 우리나라와 중국의 고대 '안마기술'에서 발전한 것으로 인체의 '급소와 경혈'을 적당한 압력으로 손가락이나 손바닥으로 누름으로 신경과 경락 및 근

103) 마사지(Massage)는 프랑스어로서 그 어원은 원래 라틴어의 MASS(Marsh, 촉지하다)에서 유래하였다. 넓은 의미에서 마사지테라피(Massagetherapy)는 수지요법(Manipulative Therapy)의 한 영역으로 카이로프랙틱이나 추나요법 지압등과 같이 손시술을 사용하는 자연치료법이다.』

육 계통의 불균형을 해소 하는 방법이다. 신경과 경락, 근육계통의 기능 이상에 대한 효과로 인해 사람들로부터 친밀감을 갖게 되었으나 안마와의 대립을 피하고 차별성을 두기 위하여 스포츠 마사지(Sports Massage), 경락 마사지, 보건 마사지 등의 다양한 명칭을 사용하고 있는 실정이며 이들은 각기 다른 내용과 목적에 따라 다르게 분류되기도 한다.[104]

마사지테라피의 효과

마사지테라피(Massage Therapy)는 손이나 인체 각부를 사용하여 쓰다듬고 ,주무르고 ,두들기고, 당기도, 관절을 움직이는 등의 물리적 자극을 통하여 질병의 호전과 심신의 피로 회복 뿐 아니라 운동 상해 예방과 신체 기능 향상을 도모하는 총체적인 기술이라고 할 수 있다. 일반적으로 마사지테라피의 영역을 의미할 때 스포츠 마사지, 경락 마사지, 발마사지 ,림프마사지 등을 포함한다. 마사지나 지압은 자연에 대하여 인간이 적응을 하기위한 행위로부터 시작되어 그것을 과학적으로 이론화 하여 어떤 때, 어떤 방식의 수기가 적합한지를 경험적인 지혜로 터득한 것이다. 마사지테라피는 자연치료방법으로써 ,오랜 세월 동안 사용되고 있는 방법이었으나 수 천년동안 마사지는 대부분의 골격근의 병변을 치유하는 일차원적 방법이었으며 이러한 양상이 바뀌기 시작한 것은 불과 수백 년 전부터이다. 지속적으로 발전을 추구해온 오늘 날의 정통 의학은 새로운 치료 방식에서 마사지를 등한시 한 경향이 없지 않으나 마사지는 인체의 생리학적으로 이로운 효과가 다양하며 독특한 방법으로 이러한 이점을 개개인에 맞게 적용할 수 있는 융통성 있고 효과적인 방법이다. 임상에서 다른 여러 치료과정(물리치료, 오스테오파시, 카이로프랙틱)과 수술로도 증세가 호전되지 않는 환자들 중 다수가 마사지테라피를 통하여 빠르고, 효과적으로 문제가 해결되어 최상의 치료방법이라고 증명되는 사례도 나타나며 보조적 역할로써의 마사지는 그 장점이 많기 때문에 빠른 회복에 도움이 된다. 이와 같이 마사지의 중요성이 부각되는 분야중 하나가 부상 예방 분야이다. 현대 과학적 지식은 평가와 운동에 기초한 중심적 방식으로 부상 예방 치료법을 개발 하고 있지만, 실제적 치료법으로는 의문이다. 하지만 마사지는 부상 예방을 위해 정확하게 이용 할 수 있는 유일한 치료법이라고도 할 수 있다. 이는 스포츠 분야에서만 필요한 것이 아니라, 잘못된 자세와 기타 스트레스에서 오는 여러 가지 형태에 대해서도 마찬 가지로 적용되는 내용이다.

---

104) 보완대체자연치유, 김종수, WCAN, 2007, pp 121~125

3. 카이로프랙틱(Cairopractic)

데이비드 팔머(D. D. Palmer) 박사에 의해 처음으로 과학적, 의학적 체계를 갖춘 19세기말에 탄생한 새로운 의학인 카이로프랙틱은 현재 전 세계 80여 개국에서 다양한 형태로 의료계의 한 부분으로 자리 매김하였으며, 특히 미국, 일본, 캐나다, 호주, 그리고 유럽등지에서는 널리 보급되어 많은 카이로프랙틱 의사들이 배출되고 있다. 또한 이들은 지역사회에서 지역 주민의 보건복지에 많은 기여를 하고 있다.

A. 카이로프랙틱의 정의와 이론적 배경

카이로프랙틱은 척수로부터 갈라져 나온 31쌍의 척추신경이 척추사이 추간공을 통과하는 중에 척추의 부정열 즉, 물리적인 충격이나 척추퇴행 등에 기인하여 압박됨으로 해서 기능 이상을 일으키고 있는 곳을 외과적인 수술이나 약물 치료를 하지 않고 손으로 교정하여 자연치유하는 과학이다. 현대에 와서 1895년 다니엘 데이비드 팔머 (Daniel David. Palmer)에 의해서 중국의 추나(경락마사지), 인도의 요가 , 일본의 지압 , 서양의 스포츠마사지 등 다양한 기술을 체계적으로 종합, 재구축하여 그리스어의 손을 뜻하는 카이로(CHIRO)와 치료기술 뜻하는 프락티스(PRACTICE)의 합성어인 카이로프랙틱(CHIROPRACTIC)을 그가 행한 의술의 명칭으로 하여 재탄생 시킨 것이다. 일종의 수기요법인 카이로프랙틱은 이론적으로 과학, 예술, 철학의 3요소로 구성되어 있다고 볼 수 있다. .카이로프랙틱에서의 과학이란 의사가 환자를 치료함에 있어서 과학적이며 합리적인 이론과 방법의 채용에 기본이 되는 의학적, 과학적 지식이다. 의학적, 과학적 지식은 의술을 행하기 위한 필수적인 요소로 카이로프랙틱 교육과정은 일반 의대의 교육과정과 많은 부분이 일치하며 미국 호주등지에서 카이로프랙틱교육은 의과대학과 동일한 교과목을 실시한다. 카이로프랙틱에서 예술이라고 하는 측면은 희랍의 히포크라테스가 의사의 치료방법은 예술과 같은 것이라고 지칭한 후 의사들의 치료방법을 통칭하여 예술이라고 표현한 것에 유래하며 손을 이용한 척추 교정의 정교함에 대한 상징적 의미 또한 내포하고 있다. 철학은 신체에 발생하는 질병에 대한 카이로프랙틱 접근법에 기본을 둔 카이로프랙틱 목적이며 환자를 치료함에 있어 의사가 가져야하는 열정이기도 한다.

B. 카이로프랙틱의 치료범주

일반적으로 인간의 자가 치유능력 증진이라는 이론에 근거하면 내장 관련 질환의 치유도 가능할 수 있지만, 현대의 카이로프랙틱은 그 치료범주를 신경, 근육, 골격계와 관련된 질병으로 본다. 척추는 우리 몸을 지탱해주는 기둥이며 신경 흐름의 중요한 통로이다. 척추관 속에 위치한 척수에서 뻗어 나오는 신경은 뇌에서 시작되는 모든 명령을 신체의 모든 세포, 조직, 기관에 전달하며 그 모든 조직의 정보를 뇌에 다시 전달하여 준다. 즉, 신경은 뇌와 신체의 모든 부분이 조화롭게 활동할 수 있도록 하여 주는 전달자 역할을 담당하며 이러한 신경들은 척추관에 위치한 척수에서부터 추간공을 통해 척추관을 빠져 나와 신체의 모든 부분으로 뻗어 나가게 된다. 척추뼈의 틀어짐은 추간공을 좁아지게 할 수 있으며 이로 인해 신경압박현상이 일어나게 된다. 이러한 신경압박은 정상적인 신경작용을 방해하여 각종 질병을 유발하게 된다. 척추뼈의 틀어짐은 외상, 다리길이의 차이, 선천적 또는 후천적으로 불안정한 골반, 불균형한 근육 발달 그리고 나쁜 자세로 생활하는 습관에서 주로 발생하며 카이로프랙틱 치료는 교정으로 틀어진 척추 뼈를 바로 잡아 신경압박을 해소해 준다. 이러한 카이로프랙틱 치료는 신경골격계와 관련한 질병에서 탁월하다. 특히 두통, 턱 통증, 목 통증, 손발의 저림, 어깨 통증, 운동부상, 척추디스크, 좌골신경통 등에 탁월한 효과를 인정받고 있다.

C. 카이로프랙틱의 발전과정과 현황

미국에서 다니엘 데이비드 팔머(D. D. Palmer) 박사에 의해 처음으로 과학적, 의학적 체계를 갖춘 카이로프랙틱은 지난 100여년의 세월 동안 교육적, 임상적 측면에서 많은 변화와 발전을 겪어 왔다.[105] 정통의학과 카이로프랙틱 및 자연치유분야가 초기에는 정통의사회등과 마찰을 빚고 심한 갈등과 대립의 시기를 거쳤으나 현재의 카이로프랙틱은 미국에서 정통의학과 상호보완적인 관계로 발전하여 정통의학적인 치료에 실패하였거나 다른 치료방법을 찾고 있는 사람들에게도 큰 희망을 주고 있다.

기존의 의료체계와는 다른 보완대체의학(보완대체의학(CAM;Complementary & Alternative Medicine)과 자연치유라는 새로운 보완대체 자연치유건강관리 방안에 대한 활발한 움직임과 함께 자연적 건강관리 방식이 인식되면서 카이로프랙틱분야도 같이 성장하고 있다. 카이로프랙틱은 이제 전세계화 된 의료이며 세계보건기구도 카이로프랙틱 교육과 면허 및 안전에 관한 지침서를 발표하여 각국 정부에서 수용하도록 권장하고 있으며 많은 나라에서 제도적으로 운영되고 있다.

---

105) 역사적으로 첫 번째 카이로프랙틱적 치료는 미국에서 1895년 팔머 박사에 의해 청력 저하로 고생하던 할비 릴라드(Harvey Lillard)의 등뼈가 돌출된 것을 제 위치에 돌아가도록 양손으로 눌렀을 때 돌출된 등뼈가 원위치로 돌아오면서 귀가 들리게 되자 각 척추들 사이에 있는 척추신경과 몸의 각 기관 사이에는 무엇인가 관계가 있다는 가정을 세운 후 질병의 상관관계를 체계적으로 연구하기 시작했다.

정통의학의 대체보완의료이자 자연치유로서 카이로프랙틱과 마사지테라피 등 수기치유요법이 주목 받는 이유는 첫째, 안전 하고 둘째, 효과가 탁월하고 셋째, 비용이 적정 한 것으로 파악 된다, 미국을 중심으로 한 서구 각국에서도 생의 학적 접근법에 의한 만성 퇴행성 질환의 효과적 관리의 한계, 고가의 의료 기술 및 장비 이용으로 인한 의료비 상승 문제, 지나치게 관료주의화 되고 의사 중심적인 기존의료에 대한 불만, 인간적이고 전일적인 건강 관에 대한 선호 등을 이유로 침술, 한약과 같은 전통 한방 의료를 포함한 각종 대체 의료 이용이 일반 소비자의 관심이 고조 되고 있고 이에 대한 조사 연구가 활발히 수행 되고 있다.
물론 서구에 있어서 대체 의료가 의미하는 서비스 종류가 매우 범위가 넓고 다양하기 때문에 우리와 단순 비교 하는 것은 어려움이 있으나 일반 소비자들의 관심과 이용 경향을 파악 하는 데는 유익 할 것으로 보인다. 유럽의 경우는 보완대체 의학분야에 대한 법적인 제재가 거의 없다. 가장 선진적인 법률적인 제도를 갖춘 영국에서도 대체의학의 시술에 관하여 이를 제한하는 규정이 전혀 없다.

4. 추나요법

추나요법은 일종의 안마요법으로 3천년 전의 고대동양의학서인 황제내경(黃帝內經)에서 그 유래를 찾을 수 있고, 명나라 때의 소아추나방맥지진서(少兒推拿方脈秘旨全書)에 기술된 치료법이다. 우리나라에는 삼국시대에 도입되었으나 조선시대에 신체의 노출과 접촉을 꺼리는 유교사상 때문에 쇠퇴하여 접골이나 안마 등 민간요법으로 흘러 들어가 명맥만 유지했으나 현대에 와서 다시 부활된 요법이다. 추나는 1994년에는 보건복지부(당시 보건사회부)가 전통적인 한의학 치료로 인정했다. 현대 중국의 북경의대등에서 이루어지는 추나교육은 오히려 미국의 카이로프랙틱 교재를 상당수 그대로 사용하고 있다. 현재 한국 한의학계에서 내세우는 추나요법도 동양 고유의 정골 개념을 밑바탕으로 해서 서양의 카이로프랙틱이론을 수용하여 카이로프랙터들이 개발한 교정치료용 테이블 등 각종 기구사용을 병행함으로써 보다 완벽하고 안전하게 척추질환을 치료하는 수단으로 발전하고 있다.[106]

106) 몸과 마음을 깨우는 추나마사지, 김종수, 탐구당, 2006, pp 12~20

추나요법의 기법과 종류

추나란 말은 밀거나 누르는 추법과 잡아당기는 나법을 합친 말이라 하나 지압, 안마, 카이로프락틱을 뒤섞어 놓은 방법이며, 여기에다가 또 다른 형태의 대체의학 요법들 이 다양하게 섞여서 시행되고 있다. 약물 복용, 혈관레이저 침, 미세전류침 등 보조요법을 함께 사용하면서 이 점이 서양의 수기요법인 카이로프랙틱과 크게 차별되는 특징 중 하나라고 주장한다. 치료효과는 과학적인 입증보다는 산발적인 경험과 증례에 의존 하고 있는 편이다.

추나요법은 글자 뜻 그대로 밀고 당겨서 치료한다는 뜻으로 시술자의 신체나 기타 의료기구를 사용하여 근육과 인대의 경결을 제거하고 수축과 이완을 통해 기혈의 소통을 원활하게 하고 제 위치에서 벗어난 뼈들을 제 위치로 복원시키는 한방물리요법의 한 분야로 사용되고 있다.

전통적인 추나요법의 종류로는 안교추나, 도인추나, 정골추나 등이 있는데 간단히 설명하자면 안교추나는 근육과 인대의 구축을 시술자의 신체나 도구를 이용하여 해소하는 방법이고 도인추나는 병변이 생긴 근육을 잡아당기거나 밀어서 수축과 이완을 인위적으로 조장하여 해당부위의 혈류순환을 원활하게 하여 노폐물을 제거하고 산소와 영양분의 공급을 증가시켜 신생세포의 재생을 원활하게 하는데 주안점을 둔 방법이다. 그리고 정골추나는 도인추나와 안교추나를 통해 이완되고 혈류순환이 개선되고 부정위가 교정된 근육과 인대등의 연부조직 이외의 뼈 등의 경부조직에 대해 교정을 시행하는 방법의 추나로서 보통 도인추나, 안교추나를 시행한 후 주변 연부조직이 충분히 이완된 후 시행하게 된다. 추나요법이란 단지 증상보다는 배열 이탈된 관절이나 마모된 디스크 등의 신체적인 문제의 원인을 치료하는데 중심을 둔 자연스러운 건강유지 방법이다. 추나요법은 간단하지만 강력한 전체의 기반점을 두고 정상적으로 기능을 하는 척추와 건강한 생활방식을 가지고 있으면 환자의 몸은 더욱더 잘 치유가 된다. 그것은 척추에 의해 보호되는 척수가 신경계의 중요한 통로이기 때문이기도 하며 척수는 감정, 운동 그리고 온몸의 기능을 조정한다. 또한 척추보호, 운동요법, 영양 그리고 상태조절을 통해서 개별화된 방식으로 환자가 전반적인 건강상태에 도달하도록 도움을 준다.

추나요법의 효과

현대에는 이러한 추나요법을 성장과 두뇌개발에도 이용하고 있다. 성장의 측면에서는 소아, 청소년기의 가장 대표적인 척추질환인 척추측만증 및 척추과다, 과소 전만증 등을 바로 잡아 성장에 도움을 줄 수 있다. 이러한 척추질환은 키 성장을 방해하는 원인이 되므로 자라는 아이에게 이런 증상이 있으면 반드시 치료가 필요하다. 척추 측만증은 10~15세에서 많이 발견되며 키가 자랄수록 더욱 휘어짐이 심해져 최종 신장에 크게 영향을 주게 된다. 성장판이 닫혀 이미 자연적인 성장이 끝난 경우에도 추나요법을 통해 변형된 척추를 바로잡으면 키가 조금 자란 것 같은 효과를 볼 수 있다. 추나요법은 이런 비정상 발달을 미연에 방지하여 뇌 발달에 저해되는 요소를 제거할 수 있는 것이다. 추나요법은 이처럼 성장과 두뇌개발에도 유용할 뿐 아니라 근막통증증후군, 경추증후군, 추간판 탈출증, 천장관절변위, 흉추관절변위, 견관절 주위염, 변형성 척추증, 요부염좌, 악관절장애 등 전통적으로 적용되어온 질병에도 큰 효과가 있다. 107)

5. 꽈샤요법

꽈샤요법은 인체 특정 부위를 긁거나 집거나 뜯는 물리적 자극을 반복하여 피부표면에 어혈점이나 어혈반, 또는 점 모양의 출혈을 만들어서 체표에 자극을 준다. 이것은 우리 몸의 기혈을 활성화 시키고 정기를 보호할 뿐 만 아니라, 사기(邪氣)를 내쫒으며 뭉친 독을 배설하게 하고 열을 내쫒으며, 경기를 풀고 기혈을 뚫어 정신을 맑게 한다.

꽈샤요법의 개념

꽈샤요법은 역사가 아주 길고 그 방법 역시 매우 독특하다. 중국의 경우는 민간요법으로 전승되어, 대략적인 시기는 약 천년 전 원나라 때부터 전해 내려오는 비약물 치료법에 속한다. 꽈샤요법은 표면이 매끄럽고 딱딱한 기구나 손가락, 아니면 금속성 물건으로 인체 특정 부위를 긁거나 집거나 뜯는 물리적 자극을 반복해서 병을 낫게 하는 방법이다. 이렇게 하여 피부표면에 어혈점이나 어혈반, 또는 점 모양의 출혈을 만드는 방법으로 체표에 자극을 주어서 우리 몸의 기혈을 활성화 시키고 정기를 보호할 뿐 만 아니라, 사기(邪氣)를 내쫒으며 뭉친 독을 배설하게 하고 열을 내쫒으며, 경기를 풀고 기혈을 뚫어 정신을 맑게 한다.

꽈샤는 안마, 부황, 침구, 방혈 등의 요법과 함께 개발된 것으로 중국의 일반대중이 질병과의 투쟁에서 발생한 자연 요법인 것이다. 꽈샤요법은 많은 질병의 치료, 특히 동통을 동반한 질병치료에 광범하게 사용되며 즉각적인 효과를 나타낸다. 꽈샤요법을 실시하면 자극으로 피부를 풀고 사기(邪氣)를 몰아내고, 구멍(눈, 코, 입, 항문 등)을 뚫어주고, 뇌를 맑게 하여 기혈을 조정하여 통하게 하고, 열을 내리고 독을 제거하고 경맥을 소통케 하고, 락맥을 활성화하며 신경을 안정시켜 통증을 멎게 하고, 비장을 순화시키고 장의 운동을 고르게 하여 혈액 순환을 좋게 하고, 세포 대사를 추진

107) 몸과 마음을 깨우는 추나마사지, 김종수, 탐구당, 2006, pp 12~20

하여 원상회복시키고 인체의 면역력을 높인다. 그렇게 되면 인체는 수많은 질병에 대항하여 미리 예방하고 치료하는 능력이 생길 뿐만 아니라 몸을 건강하게 유지시키고 그러므로 얼굴에 화색이 돌게 된다.

꽈샤요법의 효과

꽈샤를 이용한 청혈요법은 혈액과 림프액을 촉진시킨다. 다시 말해 밀폐된 용기 내의 액체에 일정한 압력을 가해 보면 그 압력이 각 부분에 동일한 강도로 고루 영향을 준다는 것을 볼 수 있다. 이처럼 액체를 담은 주머니와 같이 각 기관에도 마찬가지로 그것을 담고 있는 조직액이 또한 피부 속에 들어 있다. 그래서 외부의 압력을 통해 조직액 전체에 고루 전달함으로써 맥관과 각 기관에도 압력이 전달되게 되어 있다. .그리고 일정한 시간 동안의 지속적인 자극으로 멀리까지 전달되는 파동의 자극요법은 체표의 압력이 일정량을 지속적으로 유지하여야 효과가 있다. 따라서 청혈요법을 되풀이 자극함으로써 혈액순환이 왕성해지고 자극부위에 정체되어 있던 노폐물은 신속히 정맥으로 흡수되어 신진대사가 활발하게 된다. 그러므로 혈액장애가 기인한 여러 가지 질병들이 청혈요법으로 좋아지게 되며 노와방지와 함께 뇌의 혈액순환도 좋아져 인체에 많은 도움을 주어 건강증진에 큰 효과가 있다. 근육 자체에 청혈자극을 하거나 그것을 지배하는 신경부에 자극을 하거나 또는 인대 근육에 자극함으로써 경결, 위축된 부위들이 이완됨으로써 회복될 수 있다. 또한 근육의 이상에만 그치지 않고 신체의 다른 부위까지 깊은 영향을 미칠 수 있기 때문이다. 예를 들어 하지의 근육이 경직되면 하복부 근육이 경화되고 그것으로 인하여 장의 연동운동이 활발하기 못하여 소화작용에 영향을 미친다. 특히 근육의 이상으로 세포조직의 신진대사가 활발하지 못하면 그 부위에 노폐물이 정체되고 세포의 활력이 감퇴된다. 따라서 몸의 건강, 즉 피부, 신경, 혈관 등 건강유지를 위해 무엇보다 근육의 이상을 조절해야 한다. 꽈샤는 직접 골격을 조절하는 것은 아니다. 하지만 이상이 생긴 골격과 관계가 있는 근육과 인대 그리고 힘줄 등을 자극하여 근육이 이완되면 자연적으로 원위치에 복귀하여 교정에 도움이 된다. 이러한 것들을 특징으로 골격의 자연적 교정에 대한 효과도 볼 수 있다. 심장을 비롯한 각 자이의 활동은 인체 자신의 의지에 따라 좌우되는 것이 아니다.

Chapter 02

Part 07

예술을 통한 자연치유

예술은 이미지(image)의 형상화로서 창조적 과정의 스펙트럼을 관통한 것이며, 예술행위는 치료의 과정이자 결과이다. 따라서 예술작품의 창조는 작업과정 자체가 곧 치료이며 결과라고 평가된다. 또한 예술은 영혼을 아름답고 숭고하게 승화시키는 행위로서, 인간의 몸과 마음을 균형과 조화를 이루게 하고, 영혼을 숭고하고 고결하게 지킬 수 있도록 한다. 인류의 종교도 본질은 예술을 가장 큰 요소로 성장했다. 성당의 아름다운 스테인드글라스와 오르간 소리는 바로 미술과 음악이며 성경의 아름다운 시편과 기도문의 낭송은 문학이다. 결국 예술은 인간의 삶에 근본적으로 배어있으며, 삶의 질을 높이며 풍요롭게 가꾸게 하는 중요한 요인이다. 인간은 예술을 통해 자신과 타인 그리고 세상과 소통할 수 있다. 내면의 영혼의 소리가 흘러넘칠 때, 인간은 자신의 내면을 어떤 방법으로라도 표현해내고야 만다. 그런데 내면에서 넘치는 감정과 생각들이나 무의식의 표출이 굴절되고 폭력적이라면 병적인 상태로 치닫게 되고 결국엔 자신과 세상으로부터 소외되고 만다. 그러나 예술양식은 사회적으로 용납되며 내적 이미지를 여러 가지 양식으로 안전하게 표현해 낼 수 있다. 인생의 여정은 누구나 명암이 공존하므로 고락과 애환이 있고 갈등과 위기가 있기 마련이다. 인간의 삶은 사랑과 신뢰, 자유가 있는 반면 미움 시기와 질투, 불신과 속박이 있으며 합당함과 조리가 있는가 하면 모순과 부조리가 있으며, 환희와 고통이 함께 존재한다. 그러기에 예술치료의 의미와 가치는 더욱 빛난다. 108)

현대에 와서 예술은 자연치유와 심리치료, 상담, 재활, 복지 등의 분야에서 새로운 통합적 치료 패러다임이라 할 수 있는 통합적 예술치료의 여러 장르와 기법들이 개발되고 있다.

---

108) 한국자연치유과학협회, 김수경, 자연치유 창간호, 2006 내용 중 참조

예술치유에는 미술치유, 음악치유, 연극치유 등 여러 가지 다양한 예술장르와 연관을 지닌다.

<미술치료는 용어에 있어서도 회화요법, 묘화요법, 그림요법 등 다양하게 사용되고 있으며 아트 테라피(Art therapy)도 예술치료, 미술치료, 회화요법 등으로 번역되고 있다. 예술치료도 번역하게 되면 미술(Fine art)을 비롯 음악, 연극, 시, 소설, 춤, 레크리에이션, 놀이, 작업 등의 자기표현을 매개로 한 것을 포함한다. 예술치료는 질병치료 자체보다 복지와 안녕의 모델에 더 적합하며 보완대체요법(자연치유요법)에 속하게 된다.109)>

1. 미술치유의 개념

미술치유 또는 치료를 한마디로 정의하기는 어렵다. 자연치유학의 관점에서 치료보다는 치유가 더 적합한 표현이지만 현재 사회적으로 미술치료라는 용어사용이 일반화된 상태이므로 이하 미술치료로 표기하기로 한다. 미술치료라는 용어는 1961년 『Bulletin of Art therapy』의 창간호에서 편집자인 울만(Ulman)의 논문에서 표현되었다. 그녀는 적절한 표현이 없어서 미술치료라는 용어를 사용했다면서 미술치료는 교육, 재활, 정신치료 등 다양한 분야에서 널리 사용되고 있으며 어떤 영역에서 활동되고 있든지 간에 공통된 의미는 시각예술이라는 수단을 이용 인격의 통합, 혹은 재통합을 돕기 위한 시도라고 하였다.

미술치료는 궁극적으로 심신의 어려움을 겪고 있는 사람들을 대상으로 하여 그들의 미술작품(작업)을 통해서 그들의 심리를 진단하고 치료하는데 목적이 있다. 그녀는 미술치료라는 용어를 분석하여 '미술'과 '치료'라는 두 가지 측면으로 해석하고 있다. 그 하나는 '치료'에 중점을 두는 것으로 미술을 치료자와 환자사이에 전달된 상징적 회화이며, 미술치료는 본질적으로 정신분석적 정신치료법의 도입 수단으로 주장하고 있다. 여기에 대표되는 학자는 나움버그(Naumburg)를 들 수 있다. 또 하나는 '미술'을 중시하는 입장으로서 예술을 창조하는 행위야말로 치료적인, 다시 말하면 마음이 상한 사람을 재통합하는데 현실과 공상, 의식과 무의식을 융합하는 예술이 적합하다고 보는 것이다. 여기에 대표되는 학자는 크래머(K

109) 최병철, 보건복지부, 보완대체의료 활성화를 위한 정책토론회, 국회의원 김춘진, 2007

ramer)를 들 수 있다. 그러나 ' 창조'와 '상징적 회화' 양자 모두가 미술치료에 상관된다고 생각한 사람들이 당시에 가장 많았다.

미술치유의 이해

미술치유는 결국 이미지 표출과정에 있어서 비언어적인 커뮤니케이션기법으로서 우위를 차지하고 있다. 이 기법을 반복 시행함으로써 언어적 이미지와 시각적 이미지에서 지금까지 상실, 왜곡, 방어, 억제 되어있는 상황에서 보다 명확한 자기상, 자기 자신의 세계관을 재발견하여 자기 동일화, 자기실현, 자기계발, 자아성장발달을 꾀하게 되는 것이다.[110] 미술치료는 궁극적으로 심신의 어려움을 겪고 있는 사람들을 대상으로 하여 그들의 미술작업(작품)을 통해서 그들의 심리를 진단하고 치료하는데 목적이 있다. 지금까지 미술치료에 관심을 가지고 연구해온 대표적인 사람으로는 나움버그(Naumburg), 크래머(Kramer), 울만(Ulman)등을 들 수 있으며 이들의 미술치료에 대한 견해를 설명함으로써 이해를 돕고자 한다.

심리치료로 사용한 나움버그(Naumburg)의 견해

나움버그(Naumburg)는 초기에는 융(Jung)의 이론에 영향을 받았고 후에는 프로이드(Freud)의 정신분석적 미술치료에 기인하여 미술치료 작업을 하였다. 치료자와 환자사이의 치료적 관계형성과 전이와 역전이의 해결, 자유연상, 자발적 그림표현과 그 해석, 그림의 상징성 등을 중시하였다. 학자들은 나움버그(Naumburg)의 이론을 심리치료과정에서 그림을 매체로서 이용하는 방법으로 구분하였다. 첫째, 말보다 그림으로써 자신에게 일어나는 내적 욕망이나 꿈, 환상을 직접적으로 표현하도록 한다. 둘째, 무의식을 그림으로 투사하면 언어적 표현보다는 검열기능을 약화시키기 때문에 치료과정이 촉진된다. 셋째, 그림으로 나타난 것은 영속성이 있어서 내용자체가 망각에 의해 지워지지 않으며 그 내용을 부정하기 힘들다. 넷째, 전이문제가 더 쉽게 해결된다. 즉, 환자의 자율성은 자신의 그림을 해석할 수 있는 능력에 의해 고무된다고 했다.[111]

---

110) 한국미술치료학회, 미술치료의 이론과 실제, 미술치료연수회자료집, 2001

111) 현재 우리나라 미술치료는 일본의 묘화상담기법을 응용한 내용을 많이 활용하고 잔반적인 미술치료의 영역에서 심리치료부분에 치우쳐 있는 경향이 있다. 이는 미술전문인 보다는 다른 전문분야에서 미술치료에 접근한 전공자들이 많다는 점도 하나의 요인이다..

작업과정을 치료로 본 크래머(Kramer)의 견해

크래머(Kramer)는 나움버그(Naumburg)보다 25년 후에 출생했고 아동미술치료에 많은 연구를 했으며, 그림의 치료적 속성은 그림에 대한 환자의 연상을 통하여 자기표현과 승화작용을 함으로써 자아가 성숙하는데 있다고 보았다. 즉, 미술작업을 통하여 환자 자신의 파괴적, 반사회적 에너지를 분출함으로써 그것을 감소시키거나 전환시킨다고 주장하고 있다. 또한 환자는 재 경험하고 자기훈련과 인내를 배우는 과정 속에서 그 갈등을 해결하고 통합한다는 것이다. 나움버그의 견해와는 다르게 치료자의 역할은 환자가 만든 작품을 해석하는 것이 아니라 승화와 통합과정을 도와주는 것이라고 했다. 그래서 크래머의 견해를 가리켜 작품을 만드는 과정자체를 치료라고 보고 "치료로서의 미술(Art as therapy)로 표현하였다. 이러한 생각을 자아심리학을 통찰을 사용함으로써 Freud의 견해를 나타내고 있다. 그러나 창의적 과정에 존재하는 치료과정을 이해하는 데는 프로이드(Freud)의 성격이론에 근거하고 있다. 크래머의 견해는 나움버그의 견해보다는 일반적으로 더 알려져 왔으며 미술 그 자체로 심리치료에서 미술치료자가 공헌하고 있다고 볼 수 있다.

성취감을 중시한 울만(Ulman)의 견해

크래머가 지은 'Art-therapy in a children's community'라는 책을 읽고 울만(Ulman)은 정신분석과 미술적 통찰사이의 미술관계를 실감하였으며 미술교사와 미술치료사는 상관이 없지 않다는 그의 느낌에 이론적 지지를 받았다. 그녀는 나움버그와 크래머의 정신분석 지향적 미술치료를 통합하면서 융통성을 부여하고 예술적 성취감을 증시했으며 치료적 측면 모두를 포함한다.

미술치료의 특징

미술치료는 언어적 이미지와 시각적 이미지에서 지금까지 상실, 왜곡, 방어, 억제 되어있는 상황에서 보다 명확한 자기상, 자기 자신의 세계관을 재발견하여 자기 동일화, 자기실현, 자기계발, 자아성장발달을 꾀하게 된다. 미술치료는 궁극적으로 심신의 어려움을 겪고 있는 사람을 대상으로 미술작업(작품)을 통해서 그들의 심리를 진단하고 치료함으로써 다음과 같은 특징으로 요약된다.

1. 미술은 심상의 표현이다.
2. 미술은 방어가 감소된다.
3. 미술은 어떤 유형의 대상을 즉시 얻을 수 있다.
4. 미술은 자료의 영속성이 있어 회상할 수 있다.
5. 미술은 공간성을 지닌다.
6. 미술은 창조성과 신체적 에너지를 유발한다.

미술치료 과정의 비언어적인 커뮤니케이션기법이 언어적인 것 보다 우위를 차지하며 이미지를 중시하는 시대적 변화, 고도의 합리적, 이성적, 언어적 능력요구에 대한 균형으로서 감성적 정서적, 비언어적능력을 강조하는 사회적 욕구와 맞물려 미술치료는 확산되고 많은 미술치료사를 요구한다.

2. 음악치료(Music therapy)

뮤직테라피 (Music therapy)라고 하는 음악치유(치료)란 즐겁고 창조적인 음악적 경험을 음악치료 대상자와 나눔으로써 심리적, 신체적, 정신적인 이상상태를 복원하여 이를 유지하고 향상시킬 목적으로 과학적이고 체계적으로 음악을 사용하는 일체의 활동을 말한다.

A. 음악치료의 개념과 의의

음악치료는 치료적인 목적, 즉 정신과 신체건강을 복원 및 유지시키며 향상시키기 위해 음악을 사용하는 것이다. 이것은 치료적인 환경 속에서 치료대상자의 행동을 바람직한 방향으로 변화시키기 위한 목적으로 음악치료사가 음악을 단계적으로 사용하는 것이다. 이러한 변화는 치료를 받는 개인으로 하여금 자신과 주변의 세계를 깊이 있게 이해하게 하여 사회에 좀 더 잘 적응할 수 있도록 도와준다. 치료를 맡은 팀의 한 멤버로서 전문 음악치료사는 자신의 치료 계획을 세우거나 특정한 음악적 활동을 시행하기 전에 치료 팀이 환자의 문제를 분석하여 일반적인 치료의 목적을 설정하는 데 먼저 참여하게 된다. 또한 시행되는 치료과정이 효율적인지를 알기 위해 정기적인 평가를 행하게 된다. 우리는 좋아하는 음악을 들을 때 기쁨을 느낀다. 그러면서 조금 전과는 다른 새로운 느낌을 받는 경험을 한다. 또한 흥겨운 음악을 들을 때 몸이 절로 움직이면서 3시간 일하라고 하면 못할 것을 음악에 몸을 맞기며 3시간 춤을 추는 것은 아주 즐겁게 땀을 뻘뻘 흘려가며 하는 모습을 볼 수 있다. 음악은 우리의 생활 속에서 기분을 변화시키고, 신체적 리듬을 좋아지게 하여주며, 심리적으로 안정을 주는데 여기서 더 나아가 좀 더 전문적으로 그 사람의 성격과 특징에 맞게 음악을 사용하여 음악외적인 목적을 달성하려는 것이 음악치료이다.

B. 음악치료요법의 정의와 발달과정

음악치료란 훈련되고 자격 있는 음악치료사가 즐겁고 창조적인 음악적 경험을 음악치료 대상자와 나눔으로써 음악치료대상자의 심리적, 신체적, 정신적인 이상상태를 복원하여 이를 유지하고 나아가서는 향상시킬 목적으로 과학적이고 체계적으로 음악을 사용하는 일체의 활동을 말한다. 하지만 음악(music)을 어떻게 정의하는지 또한 치료(therapy, 긍정적인 변화)를 어떻게 정의하는지에 따라 음악치료에서 음악의 치료적 적용이 달라질 수 있다. 고대 원시 부족사람들은 질병의 원인을 마술이나 혹은 부족들이 부족의 금기사항을 깨서 신이 노한 것으로 생각했다. 이때 음악은 다른 양식들 즉, 춤과 북소리 등과 더불어 신과 영적인 교감을 하는 도구로 사용되었다.

음악이 '치료'의 도구로 사용된 것은 인류 문명의 시작과 그 시기를 같이 한다. 르네상스 시대에는 의학이 과학적인 접근방식으로 방향을 잡아 음악은 질병예방을 위한 부수적 방법으로 채택되었고 전염병이 돌 때는 질병에 저항하기 위해 정서적 측면을 고양시키는 음악을 사용하기도 했다고 한다. 고대에서부터 근대에 이르기 까지 음악과 질병치료와 관련된 발달과정을 정리해 보면 다음과 같다.

고대에서 근대에 이르는 음악치료의 발달과정

(1) 고대 그리스 시대에는 질병의 원인이 심신의 부조화 상태라 믿고 육체와 영혼간의 균형을 복원하는데 치료의 초점을 두었다.

(2) 중세기는 기독교 중심의 사회로 질병의 원인이 죄에 대한 신의 형벌로 인식되었다. 이 시기에 음악은 인간의 질병을 고치는데 공헌한 성자들을 찬양하기 위해 쓰여 졌고, 높은 직위에 있는 사람들이 병에 걸렸을 때 기분전환을 돕도록 음악이 사용되었다.

(3) 르네상스 시대에는 의학이 과학적인 접근방식으로 방향을 잡은 때이다. 이 시대 음악은 질병예방을 위한 부수적 방법으로 채택되고 전염병이 돌 때는 질병에 저항하기 위해 정서적 측면을 고양시키는 음악을 사용했다.

(4) 바로크 시대에는 기질과 정서에 관한 학설이 팽배했는데 우울한 사람은 근엄하고 딱딱하며 화성적으로 슬픈 감정을 주는 것을 좋아하고, 다혈질의 사람은 피를 동요시키는 무도음악을 좋아하고, 담즙질의 사람은 부풀은 담즙을 요동시켜주는 격정적인 화성을 좋아하고, 점액질, 즉, 냉담한 성격의 사람은 여성의 음성을 좋아 하는데 그 이유는 여성의 높은 음역의 소리가 점액질에 부드럽게 영향을 미치기 때문이라고 믿었기 때문이다.

(5) 19세기 중엽에는 해부학, 수술, 박테리아학, 생화학, 신경-정신과학 등의 과학적 방법에 대한 연구에서 새로운 발전이 계속 이루어지고 이러한 지식의 증대, 과학의 발달로 질병의 예방과 치료가 단지 이러한 과학적 연구에만 의존하게 되었다. 따라서 이 시기에는 의학의 사용에 있어 음악의 사용이 줄어들게 되어 음악과 의학간의 과거 철학적 뿌리에 금이 가게 되었다.

현대의 음악치료의 동향

음악 감상이 환자의 스트레스를 덜어줄 것이라는 가정 하에 음악가들이 병원에 투입되었다. 그리고 세계 대전 중 음악에 노출된 전쟁 부상자들이 그렇지 않은 환자에 비해 신체적, 감정적 반응이 뛰어났고 이에 병원에서는 음악가들을 고용하게 되었다. 그러나 이런 병원 음악가들이 기관에 들어가기 전에 환자에 대한 이해나 음악의 치료적 적용에 대한 훈련과정의 필요성이 절실하게 되었다. 20세기에 들어서 미국과 북유럽등지의 병원에서 음악치료가 정식으로 도입되기 시작하였으며 대학에서도 정식 교과가 채택되어 현재 우리나라에도 숙명여대 대학원, 상명여대 대학원, 서울장신대 자연치유선교대학원 등을 비롯하여 많은 교육기관에서 음악치료 전공과정 개설되기에 이르렀다.112)

3. 무용 · 동작치료

무용 · 동작치료는 춤과 자유로운 움직임을 통해 인간의 감정을 완화시키거나 자극을 줌으로써 자기 발달과 자기표현, 내적갈등 등을 승화시키고 잠재능력을 개발시켜줌으로서 정신적, 신체적 건강을 유지 또는 증진시키는 심리 치료적 가치를 갖는다.

A. 무용 · 동작치료의 기초개념

인간의 기본지식은 신체의 움직임을 통해서 얻어지며, 그 움직임을 통하여 자신을 둘러싸고 있는 환경과 주변사람들을 먼저 경험하게 되는데, 무용 · 동작치료(Dance &Movement Theraphy)는 인간의 신체를 사용해서 개인의 감정과 정서를 자유롭고 즉흥적인 동작 또는 움직임을 통해 표현과 경험함으로서 신체와 정신을 통합시키는 것을 목적으로 한다. 즉, 무용치료는 춤과 자유로운 움직임을 통해 인간의 감정을 완화시키거나 자극을 줌으로써 자기 발달과 자기표현, 내적갈등 등을 승화시키고 잠재능력을 개발시켜줌으로서 정신적, 신체적 건강을 유지 또는 증진시키는 심리 치료적 가치를 갖는다. 춤은 인류(人類) 시작부터 제례나 의식 속에 종교와 함께 있었다. 원시사회에서 춤은 그들의 목적을 달성하기 위해 주술적으로나 종교적으로 사용되었다. 언어로 표현될 수 없는 두려움, 공포, 경외, 숭배 등을 춤으로 표현하며 집단적으로 공유했다. 치료로서 유용한 종교적인 유형의 춤에는 원시부족시대부터 춤추는 행위자가 일으키는 엑스터시(ecstasy) 현상이 자리하고 있

112) 최병철, 보건복지부, 보완대체의료 활성화를 위한 정책토론회자료, 국회의원 김춘진, 2007

었다. 춤에 의해 유도된 엑스터시의 치료적 가치는 바로 그 황홀경의 상태에서 억압되어 짓눌려 뭉쳐진 감정의 격렬한 발산을 통해 카타르시스(catharsis)를 경험하게 했던 것이다. 이러한 전통은 현대에서 과학적인 연구를 바탕으로 학문적으로 정립됨에 따라 무용. 동작치료(Dance &Movement Theraphy)의 기본 개념을 확립하게 되었다.

B. 무용 · 동작 치료의 목적

무용 · 동작치료는 정서적, 인지적, 신체적 통합을 위해 움직임을 정신치료의 목적으로 사용하는 것이다. 신체와 정신, 감정과 신체성의 통합에 도달하기 위해 무용의 정해진 규칙이나 형태에 얽매이지 않고 무용의 일반적인 요소들을 사용한다. 움직임 자체에 언어가 있는 무용은 감정이입과 표현이 단순히 신체에 의한 율동인 것은 아니며, 그 안에 사상, 감정, 상징적인 의미도 내포한다. 또한 신체는 성격의 표현으로 무용치료에서 움직임의 사용은 한 개인에 대한 마음 상태 다시 말해서 기분이나 활동성, 무기력, 경직성 등을 말하며 움직임을 통한 상호작용은 새로운 경험이나 감각을 일으킬 수 있다.

4. 연극치료

연극을 매개로 육체적, 정신적 문제를 스스로 치유하도록 돕는 것을 의미한다.
즉, 연극을 통해 극적 상상의 세계와 집단 예술작업을 경험함으로써 사회적 상호작용, 의사소통 능력, 상상력의 잠재력 가능성을 마음껏 표출하게 되는 것이다.[113]

A. 연극치료의 기초개념

예술이 치료로서 기능할 때 중요한 것은 예술을 직접 체험하는 과정 속에서 그 예술의 고유한 특성들이 작용하는 것이다. 미술의 경우를 보면, 조형의 법칙성, 공간 상징성, 보색, 보충형태, 조화 등과 같은 미술 특유의 특성을 가지고 형상화 과정, 상징화 과정, 대화 과정과 관계의 과정을 통해 치료가 행해진다. 또한 음악치료에서는 음성, 신체소리, 타악기, 관악기, 현악기, 키보드와 같은 악

113) 한국연극치료연구소 자료에서 인용

기를 사용하여 즉흥, 재창조, 작곡, 감상치료경험의 과정으로 치료를 행한다. 청각예술인 음악의 기본이 되는 특성이 소리이고, 시간예술인 미술은 형태와 색이라면 연극의 특성은 행동이라고 할 수 있다. 행동은 구체적인 움직임이다. 그런데 그 움직임은 일상적인 동작이 아니라 인위로 꾸며진 것이다. 무대라는 제한된 공간 속에서 음악이나 리듬을 수반하여 움직이는 극적행동은 그 안에 이미 형태라는 미술적 특성과 소리라는 음악적 특성을 포함하고 있다. 이처럼 여러 예술의 기본 되는 특성을 지니고 있는 연극은 종합예술 치료로서 각각의 예술이 치료할 수 있는 다양한 영역까지 접근할 수 있다는 장점을 지닌다.

B. 연극치료의 목적

연극은 또한, 다른 예술 치료에 비해 사회성 발달에 특히 도움을 준다. 음악과 미술 치료는 치료대상자가 직접 악기를 다루고, 그림을 그리는 체험을 함으로써 종국에는 자신의 내면을 인식하고 변화해 가는 과정이 주를 이룬다. 이와 달리 연극은 '나' 아닌 '다른 존재'가 되어보는 것이기 때문에 무엇보다도 타인에 대한 인식이 우선되는 작업이다.

이와 같이 연극 활동을 통한 치료 작업은 극적투사, 치료를 위한 공연 과정, 연극치료에서 감정이입과 거리두기, 구현과 의인화, 관객과 지켜보기, 체현: 신체의 극화, 놀이, 삶-드라마 연관, 변형 등의 치료적 요인을 통해 인생을 탐구하고 인식하여 통합할 수 있는 건강한 정체성을 도모하는 것이다.

연극치료의 효과

1. 신체적 움직임, 감정 표출 등의 웜업으로 인해 풍부한 표현력이 개발될 수 있다.
2. 신체 표현 능력과 언어 능력이 향상되고 환경 적응력이 형성되면 스스로 무엇이든지 할 수 있다는 자신감을 갖게 된다. 그리고 그것은 누군가 본다는 사실과 친구들과 함께 작업한다는 배우와 관객의 이중적 체험으로 인해 더욱 확고해 지는 것이다.
3. 이와 유사한 과정을 거듭 반복함에 따라 점차 집중력이 생기고 사물을 파악하고 생각하는 능력이 키워지면 이야기를 듣고 이해하는 능력까지도 더불어 형성된다.
4. 이야기 구조 속의 역할을 통해 나와 타인과의 관계를 인식하게 되고, 상황을 이해함으로써 사회 속 일원이라는 확신 즉 공동체 의식이 생긴다. 이로 인해 사회성이 발달하게 된다.
5. 연극이 주는 쾌감과 즐거움으로 인해 성격이 매우 밝아질 뿐만 아니라 이해력 발달과 더불어 책임감이 생기는 등 성숙해진다.
6. 극적 상상 세계를 경험함으로써 잠재되어 있는 상상력이 개발되고, 자유로움과 여유로움을 누릴 수 있게 된다. 등이 연극치료의 효과이다.

Chapter 02

Part 08

자연건강과 운동

운동은 개인의 건강관리와 삶의 질 향상을 위해 필수적이며 동시에 의료비용절감에도 크게 기여한다. 운동은 관상동맥질환과 척추질환에 특히 예방효과가 높으며, 인슐린 비 의존 당뇨병, 협심증, 급성심근경색증, 유방암 등 많은 질환에서 신체활동부족이 주원인이라고 추정되었다. 따라서 자연건강을 유지하기 위해서 적절한 운동습관은 반드시 실행되어야 하며 식습관과 함께 지속적으로 유지되어야 할 필수불가결한 생활습관이다.

1. 운동과 질병예방

운동은 개인의 건강관리와 삶의 질 향상을 위해 필수적이며 동시에 의료비용절감에도 크게 기여한다. 미국의 경우 정기적으로 운동에 참여한 사람의 연간 의료비 지출이 2000년 기준 1,019 달러인 반면에 운동에 참여하지 않던 사람은 1,349 달러도 높게 나타났다. 독일은 1998년도 자료기준으로 약 45조원으로 조사되었는데 운동은 건강보험료를 1%이상 줄일 수 있다는 보고가 있었으며 스위스에서는 운동부족으로 인한 사회의료비용이 연간 23억 8천 4백만 프랑이라는 연구가 발표되었다. 운동은 관상동맥질환과 척추질환에 특히 예방효과가 높으며, 인슐린 비 의존 당뇨병, 협심증, 급성심근경색증, 유방암 등 많은 질환에서 신체활동부족이 주원인이라고 추정되었다. 따라서 자연건강을 유지하기 위해서 적절한 운동습관은 반드시 실행되어야 하며 식습관과 함께 지속적으로 유지되어야 할 필수불가결한 생활습관이다.

1-1. 적당한 운동방법

알맞은 운동방법은 개인의 건강과 체력수준에 적합한 운동의 종류와 강도, 시간, 빈도 등을 결정하고 운동의 진행단계에 따라 질과 양을 적절히 조절해주는 과학적이고 체계적인 건강증진 활동으로 건강, 의학적 전문지식을 가지고 운동 과학적 토대위에서 체계적으로 이루어져야 한다. 운동이 건강증진에 도움이 된다는 것은 누구나 잘 아는 사실이지만, 운동을 어떻게 하는 것이 가장 좋은 방법인지는 잘 모르는 경우가 많다. 그래서 적절한 운동방법을 모르는 상태에서 맹목적으로 운동하다가 오히려 건강을 해치거나 심지어 불의의 사고를 당하기도 한다.

< 운동 중에 자기 과신은 절대 금물이다. 특히 40대 이상에서는 이점에 유의해야 한다. 한달에 한두 번씩의 등산이 건강 및 체력증진에 큰 도움이 된 것으로 생각하는 사람도 있는데 이는 운동 효과 면에서 볼 때 아무 도움이 되지 않으며 오히려 건강을 해치게 할 수도 있다. 그 이유는 운동이란 최고 일주일에 3일 이상해야 비로써 효과가 나타나며 더 큰 효과를 얻기 위해서는 주 5일은 운동을 해야 한다. 그러므로 한 달에 한 두 번의 등산으로 운동의 효과를 기대하기 어려운 것이며 등산은 일반적으로 체력증진에 필요이상의 무리한 운동이 수반되기 때문이다. 한편 매일 같이 신체에 아무 부담 없이 천천히 걷는다든지 산책하는 것도 체력의 증진이라는 면에서 별 도움이 되지 않으며 성인병 예방에도 보탬이 되지 않는다. 성인병은 주로 심장기능 향상을 통해 예방되나 산책정도로는 심장기능의 향상을 전혀 기대 할 수 없기 때문이다. >

운동의 강도

심장기능의 향상을 위해서는 최소한 자기의 최대 운동능력의 50% 이상의 운동 강도는 되어야 한다. 이 운동 강도를 일반적으로 맥박수로 환산하여 적용하고 있으며 그 계산법은 다음과 같다.

☞[**맥박수=0.5(최대맥박수-안정시맥박수)+안정시 맥박수**]

위 공식의 최대 맥박수는 보통 자기나이를 220에서 빼면 된다. 즉 나이가 40세일 경우 220에 나이 40을 빼면 최대 맥박수는 180회가 되는 것이다. 안정 시 맥박수는 조용히 안정된 상태에서 1분간 맥박수를 측정하면 된다. 예를 들어 나이가 40이고 안정 시 맥박수가 70회 일 경우는 다음과 같이 계산한다.

☞[**최소 운동 맥박수; 0.5(180-70)=125회**]

심장기능 향상은 물론 성인병을 예방하기 위해서는 40대에는 맥박수가 적어도 125회 이상 유지되는 운동을 해야 한다. 그리고 너무 강한 최대운동은 바람직하지 않기 때문에 운동 강도가 최대운동의 80%를 넘지 않는 것이 바람직하다. 위의 공식을 적용하면 다음과 같이 계산된다.

☞[**운동 한계 맥박수; 0.8(180-70)+70=158회**]

< 운동 중에 맥박수가 158회 이상 올라가는 무리한 운동은 하지 않는 것이 상해와 불의의 사고를 방지하는데 도움이 된다. 다시 말해서 운동은 자기의 최대운동능력의 50~80%를 넘지 않는 범위내에서 하는 것이 가장 이상적이다. 이를 맥박수로 환산하면 40대를 기준으로 125회~160회 범위가 적당한 운동 강도가 된다. 맥박수를 측정하지 않더라도 대개 빠른 걸음으로 걸으면 자기능력의 40%정도이고 가볍게 달리면 50~60%에 해당되며 운동 중 자각증상으로 '조금 힘들다'에 해당되는 운동 강도는 자기운동능력의 70~80%에 해당된다. 하지만 이것은 개인차가 많이 나며 노약자나 병약자는 보통걸음으로 걸어도 숨이 차며 건강한 젊은이는 가볍게 달려도 숨이 차지 않기 때문에 운동을 할 때는 걷든지 뛰든지 조금 힘들 정도로 몸에 땀이 다소 날 때까지 하는 것이 이상적인 것이다.

1-2. 운동의 효과

운동의 결과 질병이 예방되고 건강이 증진되는 것은 자명하며 비록 성인병이 진행되고 있는 상태에서도 자신의 능력에 맞는 운동을 계속하면 크게 호전 될 수 있다. 협심증[114]이나 심장수술을 받은 사람도 1년 정도 운동을 하면 정상인의 심장기능과 별 차이가 없어지며 운동능력도 운동을 동시에 시작한 정상인과 거의 같을 정도로 향상되는 것을 볼 수 있다.

본태성 고혈압환자는 운동을 통해 정상혈압을 되찾게 되며 심지어 혈압이 180mmHg이상인 고혈압환자를 대상으로 약물처방은 전혀 받지 않고 전문가의 과학적인 운동처방에 따라 하루에 30분을 일주일에 3일씩 6개월간 운동한 결과 혈압이 140mmHg까지 내려가서 정상혈압이 되는 것을 볼 수 있다. 운동을 통해서 혈압을 내리는 것은 약물요법과 달리 심장

114) 협심증(狹心症); 심장부에 갑자기 일어나는 심한 동통(疼痛)이나 발작 증상. 심장벽 혈관의 경화, 경련, 협착(狹窄),폐색 따위로 말미암아 심장 근육에 흘러드는 혈액이 줄어들어 일어난다. 때로는 심장 마비의 원인이 된다

기능이 향상되고 혈관에 탄력이 생기며 동맥경화가 감소되는 등 신체의 모든 기능이 크게 향상되어 정상혈압을 되찾게 된다. 이는 다른 모든 성인병의 위험요소가 감소되고 운동능력인 체력이 증가되는 등 건강이 크게 증진된다.115)

당뇨병 치료에도 운동이 좋으며 말초조직의 혈류량이 증가되는 것은 물론 인슐린의 활성화가 증가되어 체내의 소량의 인슐린으로도 그 기능이 증가하게 되어 인슐린투여와 운동을 병행하게 될 시는 투여량을 줄이게 된다. 비만자의 체중조절은 성인병 예방이 지름길이며 이를 운동 이외의 방법으로 하게 되면 지방질이 감소되면서 건강에 이로운 성분인 비지방질이 동시에 감소하게 되어 건강을 크게 해치지만 운동을 통해 체중을 감량하게 되면 주로 체지방이 감소되고 비지방질은 오히려 증가된다. 운동은 쇠약한 몸도 강건해지고 신경통, 관절염 등도 빠르게 회복된다. 또한 각종 스트레스가 해소되며 노화가 방지되고 병후회복도 빨라진다.

운동으로 암도 80%이상 예방이 가능하며 또한 다른 성인병도 마찬가지이다. 하지만 누구나 운동을 시작하기 전에 전문가의 자문을 받는 것이 중요하며 특히 성인병 질환이 있는 경우는 운동을 통한 불의의 사고를 방지하기 위해서 전문기구를 찾아 건강진단과 운동능력 검사를 받아 자기의 건강 정도에 따른 운동 처방을 받는 것이 바람직하다. 건강나이, 체지방과 체격지수를 이용한 비만도 정밀분석, 체지방율, 체지방량 등의 분석, 심폐지구력, 유연성, 근지구력, 성별, 연령별 평균기준치에 대비한 건강 체력을 평가해 개인에게 알맞은 운동프로그램을 전문가로부터 제시받고 시작하는 것이 바람직하다. 최근 마구잡이식 운동으로 인해 오히려 운동이 독이 되는 안타까운 사례가 증가하고 있으므로, 전문가의 올바른 운동처방에 따라 자신에게 맞는 운동종류, 운동 강도, 시간 등을 선택하는 것이 필요하다.

2. 비만과 운동요법

비만의 원인은 유전적 소인을 비롯하여 약물에 의한 비만, 내분비계 이상에 의한 비만 등 여러 가지가 있으나 무엇보다도 과도한 열량 섭취와 운동 부족 등으로 인한 열량 소모의

115) 운동이 보약이다, 김종수, AKCA, 2007, pp21~24

부족이 그 대표적인 원인이라고 할 수 있다. 최근 서구식 식단과 소위 정크푸드 , 패스트푸드라고 부르는 고칼로리의 가공 식품섭취 등 바르지 못한 식습관(과식의 원인이 되는 음식물을 빨리 섭취하는 습관, 과 지방 축적의 원인이 되는 음식물을 한 번에 과식 하는 습관) 등으로 인한 열량 과잉섭취와 경제력의 성장과 동반 되는 자동차 문화의 팽창으로 인한 걷기의 절대적 감소, 바쁜 현대 생활과 통신 설비의 발달 ,TV시청 시간의 증가로 인한 운동량의 부족 등 여러 이유로 인한 열량 소모의 감소에 의해 결국 잉여 열량의 증가 등으로 인해 비만을 초래하게 된다.

1970년대 이후에 가족계획으로 한, 두 자녀만 출산한 가정에서는 유아기 시절부터 자녀들을 과잉보호하고 과도한 영양공급을 함으로써 유아 비만을 증가 시켰다. 이는 최근 젊은 층에서 빈발 하는 심각한 중증 비만의 원인 제공이 되었다고 할 수 있다. 또 이들의 성장기는 우리나라의 경제 성장기와 맞물려 비만의 원인 제공을 가속화 하게 되었다. 최근 급증하고 있는 젊은 층에서의 성인병 발생은 비만과 밀접한 관련을 갖고 있다.

비만의 증상; 체중이 증가 하여 비만해 지면 순발력과 지구력이 떨어지고 매사에 의욕이 없으며 잠이 많아진다. 때에 따라 심혈관계에 치명적인 합병증을 유발하기도 하며 관절에 무리를 주어 관절염을 일으키고 숨이 가빠지며 피로가 쉽게 온다. 또한 과도한 피하지방으로 인해 피부염이 발생하는 등 신체적, 정신적으로 고통을 준다.

비만의 식이요법; 비만 치료의 이론적 배경은 열량의 섭취보다 소모가 많도록 하는 것이다. 이런 이론적 근거에서 개발된 많은 식이요법 프로그램과 대부분의 영양 전문가에 의한 권고 방식이 대부분 실패하는 경우가 많은데 이는 비만치료의 성공을 위해서는 장기적인 노력이 요구되며 이는 대개 선호하는 음식의 교체나 식생활 습관을 바꿔야 하는데 그 원인이 있다.(Part 01 Chapter5 자연치유와 섭생법에서 비만에 관한 식이요법 참조) 지나친 열량 섭취의 제한은 대개 체중감량에도 실패 할 뿐만 아니라 그 자체로도 위험 요소가 있어 피해야 한다. 식사의 제한 만으로 이룬 체중 감소는 체지방 뿐 만 아니라 기초 대사량도 감소하며 식사량이 회복 되면 이로 인해 더 쉽고 빠르게 체중이 증가되는 현상으로 인해 효과가 의심되어 추천 되지 않고 있다. 완전 금식법은 심한 비만에서 단기간 시도 될 수 있으나 전해질 불균형 ,체내 단백질 손실 등의 부작용 등이 있어 피하는 것이 좋다. 간혹 하루 300~400칼로리의 식사에 70~80g의 단백질과 무기질, 비타민을 포함하는 변형된 방식을 시도하지만 이 역시 원인 불명의 치명적인 부작용이 보고되어 극히 주의하여 시도되어야 한다. 열량 섭취를 제한하는 체중 감소는 초기에 주로 근육의 단백질과 글리코겐의 분해로 발생하는데 이들은 지방 조직 보다 수분 함량이 많음으로 이 수분의 손실로 인해 열량 제한 초기에는 급격한 체중 감소가 나타난다. 열량 제한이 계속 되면 체지방 조직의 중성 지방이 분해되어 체지방이 감소하는데 지방 조직은 본래 수분 함량이 적고 단위 무게 당 고열량을 포함하므로 체중 감소의 속도는 둔화 된다[116].

비만조절에 운동 요법이 기여하는 정도; 비만을 예방하고 , 조절하고, 치료하는데 운동이 어느 정도 기여 할 것인가는 두말 할 나위가 없이 가장 중요하다. 그러나 체지방을 감소시키기 위해서는 많은 양의 운동을 해야 하기 때문에 ,위와 같은 수고를 덜기 위해서는 비만이 되지 않도록 예방에 힘쓰는 것이 무엇보다 중요하다. 한 가지 분명한 사실은 비만의 주원인이 신체 활동의 부족에 있으며, 이 신체 활동의 부족이 과량의 에너지 섭취보다도 비만을 더 가중 시키는 것이다. 그러나 이미 비만한 경우는 다이어트를 수반 하는 운동을 해야 그 효과를 기대 할 수 있다.

운동과 식욕감소; 운동은 식욕을 증가나 감소시키는지에 대한 해답은 하루에 한 시간 이내의 운동은 식욕을 오히려 감소시키나 한 시간 이상 운동은 식욕을 증가 시킨다. 일반적으로 운동은 식욕을 증가 시킨다는 상식과는 다름을 알 수 있다. 매일 같이 하는 운동은 한 시간을 넘지 못하므로 운동이 에너지 섭취를 감소시킨다고 볼 수 있다. 한 시간 이내의 운동은 체중도 감소되고 식욕도 감퇴됨을 나타내며 한 시간 이상 5~6시간 까지 장시간 운동에서는 식욕이 증가 되며 그 이상의 운동에서는 과로로 피로가 겹쳐서 식욕이 급격히 떨어지게 된다. 그러므로 운동은 다이어트를 돕는 이점이 있는 것이다. 운동 중에 강도가 높을수록 식욕을 더 감소시킨다고 하나 비만자는 높은 강도의 운동 보다는 낮은 강도의 운동이 더 유효하다 한 시간 이내의 운동으로도 식욕이 감소되며, 운동의 강도가 높을수록 에너지 섭취가 더 감소되는 것은 카테콜라민(catecholamine)인 에피네피린(epinephrine)과 노르 에피네피린(nor- epinephrine)이 증가되어 식욕을 감소시키며 또한 운동이 체온을 증가 시키므로 체온 증가가 식욕을 감소시키는 요인이 되는 것이다. 하루에 100칼로리의 에너지 섭취가 줄면 일 년에 5kg의 체중 감소를 가져 올 수 있다. 운동을 하지 않고 다이어트만으로 하루 100칼로리의 감소는 쉬운 일이 아니나 운동을 하면서 에너지 섭취의 감소는 별 어려운 일이 아니다. 한 가지 중요한 사실은 좌식 생활을 주로 하는 사람이 활동하는 직업에 종사하는 사람에 비해

116) 이 시기에는 초기에 손실된 부분이 재 보충 되어 체중 감소를 상쇄함으로 실제로 체지방이 많이 감소하여도 체중 측정 시에는 아무런 변화가 없을 수도 있다. 참고로 술은 알콜 1g 당 7칼로리의 열을 내고 고 중성 지방 혈증을 일으키며 안주 섭취 등으로 식이 요법에 악영향을 끼치므로 금하는 것이 좋다.

칼로리 섭취가 더 많다는 것이다. 그러나 움직이는 것을 싫어하는 사람이 에너지 소비는 적은데 더 많이 섭취하기 때문에 비만이 더 가중 되는 것이다. 육체운동을 많이 하는 사람은 에너지를 너무 많이 소비하기 때문에 이에 필요한 에너지를 많이 섭취하게 된다. 그러나 운동 부족인 경우 다이어트가 필요한 것이지 육체노동자에게는 다이어트나 운동이 별 의미가 없음을 알 수 있다.

체지방량증가와 운동; 운동을 통한 비만 조절은 체지방 감소에만 있는 것이 아니고 근육을 비롯한 몸에 이로운 칼륨, 칼슘 ,마그네슘, 인 등의 제 지방 량이 증가되기 때문에 건강이 크게 증진 되는 것이다. 운동 시작 첫 6~8주 동안은 체지방이 감소되어도 몸에 이로운 체지방량이 증가되기 때문에 체중은 별로 감소되지 않는다. 이 기간 동안 식이요법만 하는 것보다 오히려 체중 감소는 적으나 체지방량의 증가로 몸의 컨디션은 좋아지고 체력이 증가 되어 건강해 지는 것이다. 운동을 다이어트와 적절하게 조화를 이룬다면 체지방을 더 빨리 감소시킬 수 있다.
체지방 감소를 위한 실험 결과로서 다이어트만 할 경우와 운동만 할 경우와 , 다이어트와 운동을 병행 할 경우에 체지방과 체지방 변화를 기록하였다. 다이어트는 하루 500칼로리 정도 에너지 섭취를 줄이기를 16주간 실시하였고, 운동을 일주일에 5일을 하루에 500칼로리를 소비하는 운동을 하였으며, 다이어트와 운동을 병행 할 경우는 250칼로리를 줄이고 운동은 250칼로리를 소비 하였다. 그 결과 다이어트만을 한 경우에는 5kg체중 감소에 체지방 감소는 4kg이고 , 감소되어서는 안 될 체지방질이 무려 1kg이나 감소하였고, 운동만 한 경우 체중은 4.8kg 감소하고, 체지방은 5.7kg 감소하였으며, 몸에 이로운 체지방이 0.9kg이나 증가 하였다. 한편 운동과 다이어트를 병행 한 경우는 체중 5.4kg 감소 ,체지방 5.9kg감소, 체지방질이 0.5kg 증가 되었다.
다이어트와 운동을 병행 하는 방법이 너무 무리한 다이어트를 하지 않을 뿐 더러 운동량도 그리 많지 않으면서 체중을 효과적으로 조절하고 건강을 증진 시킬 수 있는 것이다.

비만의 운동 강도; 운동을 통한 비만 해결이 무엇 보다 중요하다. 여기서 특히 주의해야 할 것은 증가 된 체중은 서서히 줄여야 한다는 것이다. 증가 되고 있는 체중을 증가 되지 않게 하는 것만도 성공의 첫 단계 인 것이다. 체중 감량의 원칙은 정상 체중이 60kg인데 현재 70kg으로 증가된 10kg이 지난 2년간 증가 된 경우라면 2년 내에 10kg을 줄이는 것이 가장 이상적인 체중 감량 방법이다. 일반적으로 건강증진을 위한 운동은 자신의 최대 운동 능력의 50~80%범위 내의 강도로 하루에 30~60분 정도,일주일에 3~5일 정도로 하는 것이 바람직하다. 그러나 비만자의 경우는 운동 강도를 50~60%로 낮게 하고 운동 시간은 60분 이상 장시간 해야 하며 ,일주일에 5일 이상 6~7일 하는 것이 체지방 감소에 가장 이상적인 운동부하량이 된다. 낮은 강도의 운동 일수록 체지방을 에너지로 더 많이 이용하기 때문이다. 높은 강도의 운동을 할 때는 체내에 저장된 다원질인 글리코겐이 주로 이용되고 체지방은 적게 이용되기 때문에 숨이 너무 찰 정도로 짧은 시간의 운동은 피하는 것이 좋다. 줄넘기는 운동 강도가 너무 높아 장시간 할 수 없기 때문에 비만 해결에는 큰 도움이 되지 않는다. 한 달에 1kg의 체지방을 감소시키기 위해서는 하루에 평균 400칼로리 정도 소비하는 운동을 해야 한다. 이 정도 운동은 산보 90분, 속보 60분, 조깅으로는 30분에 해당 하며 산보는 시간당 4km, 속보는 6km, 조깅은 8km의 속도로 운동 하면 된다. 걸음수로는 산보가 분당 110보, 속보는 140보, 조깅은 180보 정도가 된다.

체중을 줄인다는 것은 여간 어려운 일이 아닐 수 없으나 성인병 예방의 첩경이 비만과 싸워 이기는 것이라는 것을 명심하고 운동을 통한 체중 감량에 노력해야 한다.

비만의 운동 프로그램

트레이드밀 운동 프로그램

비만한 사람들을 대상으로 운동 부하검사를 실시하여 최대 산소 섭취량(VO-max) 에 의해 심폐기능을 평가한 다음 그 결과에 따라 개인에 알맞은 비만 트레이드밀 운동 프로그램 등을 개발 하였다. 비만 트레이드밀 운동 프로그램은 운동 강도(exercise intensity)가 가장 높은 A 프로그램에서 운동 강도가 가장 낮은 J프로그램까지 24주 동안 운동 할 수 있게 하였으며 , 처음 1~4주 동안은 운동을 처음 시작하는 운동 프로그램이며, 다음 5~16주 프로그램은 향상기, 17~24주는 유지기의 운동 프로그램이다. 비만자의 체지방 감소를 위한 운동 빈도를 일주일에 6회 실시하는 것이 좋다.117)

자전거 운동 프로그램

비만한 사람 중에 무릎이나 허리의 관절에 통증을 느끼는 사람들은 실내자전거를 이용하여 운동을 하게 되면 무거운 체중의 부담을 덜 받을 수 있다. 비만한 사람이 높은 강도로 짧은 시간에 실내용 자전거를 타게 되면 체내에서 지방질이 에너지원으로 쓰이지 않아 체지방 감소에 실패하기 쉬우므로 주의해야한다. 자전거 운동프로그램도 1주에서 24주까지 2주 간격으로 운동의 저항과 회전수, 운동시간, 운동 빈도가 조금씩 달라지는 프로그램이다. A프로그램은 운동 강도가 가장 높은 프로그램이며 J프로그램은 운동 강도가 가장 낮은 프로그램이다. 여기에서 운동의 저항은 자전거 페달을

---

117) 미국 스포츠 의학회(American College of Sports Medicine 1980)에서 "건강한 성인의 신체적성 발달과 유지를 위한 양과 질의 추천" 이란 주제 발표에서 운동을 주당 5일 이상 할 때는 신체적성이 향상되고 주당 2일의 운동에서는 별 향상이 없다고 보고 하였다. Cooper(1983)도 1일 3마일로 주당 5일 운동 할 것을 권장하고 있으며 더욱이 비만자의 체중을 줄이기 위해서는 주당 운동 빈도를 줄이지 않고 늘리는 것이 바람직하다고 하였다.

돌릴 때 힘이 드는 정도를 나타내는 것으로 0에서 시작하여 0.5 단위로 높아지게 하며 대개 운동저항이 1.0 까지는 힘이 안 드나 운동저항이 1.5부터는 자전거 페달을 돌릴 때 힘이 들게 된다.

걷기 운동 프로그램

걷기 운동은 비만한 사람들의 칼로리 소모량을 증가 시켜 주므로 체지방 감소를 위해서는 매우 효과적인 운동이다. 걸을 때의 속도는 트레드밀 위에서의 속도와 같을 때 효과도 같으며 걷기 운동 프로그램을 시작 하여 시간이 지날수록 걷는 거리와 운동 시간을 다르게 하여야만 운동 능력이 향상되며 체지방 감소에도 도움이 된다.

수영 운동 프로그램

비만자를 위한 수영운동 프로그램은 운동 강도가 가장 높은 A프로그램에서 운동 강도가 가장 낮은 D프로그램까지 12 주 동안 운동을 할 수 있게 하였으며 처음 시작 하는 1~2주 동안은 초기 운동 프로그램이고 ,다음 3~10 주프로그램은 향상기, 마지막 11~12주는 유지기 운동 프로그램이다. 표에서 보면 실제 운동 시간이 2~3분에서 15~16분정도로 표시되어 있지만 비만자들은 어떤 운동을 하든지 하루에 20분 이상을 운동해야 하며 운동 시간이 길수록 에너지 소비량이 증가하므로 더 효과적임을 명심해 야 한다. 비만자는 자신의 운동 능력에 맞는 수영 프로그램을 선택하여 실시하여야만 효과를 볼 수 있으며 일주일에 운동해야 할 횟수는 다른 프로그램과 마찬가지로 6회 실시하는 것이 바람직하다. 비만한 사람 중에 혈압이 너무 높거나 당뇨가 심한 사람, 또는 심장 질환, 빈혈증, 전염병, 눈이나 귀 질환에 감염된 사람은 수영 프로그램을 삼가 하는 것이 좋으며 수면부족, 몸에 열이 날 때, 식사 직 후 ,음주 직후 ,과격한 운동 후에는 수영 운동을 하지 않는 것이 좋다. 비만한 사람들이 어떤 운동을 하던지간에 운동 전에 반드시 행해야 할 것은 준비 운동 이다. 준비 운동은 운동에 대한 적응성을 높여 주며, 운동 중에 발생하기 쉬운 상해를 방지해 주기 때문에 필수적으로 해야 하며 운동 시간은 보통 5분~10분이 적당 하다. 또한 운동을 마치고 나서 해야 할 것은 정리 운동이다.

<표; 비만 운동 프로그램>

수 영				자 전 거				걷 기			트레드밀		
구분	비만			구분	비만(주5회)			비만(주5회)			비만(주5회)		
주	거리 (m)	빈도 (주/회)	시간 (분,초)	주	저항 (kp)	회전수 (RPM)	시간 (분,초)	거리	속도 (초,100m)	시간 (분,초)	방법	속도 (km)	시간 (분,초)
1	90	6	2;40	1-2	1.0	50	20;00	2.4	70.0	28;00	걷기.조깅	6.8	30;00
2	140	6	3;20	3-4	1.0	50	25;00	2.4	67.5	27;00	〃	6.8	35;00
3	180	6	4;40	5-6	1.0	60	30;00	3.2	63.8	34;00	〃	7.2	40;00
4	180	6	4;10	7-8	1.0	60	35;00	3.2	61.9	33;00	〃	7.2	45;00
5	230	6	5;10	9-10	1.5	50	35;00	4.0	58.5	39;00	조깅	7.6	45;00
6	270	6	6;40	11-12	1.5	50	40;00	4.0	57.0	38;00	〃	7.6	50;00
7	360	6	8;00	13-14	1.5	60	45;00	4.8	52.5	42;00	〃	8.0	50;00
8	460	6	10;30	15-16	1.5	60	50;00	4.8	51.3	41;00	〃	8.0	55;00
9	500	6	11;30	17-18	2.0	50	40;00	5.6	49.3	46;00	〃	8.4	50;00
10	550	6	12;10	19-20	2.0	50	45;00	5.6	48.2	45;00	〃	8.4	55;00
11	640	6	13;20	21-22	2.0	60	50;00	6.4	46.9	50;00	〃	8.8	60;00
12	730	6	14;40	23-24	2.0	60	55;00	6.4	45.9	49;00	〃	8.8	60;00

3. 당뇨병과 운동요법

A. 당뇨병의 정의 및 분류

당뇨병은 인슐린의 절대적 또는 상대적 결핍 및 조직에서의 인슐린 작용저하에 기인한 고혈당 및 이에 수반되는 대사 장애를 특징으로 하는 질환군이다. 이러한 당뇨병은 1980년 세계보건기구 당뇨병 연구그룹의 분류를 따르고 있으며 그것은 다음과 같다.

*** 당뇨는 임상군과 통계적 위험군으로 나누고 당뇨병 전단계인 내당능을 포함한다.**

1. 임상군

당뇨병

- 인슐린 의존형 당뇨병(유형1)
- 인슐린 비의존형 당뇨병(유형2) ; a) 비비만군 b) 비만군
- 영양 실조형 당뇨병
- 그 밖의 특정한 상태나 증후군과 관련되어 있는 당뇨병

- 임신성 당뇨병

내당능이상군

a) 비비만군 b) 비만군 C) 특정한 상태나 증후군과 관련된 군

2. 통계적 위험군

- 과거 내당능 장애의 병력이 있었던 군
- 내당능 장애 위험군

<인슐린 의존형 당뇨병은 유형Ⅰ로 불리며 주로 소아에서 급성적으로 발병하고 유전적 감수성을 갖고 있는 사람이 바이러스 감염과 같은 환경요인에 노출 시 자가 면역기전에 의해 췌장이 베타세포[118]가 파괴되고, 그에 따른 인슐린의 절대적 결핍이 초래되어 발생되는 질환이다. 인슐린 비의존형 당뇨병은 유형Ⅱ라고 불리며 대부분이 성인에게 발병하고 전체 당뇨병이 여기 속하며 발병원인은 명확히 밝혀져 있지는 않으나 유전적 소인과 환경적 요소가 함께 관여하여 발생된다. 이것은 인슐린의 분비장애와 간, 근육에서 인슐린 작용의 저하, 즉 인슐린의 상대적 결핍과 인슐린 저항성에 의해 발생된다. 영양결핍성 당뇨병은 빈곤한 국가의 젊은 연령층에서 주로 발행한다. 임신성 당뇨병은 임신 중에 처음 발생되었거나, 임신 중에 처음 발견된 경우이며 전 임산부의 약 2~3%에서 이러한 증상이 발생된다.>

B. 당뇨병의 증상

당뇨병의 증상은 옛날부터 심한 갈증, 배뇨의 횟수 증가, 과도한 공복 현상으로 잘 알려져 있다. 포도당이 이용되지 않아 혈당이 높아지면 신장을 통해 포도당이 수분과 같이 많이 배설됨으로서 당뇨와 갈증이 생기고, 섭취한 당분이 이용되지 않고 배설됨으로서 다식 증상이 생긴다. 따라서 고혈당이 심할수록 위의 삼다 (三多 :多渴, 多尿, 多食) 현상은 심하고 빨리 나타나게 된다. 이러한 결과로 체중 감소가 생기며 ,쉽게 피로를 느끼고 의욕이 없어져 권태감을 호소하게 된다. 또한 탈수 현상과 당질이 이용되지 않아 일어나는 몸 안의 지방 동원은 체중 감소를 더욱 심화시킨다.

<전 당뇨병 환자의 85~95%를 차지하는 인슐린의 비 의존형 당뇨병은 처음에는 인슐린 부족이 심하지 않으므로 그 증상도 뚜렷하지 않아 우연한 기회에 발견 되는 경우가 많다. 인슐린 비 의존형의 당뇨병은 자신도 모르게 혈당이 높은 상태로 오래 진행되어 생기는 합병증에 의한 증상이 많이 생기며 이들 합병증의 증상 때문에 당뇨병이 발견되는 경우가 많다.>

118) 베타세포(beta細胞); ①선성 하수체(腺性下垂體)의 전엽에 있는, 염기성 색소에 염색되는 세포. ②인슐린을 분비하는 이자의 세포

당뇨병은 동맥경화, 신경, 망막. 신장 등의 기능 이상과 같은 합병 증상을 유발하고 뇌혈전, 뇌출혈, 심근경색[119]관상 동맥[120], 간헐성 파행 및 세균에 대한 저항 능력의 감퇴를 가져오게 된다. 합병증의 경우 고혈압, 빈혈, 부종, 망막 출혈, 시력 저하, 백내장 등의 증상이 나타나고 지각 이상, 과도한 변비와 및 설사, 배뇨 이상, 발한 이상, 기립성 저혈압 등이 수반되기도 한다.

C. 당뇨병의 운동 요법

운동을 하게 되면 당뇨병의 상태에 따라 혈중 대사산물의 동태가 달라진다. 그러므로 운동요법은 그 병태에 따라서 결정해야 하는데 요약하면 다음과 같다.

① 운동을 적극적으로 해야 할 경우; 혈당조절이 양호하고 합병증이 없는 인슐린 비의존형 당뇨병
② 주의하면서 운동을 해야 할 경우; 고령자, 비만한 인슐린 의존형 당뇨병, 인슐린 비의존형 당뇨병, 대사이상이 심한 인슐린 의존형 및 비의존형 당뇨병 등
③ 운동요법을 해서는 안 될 경우; 급성합병증, 급성감염증이 있을 때, 심한 혈관합병증(신부전[121] 심부전[122], 출혈성망막증 등) 혈당이 250mg/dl 까지는 운동요법으로 처방이 가능하나. 그 이상일 때는 소변검사를 실시하여 인체의 치명적인 영향을 주는 케톤[123]의 유무를 검사한 후, 케톤이 없으면 운동을 해도 좋지만 케톤이 나타나면 인슐린을 투여하여 혈당을 내리면서 운동을 실시하는 것이 좋다.

▶ 당뇨병 환자가 운동을 할 때 주의해야 할 사항

① 식사는 운동 1~3시간 전에 한다.
② 인슐린 투여 시는 적어도 운동 1시간 전에 한다.
③ 인슐린 투여와 운동을 병행 할 때는 인슐린 투여량을 줄이다.
④ 비만한 당뇨병 환자는 식사량을 줄이면서 운동을 실시한다.
⑤ 장기간 운동을 할 때는 저혈당에 빠지는 경우가 있으므로 30분마다 약간의 당분을 섭취 한다.

운동의 종류

운동은 동적운동과 정적 운동으로 크게 나누며, 걷기, 달리기, 뛰기 등은 동적 운동이라고 하고 팔을 힘 있게 구부린 상태에서 힘을 주거나 팔을 핀 상태에서 벽을 밀고 있는 것과 같이 정지 상태에서 힘을 주는 것을 정적 운동이라고 한다. <당뇨병을 위한 운동 요법은 활동적인 동적운동과 정적 운동을 병행해야 한다. 이 중 당뇨 환자에게 가장 기본이 되는 운동은 보행이다. 보행은 동적운동의 기본이며 아침, 저녁으로 분당 80m의 속도로 20분씩 보행 할 때 160kcal 정도가 소모된다. 이렇게 매일을 계속하여 1주일에 소비 열량이 1000kcal 이상이 되어야 운동 효과를 얻을 수 있다.>

D. 당뇨병의 운동 프로그램

트레이드밀 운동 프로그램

트레이드밀은 속도와 경사도를 입력하면 그 값에 따라 자동적으로 시행되는 편리한 운동 장비이다. 운동을 많이 한다고 해서 반드시 좋은 것만은 아니므로 1주일에 5일 정도 하는 것이 바람직하고 그 날 자신의 컨디션에 따라 횟수를 적절하게 조절 하면서 실시하도록 한다. 몸이 아픈데도 불구하고 무리해서 운동을 강행 하면 신체에 큰 무리를 줄 수 있으므로 그런 경우는 가급적 쉬는 것이 좋다. 운동은 양보다 횟수가 더욱 중요한 요인으로 신체에 영향을 미친다.

당뇨병 트레이드밀 운동 프로그램 ; A

주	활동	속도		경사도 %	시간 (분; 초)	빈도 회/주
		mile	km			
1~2	걷기	4.00	6.4	0.0	30.00	5
3~4	걷기,조깅	4.25	6.8	0.0	35.00	5
5~6	걷기,조깅	4.50	7.2	0.0	30.00	5
7~8	걷기,조깅	4.50	7.2	0.0	35.00	5
9~10	걷기	4.75	7.6	0.0	30.00	5
11~12	걷기	4.75	7.6	0.0	35.00	5
13~14	걷기	5.00	7.0	0.0	30.00	5
15~16	걷기	5.00	8.0	0.0	40.00	5
17~18	걷기	5.25	8.4	0.0	30.00	5
19~20	걷기	5.25	8.4	0.0	40.00	5
21~22	걷기	5.50	8.4	0.0	30.00	5
23~24	걷기	5.50	8.8	0.0	40.00	5

자전거 운동 프로그램

실내용 자전거 운동은 트레이드밀 보다 경제적 부담이 비교적 적으나 하체 운동에 치우치는 경향이 있다. 가능한 자전거운동은 실외에서 하는 것이 바람직하다. 하지만 우천 혹한 등으로 사정이 여의치 않을 경우는 실내 자전거 운동을 실시한다.

당뇨병 자전거 운동프로그램 ; A

주	저항	회전수	시간(분; 초)	빈도
1~2	1.0	50	24;00	5
3~4	1.0	60	26;00	5
5~6	1.5	50	26;00	5
7~8	1.5	60	28;00	5
9~10	1.5	60	30;00	5
11~12	2.0	50	30;00	5
13~14	2.0	50	32;00	5
15~16	2.0	60	34;00	5
17~18	2.0	60	36;00	5
19~20	2.0	60	38;00	5
21~22	2.5	50	38;00	5
23~24	2.5	50	40;00	5

4. 고지혈증과 운동요법

고지혈증이란 무엇인가? 콜레스테롤[124)]이 건강에 좋지 않다는 것은 요즈음 누구나 알고 있는 상식이다. 그러나 콜레스테롤이라는 말은 10 여 년 전까지만 해도 무척이나 낯선 말 이였음에 틀림없다. 최근 우리나라는 경제 및 사회면에서 눈부신 발전을 하였고 이와 더불어 식생활에도 많은 변화를 가져 왔다. 최근에는 아동들 중에 비만이 문제가 되는 경우가 많아지고 있는 추세이다.

콜레스테롤이란 무엇인가? 이것은 지방의 일종으로 우리 몸에서 에너지로 쓰이기도 하고 필

128) 콜레스테롤(cholesterol); 고등 척추동물의 뇌, 신경 조직, 부신(副腎), 혈액 따위에 많이 들어 있는 대표적인 스테로이드. 광택이 있는 하얀 비늘 모양 결정으로, 물·산(酸)·알칼리에 녹지 않고 알코올·아세톤에는 녹는데, 몸 안에서 다른 물질에 피가 녹지 않도록 혈구(血球)를 보호하여 준다. 혈액 중 이 양이 많아 지면 동맥 경화증이 나타난다.

요 이상의 것은 저장 되어 우리 몸이 필요로 할 때를 대비하는 기능을 가진 물질이다. 또한 이들은 세포와 호르몬의 구성성분으로 사용되기도 한다.

콜레스테롤은 그 자체를 음식의 형태로 섭취하게 되기도 하고 포화 지방을 많이 섭취 할 경우 간에서 콜레스테롤로 변화되기도 한다. 예전에는 기름진 식사가 그리 많지 않아 큰 문제가 되지 않았으나 최근 우리의 식사가 더욱 서구화 되면서 하루에 필요한 음식 보다 많은 양의 식사를 하게 되어 겉으로는 비만이라는 결과를 초래 하며 체내에서는 필요 이상의 지방이 혈액 내에 흐르는 고지혈증을 유발 하게 된다. 고지혈증은 왜 문제가 되는가? 혈액 내에 지방이 많다고 하여 일상생활에는 어떠한 불편도 느껴지지 않는다. 그럼에도 불구하고 우리가 고지혈증을 문제 삼는 것은 이것이 관상 동맥 질환 즉 협심증이나 심근경색 같은 심장 질환과 밀접한 관계가 있다는 것이 많은 연구에서 밝혀지고 있기 때문이다. 즉 필요 이상의 콜레스테롤은 혈관벽에 쌓여 혈관 내강을 가늘게 만들고 결국에는 혈관을 막아 버릴 가능성이 있는 것이다. 이 혈관이 심장에 피를 공급하는 관상 동맥인 경우 심근 경색을 일으키고 ,뇌에 피를 공급하는 동맥의 경우 뇌졸중을 일으키게 되는 것이다. 그러므로 고지혈증을 미리 발견하여 식이 요법이나 운동 또는 약물 요법으로 조절이 가능하므로 이러한 방법을 통해 무서운 심장 질환이나 뇌졸중을 예방 할 수 있다면 더 없이 바람직한 일이라고 할 수 있다.

관상 동맥 질환은 우리나라에서도 점점 증가 하여 최근에는 고지혈증으로 인한 사망률이 6.1배 이상 증가 하였고 이환률 또한 증가하고 있다. 그러므로 이제는 고지혈증과 같은 예방이 가능한 위험요소들에 대하여 주의를 기울일 필요가 있다.

혈청 지질이라고 말 할 때는 보통 몇 가지 요소를 알아 두어야 한다. 첫째는 총 콜레스테롤 수치이다. 이 콜레스테롤의 일부는 저밀도 저 단백의 형태로 되어 있는데 이것은 관상 동맥 질환 등의 위험 요인이 되는 좋지 않은 지질이다. 반면 총 콜레스테롤의 일부는 고밀도 저단백의 형태를 띠고 있는데 이는 관상 동맥 질환을 예방 할 수 있는 좋은 지질로 알려져 있다. 그러므로 혈중 콜레스테롤이 많다고 해도 그 중 어떤 종류의 콜레스테롤인가에 따라 인체에 미치는 영향이 다르다고 할 수 있다.

또한 혈청지질에는 중성 지방이 포함되어 있다. 우리나라는 특히 이 중성 지방이 많은 사람들이 있는데 이것은 당질의 과다 섭취나 알코올의 섭취와 연관이 있는 것으로 보인다. 중성 지방이 높은 경우 심장 질환과 연관이 있다는 보고들이 많으므로 이 또한 쉽게 지나쳐서는 안 된다.

고지혈증의 원인

고지혈증의 일부는 유전적인 원인에 의해 발생되기도 하는데 이를 가족성 고지혈증이라고 하며 이는 때로 치료가 어려운 경우도 있다. 둘째로는 포화 지방산이 많이 함유된 동물성 지방과 당질의 과다 섭취로 나타난다. 콜레스테롤의 함량이 많은 식품으로는 계란 노른자가 많이 거론되는데 계란 노른자 하나에는 하루 허용량의 최대량에 달하는 콜레스테롤이 함유 되어 있으므로 섭취 시에 주의 하여야 한다. 그 외에도 소의 간, 염통, 콩팥 같은 내장이나 소골 ,닭이나 돼지의 내장, 베이컨 등의 육류와 오징어 ,새우, 장어. 굴 등의 어패류에도 콜레스테롤 함량이 비교적 많은 것으로 알려져 있다. 기름 종류로는 버터, 마요네즈. 생크림 등이 있다. 또한 지방 식품이 아닌 당질 식품도 과다 섭취 할 경우 체내에서는 지방으로 변화되어 저장 되므로 당질의 섭취도 주의 하여야 한다.(비만증이나 당뇨병, 신장병, 갑상선기능 저하증 등의 질환이 있을 경우 2차적으로 고지혈증을 일으킬 수 있으므로 주의를 요한다.)

고지혈증의 증상

질병이 어떠한 형태로든 본인 느낄 수 있는 증상을 동반 한다면 그 발견이나 치료에 큰 도움이 될 것이다. 그러나 고지혈증은 특별한 증상이 나타나지 않는 것이 일반적이다. 그러나 고지혈증이 오래도록 치료 되지 않고 지속되면 심근 경색증이나 뇌졸중과 같은 심각한 결과를 초래 할 수 있으므로 정기 점검을 통해 미리 예방 하는 것이 바람직하다.

각각의 혈정치질의 정상치는 아래 표와 같다. 그러나 이 정상치보다 1mg/dl가 낮거나 높다고 해서 건강하고 건강치 못하고가 결정되는 것은 아니며 몇 번의 검사를 통해 그 경향을 파악하며 건강에 대한 위험요인이 되는지를 결정하게 되는 것이 보통이다.

혈청 지질	정상치	경계치
총콜레스테롤	200mg dl 이하	200~239mg dl
저밀도 저단백	130mg dl 이하	130~159mg dl
고밀도 저단백	35~40mg dl	
중심지방	200mg dl 이하	

보통 20세 이상의 성인은 특별한 증상이 없어도 5년에 1회는 총콜레스테롤과 고밀도 저단백 검사를 실시를 권하고 있다. 또한 2세 이상의 소아에게는 직계 가족 중 55세 이전에 심근경색증을 일으킨 가족력이 있거나 젊은 나이에 사망한 가족이 있는 경우에는 혈청검사를 권하고 있다. 꼭 유전적인 요인이 아니더라도 직계가족 중에 고지혈증을 보이거나 이로 인한 질병을 야기할 경우에는 고

지혈증이 나타날 가능성이 많으므로 어릴 때부터 검사를 통해 미리 예방에 주의를 기하는 것이 바람직하다. 혈청지질 검사치가 정상과 위험의 경계치에 해당할 때에는 심장질환의 위험요인을 얼마나 더 가지고 있느냐가 앞으로의 검사나 치료 계획에 도움이 된다.

위험 요인에 해당하는 인자들

① 이전에 뇌졸중이나 심근경색증을 경험한 일이 있는 경우
② 남자로서 45세 이상인 경우
③ 부모 형제 중에서 심근경색으로 55세 이전에 사망한 예가 있는 경우
④ 55세 이상의 여성
⑤ 40세 이전에 폐경 된 여성
⑥ 흡연을 하는 경우
⑦ 고혈압, 당뇨 등의 질환이 있는 경우
⑧ 고밀도 저단백이 35mg/dl 미만인 경우
⑨ 비만이 심한 경우
⑩ 일상생활에서 운동을 잘 하지 않는 경우

<표; 고지혈증의 운동 프로그램>

수영				자전거				걷기			트레드밀		
구분	고지혈증			구분	고지혈증(주5회)			고지혈증(주5회)			고지혈증(주5회)		
주	거리(m)	빈도(주/회)	시간(분,초)	주	저항(kp)	회전수(RPM)	시간(분,초)	거리	속도(초, 100m)	시간(분,초)	방법	속도(km)	시간(분,초)
1	90	6	2;40	1-2	1.0	50	20;00	2.4	70.0	28;00	걷기.조깅	6.8	30;00
2	140	6	3;20	3-4	1.0	50	25;00	2.4	67.5	27;00	〃	6.8	35;00
3	180	6	4;40	5-6	1.0	60	30;00	3.2	63.8	34;00	〃	7.2	40;00
4	180	6	4;10	7-8	1.0	60	35;00	3.2	61.9	33;00	〃	7.2	45;00
5	230	6	5;10	9-10	1.5	50	35;00	4.0	58.5	39;00	조깅	7.6	45;00
6	270	6	6;40	11-12	1.5	50	40;00	4.0	57.0	38;00	〃	7.6	50;00
7	360	6	8;00	13-14	1.5	60	45;00	4.8	52.5	42;00	〃	8.0	50;00
8	460	6	10;30	15-16	1.5	60	50;00	4.8	51.3	41;00	〃	8.0	55;00
9	500	6	11;30	17-18	2.0	50	40;00	5.6	49.3	46;00	〃	8.4	50;00
10	550	6	12;10	19-20	2.0	50	45;00	5.6	48.2	45;00	〃	8.4	55;00
11	640	6	13;20	21-22	2.0	60	50;00	6.4	46.9	50;00	〃	8.8	60;00
12	730	6	14;40	23-24	2.0	60	55;00	6.4	45.9	49;00	〃	8.8	60;00

고지혈증의 섭생

혈청 총콜레스테롤치가 위험수치를 넘을 정도라면 즉시 치료에 들어가는 것이 바람직하나 이것이 경계수치 정도를 보이면 다른 위험요인들을 고려하여 치료의 시작 여부를 결정하게 된다. 즉, 총콜레스테롤이 높아도 그 중 고밀도 저단백의 형태가 많은 경우는 심장질환 예방 효과가 있으므로 오히려 다행이라 할 수 있겠고, 반면에 고밀도 저단백이 낮은 경우라면 운동이나 체중조절, 금연 등을 통해 이를 높이도록 노력하는 것이 좋다.

① 과일과 야채를 많이 먹는다.
② 튀긴 음식은 피하고 끓이거나 굽는 방법으로 조리한다.
③ 육류는 살코기로 양은 적게 먹으며 껍질을 벗겨서 조리한다.
④ 섬유질이 많은 식품을 먹는다.
⑤ 포화지방이 많은 음식(아이스크림, 버터, 팜유, 코코넛유)을 피한다.
⑥ 계란 노른자, 소간 등의 내장을 피한다.
⑦ 계란을 먹는다면 1주에 계란 노른자는 4개미만으로 한다.
⑧ 육류보다는 생선을 먹는다.

고지혈증의 운동요법

운동은 총콜레스테롤 및 저밀도 저단백의 양을 줄여주고 고밀도 저단백을 증가시키는 기능이 있음이 일반적으로 받아들여지고 있다. 이때의 운동은 정적인 운동보다는 동적인 즉, 산보, 등산, 달리기, 자전거 타기, 수영 등이 좋다고 하며 실제로 하루 3km씩 1주에 약 20km의 속보를 통해 총콜레스테롤 및 저밀도 저단백이 15%정도 감소하고 고밀도 저단백이 15% 정도 증가하였다는 보고도 있다. 또한 12주간 운동 프로그램에 참여한 후 총콜레스테롤이 감소하고 고밀도 저단백이 증가하였다는 보고도 있다. 운동의 강도는 개인의 능력에 따라 결정하여야 할 사항이다. 특히 고지혈증을 가지고 있는 경우 다른 심장질환 위험요인을 함께 가지고 있을 가능성이 많음으로 지나친 운동으로 인한 위험을 예방하기 위한 운동 시작 적에 사전 검사를 통해 적절한 강도의 운동을 처방받는 것이 좋다.

고지혈증의 운동프로그램

규칙적인 운동은 총콜레스테롤 및 저밀도 저단백의 양을 줄어주고 고밀도 저단백을 증가시키는 것으로 알려져 있다. 이때의 운동은 정적인 운동 보다는 동적인 운동 즉, 산보, 등산, 달리기, 트레이드밀 운동, 자전거 타기, 수영 등이 좋으며 실제로 하루 3km씩 1주에 약 20km의 거리를 속보로 걸으면 총콜레스테롤 및 저밀도 저단백이 15% 정도 감소하고, 고밀도 저단백이 15% 정도 증가하는 것으로 보고되고 있다. 따라서 운동의 강도는 개인의 능력에 따라 다르게 실시해야 한다. 특히 혈중에 지질이 높은 사람일 경우 비만한 사람이 많고, 심장질환 위험요인을 함께 가지고 있을 가능성이 높음으로 적절한 강도의 운동을 신중히 고려한다. 고지혈증을 감소시키기 위한 운동처방은 트레이드밀 운동을 예로 들면 비만 트레이드밀 운동 프로그램을 참고하여 비슷하게 실시하면 된다. 운동속도는 각자의 운동능력에 따라 다르게 실시해야 함으로, 우선적으로 운동 부하검사를 통하여 최대산소섭취량을 측정한 다음 최대산소섭취량의 40~60%의 운동 강도로 운동을 해야 한다. 에너지소비량을 증가시키기 위해서는 운동 강도가 낮은 대신에 운동시간과 운동 빈도를 늘려서 실행하여야만 효과를 볼 수 있다. 따라서 운동의 속도는 비만 트레이드밀 운동 프로그램 보다는 조금 느리게 하면서 운동시간은 길게 하고, 운동 빈도는 같은 일주일에 6일 실시하면 된다. 다른 자전거나 걷기, 수영 운동프로그램도 운동 강도를 비만운동프로그램 보다는 약간 낮추면서 운동시간을 증가시키는 방법은 동일하다.

5. 뇌졸중의 운동요법

뇌졸중은 뇌혈관 발작 또는 뇌출혈 발작 증후군으로 불려지기도 하며, 출혈과 색전[128]), 혈전 혹은 동맥의 파열 등과 같은 뇌의 급성 혈관 병변에 의하여 일어나는 급격한 발병상태로서, 편마비, 부전편마비, 실어증, 구어장애 등을 동반한다. 뇌세포는 전적으로 뇌혈류에 의해 공급되는 산소와 포도당에 의존하고 있기 때문에 뇌혈관의 파열이나 폐색에 의해 뇌혈류가 차단되면 그 부위에 있는 뇌세포에 대사 이상이 즉각 일어나고 이로 인한 뇌기능 부전의 증상이 나타나게 된다. 뇌졸중은 세계적으로 3대 사인(死因)중에 하나이고, 특히 한국은 다른 여러 선진국에 비해 발생률이 높은 실정이다. 뇌졸중은 일단 발병하면 시한 경우는 치료효과가 없어 사망하거나 장기적으로 간호를 요하는 불구의 상태가 됨으로 인력 소모 면에서 매우 심각하다.

129) 색전; (塞栓)혈관을 막아 색전증을 일으키는 물질. 막는 것에는 혈관 내에서 생긴 것과 외부에서 들어 온 지방, 종양, 가스, 공기, 세균 따위가 있다.

<최근의 우리나라 사망자의 사인을 살펴보면 남자의 경우를 보면 암, 심혈관계 질환, 불의의 사고, 뇌혈관질환, 만성간질환, 심장병 순이고, 여자의 경우를 살펴보면 뇌혈관질환이 수위를 차지하였고, 암, 심장병, 불의의 사고, 고혈압성질환의 순으로 나타났으며, 전체를 보면 암, 뇌혈관질환, 불의의 사고, 심장병, 만성간질환 등으로 나타났다.>

☞ **뇌졸중의 원인 →** 뇌졸중은 일단 발병하면 치명율과 불구율이 높기 때문에 예방이 가장 중요하며 뇌졸중의 발생 빈도를 높이는 위험인자를 찾아내어 교정이 가능한 것을 개선시켜 줌으로 큰 효과를 얻을 수 있다. (여기서는 뇌졸중의 일반적인 위험인자라고 생각되는 것들에 대해 고찰해 본다.)

뇌졸중의 유발요인

1. 뇌졸중 有경험자(Previous stroke)
2. 고혈압(Hypertension)
3. 심장질환(Cardiac abnormalities) ; 심박세동(Atrial fibrillation), 울혈성심부전(Congestive heart failure)심장판막증(Valvular diseases), 관상동맥질환(Coronary artery diseases)
4. 당뇨병(Diabetes melitus)
5. 이 외의 요인들(Miscellaneous)/ 흡연, 고지혈증(Hyperlipidemia), 비만(Obesity), 음주

뇌졸중의 증상

뇌출혈의 주된 증상은 편마비, 언어장애, 감각장애, 보행장애, 의식장애 등인데 자세히 관찰하여 보면 어떤 환자는 편마비 증상만 나타나고 또 다른 환자는 언어장애 또는 보행장애만 나타나고 편마비는 생기지 않는 것을 종종 볼 수 있다. 또 환자에 따라서 어떤 환자는 아침에 잠자리에서 일어날 때 마비증상이 있는 것을 발견하게 되고 어떤 환자는 낮에 마비증상이 있는 것을 발견하기도 한다. 이와 같은 뇌졸중 환자라도 마비의 종류와 증상이 나타나는 시기가 환자마다 다른데 이는 뇌졸중에서도 뇌경색과 뇌출혈이 증상에 차이가 있고 또 같은 뇌출혈에서도 출혈된 뇌의 부위에 따라 증상의 발현이 다르기 때문이다.

뇌경색이 주로 사람이 활동하지 않는 상태 즉 뇌에서의 혈류의 속도가 느린 상태에서 많이 생기므로 격렬한 운동이나 언쟁시 또는 식사도중 등의 시기에 증상이 나타나게 된다. 임상증상의 종류와 정도는 출혈된 뇌의 부위와 유출된 혈액의 양에 따라서 각기 다르게 나타나지만 큰 혈종이 생기는

경우에는 뇌의 전체부위에 압력을 가하여 의식장애에 까지 이르게 된다.
뇌출혈이 가장 잘 생기는 피개의 출혈 시에는 처음에 환자는 두통을 느끼다가 수 분후부터 말을 할 때 발음이 정확치 않게 되고 곧 한쪽 팔과 다리의 힘이 약해지는 편마비 증상이 나타나며 이때 눈동자는 마비된 팔과 다리의 반대쪽으로 향하게 된다. 이때는 약 5분~15분에 걸쳐서 증상이 심해지며 신경학적 검사를 해보면 바빈스키 징후가 나타나는 것을 볼 수 있다. 시상에서 출혈이 되었을 때에도 역시 편마비의 증세가 나타나지만 이때에는 운동력의 약화와 함께 감각장애도 동반되는 것이 보통이며 눈은 아래쪽을 향하게 되는데 왼쪽 시상에서 출혈이 되면 환자가 말을 못하게 되는 실어증도 나타난다.

뇌의 백질 즉 뇌엽에서 출혈이 생겼을 때에는 두통과 구토, 편마비와 함께 기타 정신장애가 나타나는 것이 특징이고 소뇌의 출혈 시에는 심한 구토, 현기증과 함께 평행감각의 장애가 편마비 증세 없이 나타나는 것이 특징이며 때로는 안구운동의 장애도 동반하게 된다.
뇌졸중을 분류해서 특징은 다음과 같다.

병리학적 분류	신경학적 경과에 의한 분류
1. 출혈성뇌졸증 뇌실질내출혈 지주막하출혈 2.허혈성뇌졸증 혈전성 경색 색전성 경색	1. 일과성 허혈성발작 2. 가역성 허혈성 신경학적 결손 3. 진행성 뇌허혈증 4. 고정성 뇌허혈증

<표; 뇌졸중의 분류 >

- 출혈성뇌졸중은 대뇌속의 혈관이 파열되어 출혈됨으로써 그 부위를 압박하여 뇌기능을 마비시킨다. 지주막하 출혈은 지주막과 연막에서의 출혈로 인하여 발병된다. 뇌실질 내 출혈은 위에서 언급한 출혈성 뇌졸중의 내용과 같다.
- 허혈성뇌졸중은 뇌의 허혈상태로, 뇌동맥의 하나가 장애를 일으킨 경우 그 부분에 영국적인 국소신경 결손증이 발생하는 것을 말한다. 혈전성경색은 혈전에 의하여 생기는 경색을 말하고, 색전성 경색은 색전에 의하여 일어난 경색을 말한다.
- 일과성 허혈성발작은 혈관성에 기인 또는 뇌기능 부전의 짧은(수분에서 수시간)발작으로서, 지속적인 신경장애는 일어나지 않는다. 이것은 흔히 폐색성 혈관질환에서 수반된다.

- 가역성 허혈성 신경학적 결손은 뇌혈류장애에 의한 뇌신경장애 증상이 발병 후 24시간 이상 지속한 후 3주일 내에 완전히 회복되는 경우를 말한다.
- 진행성 뇌허혈증은 뇌혈류장애에 의한 뇌신경장애 증상이 발병 후 6시간 혹은 그 이상에 걸쳐 진행하면서 그 장애정도가 점차 악화되는 경우를 말한다.
- 고정성 뇌허혈증은 뇌혈류장애에 의한 뇌신경장애 증상이 발병 후 18시간 혹은 24시간이 지나도록 진행되거나 호전되지 않고 계속 고정되어 있는 경우를 말한다.
- **무능력 정도의 감소 ;** 대부분의 뇌졸중환자들은 정규 재활 치료가 끝나면 운동을 중단한다. 그 이유는 6개월 정도 치료를 하고나면 손상된 신경이 어느 정도 회복되기 때문이다. 치료(정규 재활 치료)가 끝난 후에도 능력에 맞게 규칙적으로 계속 운동을 실시하면 무능력의 정도를 줄이는데 도움이 된다. 퍼시픽 대학의 연구 결과에 의하면 최소한 뇌졸중 1년 후부터 재활을 위한 운동을 실시하더라도 기능이 현저하게 향상되었다고 한다. 운동의 효과를 보면 다음과 같다.
- **체력증진 ;** 노인들이나 심장질환자를 포함한 모든 사람이 장기간 규칙적인 운동을 통해 좋은 효과를 거둘 수 있다. 그 효과들은 기능적 활동 능력의 증진과 무능력의 감소이다.

뇌졸중 운동 프로그램

뇌졸중 환자들은 대개 마비증상을 동반함으로 다른 질환과는 달리 신체적 기능에 많은 장애를 가지고 있어 트레이드밀, 자전거, 수영 등의 운동은 할 수 없다. 뇌졸중 환자는 구급처치가 끝난 후 장기간 누워 있게 되어 근육의 불균형이 초래될 수 있으므로 동적인 자세 교환이 필요하다. 이러한 누워있는 시기와 앉을 수 있는 시기에 할 수 있는 운동은 다음과 같다. 단 이 시기에는 수동적 운동을 실시하는데 이때는 통증을 유발하지 않는 정도로 하는 것이 좋다.

6. 심장병의 운동요법

심장병이란 심장에서 발생 하는 모든 병을 통칭 한다고 할 수 있다. 여기에는 구조적인 장애에 의한 것, 수축하는 장애에 의한 것, 심장 자체에 대한 혈액 공급이 원활 하지 못하여 생기는 질환 등 여러 가지가 있다. 물론 이외에도 감염성 질환이나 종양과 같은 질환까지 심장에서 발생 할 수 있는 질환은 수 없이 많다. 우리가 흔히 심장이 약하다거나 심장이 안 좋다고 표현 하는 현상은 어떤 종류의 질환과 연관이 있는 것인가를 살펴 볼 필요가 있다.

심장병의 종류

심장병의 종류에는 여러 가지가 있다. 구조적 장애에 의한 것으로는 4개의 방으로 잘 나뉘어져 있어야 할 심장 벽에 구멍이 있는 경우나 수축과 이완 때마다 적절히 열리고 닫혀야 할 판막이 제대로 기능을 못하는 경우, 또한 심장 안의 방의 구조가 타인과 다르게 태어나는 경우도 있다. 심장 수축의 리듬상의 장애로는 맥박이 비정상적으로 빠르거나 느린 경우, 그 리듬이 불규칙적인 경우 등과 4개의 방이 서로 조화롭지 않게 수축하는 경우도 있다.

최근에 특히 주의를 끄는 심장 질환은 허혈성 심장 질환으로 협심증과 심근 경색이 있다. 협심증과 심근 경색은 심장 근육에 혈액 공급이 원활 하지 못하여 생기는 질환으로 성인병에 대한 인식이 높아지면서 그 중요선이 점차 강조 되고 있다. 허혈성 심장 질환은 지방 섭취가 많은 서구의 식생활과 문명의 발달로 인한 활동량 감소 및 비만, 흡연 등이 주원인이 된다.

심장병과 운동

이상에서 살펴 본 바와 같이 허혈성 심장 질환은 수술을 요하기도 하고 때로는 생명이 위태로운 경우까지 생길 수 있으므로 이러한 질환이 생기지 않도록 미리 예방 하는 것이 가장 중요하다. 기본적인 예방법은 위에서 언급한 위험 요소들을 미리 찾아서 제거하는 것이다.

심장병과 관련한 운동은 크게 3가지로 나눌 수 있다. 첫째는 건강한 사람들이 이러한 질환에 걸리지 않도록 예방하는 차원에서의 운동이고, 둘째는 일단 질환이 있다고 진단된 환자들이 질환의 치료나 합병증 예방을 위해서 실시하는 운동, 셋째는 질환으로 인해 수술이나 입원 치료를 받은 후 다시 일상생활에서 재활을 목적으로 하거나 그 재발을 방지하기 위하여 실시하는 운동이다.

예방 목적의 운동

규칙적인 유산소 운동은 심폐 기능을 강화 시키고 심혈관계 질환의 발생을 줄일 수 있다는 보고들이 있다. 유산소 운동에는 걷기, 달리기, 자전거 타기. 에어로빅 체조 등이 있다. 운동하기 전에는 의학적 검사 및 운동 능력검사를 실시하는 것이 필요하며, 건강한 사람으로 성인병의 위험 요인이 없다면 40세 이하의 남성 및 50세 이하의 여성의 경우 특별한 검사 없이 운동을 실시해도 무방하다.

치료 목적의 운동

현재 급성기에 있는 심근경색증의 환자라면 물론 운동요법의 대상은 되지 않고 병원에서 적절한 치료를 받아야 한다. 그러나 협심증의 증상만 있는 경우라면 운동이 치료에 도움이 될 수 있다. 이 경우에도 운동만으로 완치를 기대할 수는 없으나 운동은 통해 비만이나 고지혈증, 고혈압 등의 위험요인의 발생을 예방하고 기존의 위험요인들을 감소시켜줄 수 있음을 이를 통해 지로한의 진행을 막고 일상생활을 영위할 수 있게 될 것이다. 이 경우에 운동은 반드시 사전 검사를 통해 본인에게 적절한 강도와 기간으로 실시하여야 하는데 만약 운동 강도가 부적절하게 높아 협심증의 증상을 유발한다면 위험할 수 있기 때문이다. 이 경우 본 운동 전.후의 준비 및 정리 운동에 특별히 주의를 기울이고 충분한 시간 실시하는 것이 좋다.

재활 목적의 운동

관상동맥 질환의 발병-빈도가 높은 미국의 경우 심장재활 프로그램이 자리 잡아 가고 있는데 이는 주고 심근경색증으로 치료를 받은 후의 회복기 환자나 관상동맥의 수술치료를 받은 환자들이 대상이 된다. 이 경우 운동초기에는 누운 자세에서 일어나 앉고 서는 것까지도 과도한 스트레스가 될 수 있음으로 혈압과 심박수를 계속 살피면서 주의 깊게 운동을 시작하여야 한다. 간단한 팔, 다리 운동으로 근력을 유지하는 정도에서 점차 강도 및 빈도를 늘려나가 운동 시작 후 3~5일에는 걷기를 시도할 수 있되 항상 의료진의 관찰 하에서 주의 깊게 실시하여야 한다. 어느 정도의 일상생활이 가능하여 퇴원을 한 경우에도 계속적인 운동이 중요한데 수술이나 경색으로 떨어졌던 심장 기능을 점차 회복하는데 운동이 중요하기 때문이다. 운동을 하게 되면 심장의 근육이 발달되고 심장혈관의 탄성이 좋아져서 심장에 혈액공급이 잘 됨으로 산소공급이 원활하여 심장이 제 기능을 충분히 수행할 수 있게 된다.

심장병 운동 프로그램

심장병 운동 프로그램은 주 활동, 경사도, 시간, 빈도로 크게 나누어져 있다. 운동을 시작하여 1~2주 동안의 프로그램을 설명하면, 1~2주 즉 2주 동안의 운동 기간을 말하며, 활동에서 걷기/조경이 두 가지로 표시되어 있는데, 이는 2주 동안 걷기나 조깅 주 트레드밀 위에서 한 가지를 선택해 운동을 하라는 뜻이다. 그러나 운동을 시작하여 5~6주부터는 조깅하라는 표시가 되어있다. 속도는 mil과 Km 두 가지로 표시되어 있으며 그 중 어떤 속도 단위를 선택해도 무방하다 이는 운동의 강도를 의미한다.

심장강화 트레이드밀 운동 프로그램 : A

주	활동	속도		경사도	시간	빈도
		mile	km	%	(분; 초)	회/주
1~2	걷기 조깅	4.00	6.4	0.0	20.00	5
3~4	걷기 조깅	4.25	6.8	0.0	25.00	5
5~6	조 깅	4.25	6.8	0.0	30.00	5
7~8	조 깅	4.50	7.2	0.0	30.00	5
9~10	조 깅	4.50	7.2	0.0	30.00	5
11~12	조 깅	4.75	7.6	0.0	35.00	5
13~14	조 깅	4.75	7.6	0.0	30.00	5
15~16	조 깅	5.00	8.0	0.0	35.00	5
17~18	조 깅	5.00	8.0	0.0	35.00	5
19~20	조 깅	5.25	8.4	0.0	35.00	5
21~22	조 깅	5.25	8.4	0.0	35.00	5
23~24	조 깅	5.50	8.8	0.0	40.00	5

경사도를 보면 24주 동안(6개월) 0%이며, 이는 평지에서의 운동은 하는 것과 똑같음을 의미한다. 운동을 해야 할 시간은 처음 1~2주간은 20분 동안 운동을 하라는 뜻이다. 그러나 심장병의 경우는 운동 전에 숨이 많이 찬다거나, 정신이 혼미해질 때, 통증이 있거나 기분이 나쁠 때에는 운동을 하지 않는 것이 좋다.

이것은 운동을 하는 동안에도 적용이 되며, 특히 20분간이라는 시간에 얽매이지 말고 운동 중 힘이 들거나 앞에서 말한 바와 같은 증상이 나타날 때는 중지해야 하며, 휴식을 충분히 취한 후 남은 시간 동안 운동 시간을 채울 수 있는 요령이 필요하다. (빈도는 일주일에 최대로 5일 운동하라는 뜻이며, 심장병환자의 경우는 일주일에 적어도 2~3일은 운동을 하는 것이 바람직하다.)

자전거 운동 프로그램

여기에서의 자전거운동이란 일반인 들이 밖에서 타는 자전거가 아닌 실내에서 운동을 할 수 있는 고정된 자전거를 뜻한다. 운동 초기인 1~2주 동안 프로그램을 보면 1~2주는 2주간의 운동을 실시하라는 뜻이며, 저항(kp)이라는 표시는 마치 자전거 페달을 한사람이 손으로 잡고 있는 것과 같으며, 저항이 높아질수록 운동을 하는 사람은 그만큼 페달을 밟기가 힘들 것이다. 표에서 보는 바와 같이 1~2주 동안은 저항 1.0kp 만큼 놓고 운동을 하라는 뜻이므로, 수동으로 된 자전거는 수동으로, 자동으로 된 자전거는 자동으로 저항을 고정시켜 놓고 페달을 돌리면 된다.

주	저항	회전수	시간(분; 초)	빈도
1~2	1.0	60	32;00	5
3~4	1.0	60	34;00	5
5~6	1.5	50	36;00	5
7~8	1.5	50	36;00	5
9~10	1.5	60	36;00	5
11~12	2.0	50	36;00	5
13~14	2.0	50	38;00	5
15~16	2.0	60	40;00	5
17~18	2.0	60	42;00	5
19~20	2.0	65	44;00	5
21~22	2.5	50	38;00	5
23~24	2.5	50	40;00	5

심장강화 자전거 운동 프로그램 : A

걷기 운동 프로그램

걷기 프로그램이란 주로 고령자나 혹은 운동능력이 많이 떨어지는 사람들에게 권하는 프로그램이며, 경제적 사정으로 운동기구를 구입할 수 없는 사람이나 거주하고 있는 집 주변에 걷기를 할 수 있는 공간이 있는 분들을 위해 마련한 운동프로그램이며, 또한 헬스클럽이나 제반시설이 부족한 농촌 등에서도 이용할 수 있다. 또한 심장이 좋지 않은 사람이 시간과 속도 두 가지를 이용하여 사용방법을 잘 숙지한 다음 운동을 하면 충분한 효과를 볼 수 있을 것이다. 그러면 1~2주 동안의 운동프로그램을 설명하면, 1~2주는 14일 동안 운동을 실시하라는 말이며, 거리는 1~2주 동안은 1.5mile 즉, 2.4km를 걷는 것이며, 거리를 잴 수 있는 기계를 부착해야 한다는 단점이 있다.

심장강화 걷기 운동 프로그램 : A

주	거리	시간	속도	빈도
	km	(분; 초)	초/100m	회/주
1~2	2.4	31;00	77.5	5
3~4	2.4	30;00	75.0	5
5~6	3.2	38;00	72.2	5
7~8	3.2	3600	67.5	5
9~10	4.0	43;00	65.3	5
11~12	4.0	41;00	65.3	5
13~14	4.8	48;00	60.0	5
15~16	4.8	46;00	57.5	5
17~18	5.6	50;00	54.1	5
19~20	5.6	48;00	51.4	5
21~22	5.6	46;00	49.3	5
23~24	6.4	51;00	47.8	5

수영 프로그램

과거의 수영은 군사적으로 이용되다가 요즈음 성인병을 예방하고, 치료하는 국민 건강증진의 중요한 역할을 하고 있다. 수영과 같은 유산소성 운동을 하게 되면 최대산소섭취량이 증가되고, 이는 심장순환계의 발달에 의해 증가됨으로, 심폐적성이 향상되어 성인병이 예방되고 치료되는 것이다. 심장병 수영 프로그램 A를 보면 1주는 1주일 동안 운동을 실시하라는 뜻이며, 운동을 시작하여 1주에 해당하는 거리 90m를, 소요시간은 2분 30초에 실시하고, 빈도는 1주일 동안 5일 운동하라는 뜻이다.

심장강화 수영 운동 프로그램 ; A

주	거리(m)	소용시간 (분; 초)	빈도(회/ 주)
1	90	2;30	5
2	140	3;00	5
3	180	4;00	5
4	230	5;00	5
5	230	5;00	5
6	270	6;00	5
7	460	10;00	5
8	550	12;00	5
9	730	15;00	5
10	910	19;00	5
11	550	12;00	5
12	730	15;00	5

심장강화 운동 프로그램

수영				자전거				걷기			트레드밀		
구분	심장강화			구분	심장강화(주5회)			심장강화(주5회)			심장강화(주5회)		
주	거리 (m)	빈도 (주/회)	시간 (分,초)	주	저항 (kp)	회전수 (RPM)	시간 (分,초)	방법	속도 (Km)	시간 (分,초)	거리	속도	시간 (分,초)
1	90	5	2.30	1-2	1.0	60	32.00	걷기,조깅	6.4	20.00	2.4	77.5	31;00
2	140	5	3.30	3-4	1.0	60	34.00	조깅	6.8	25.00	2.4	75.0	30;00
3	180	5	4.00	5-6	1.5	50	34.00	〃	6.8	30.00	3.2	72.2	38;00
4	230	5	5.00	7-8	1.5	50	36.00	〃	7.2	35.00	3.2	67.5	36;00
5	230	5	5.30	9-10	1.5	60	36.00	〃	7.2	30.00	4.0	65.3	43;00
6	270	5	6.00	11-12	2.0	50	36.00	〃	7.6	35.00	4.0	62.3	41;00
7	460	3	10.30	13-14	2.0	50	38.00	〃	7.6	30.00	4.8	60.0	48;00
8	550	3	12.30	15-16	2.0	60	40.00	〃	8.0	35.00	4.8	57.5	46;00
9	730	4	15.30	17-18	2.0	60	42.00	〃	8.0	30.00	5.6	54.1	50;00
10	910	3	19.30	19-20	2.0	65	44.00	〃	8.4	35.00	5.6	51.4	48;00
11	550	3	12.30	21-22	2.5	50	38.00	〃	8.4	35.00	5.6	49.3	46;00
12	730	4	15.30	23-24	2.5	50	40.00	〃	8.8	40.00	6.4	47.8	51;00

7. 호흡기계 질환과 운동요법

호흡기계 질환은 호흡기 계통의 탄력성 저하, 기관지 근육의 약화, 공기의 흐름에 대한 기도 내부의 저항 증가, 폐포의 파괴 또는 두께의 증가 등의 특성을 갖는 질환으로써, 가장 일상적이고 빈번하게 발생하는 호흡기계 질환은 흔히 만성 호흡기 질환이라고 부르는 만성 폐쇄성 폐질환이다. 만성폐쇄성 폐질환이란 기도를 지나는 기름의 제한 또는 폐쇄를 특징으로 하는 일련의 폐질환을 말한다. 이러한 기도의 폐쇄는 폐 자체의 탄성력의 감소와 말초나 큰 기관지의 폐쇄가 그 원인이며, 탄성력의 감소나 기관지 폐쇄는 같은 환자에게 동시에 발생할 수도 있다. 대표적인 만성폐쇄성 폐질환의 종류는 만성 기관지염, 폐기종, 기관지 천식 등 몇 개의 종류로 구분할 수 있으나, 급성이며 간헐적이고 완전회복이 가능한 기관지 천식은 만성폐쇄성 폐질환의 범주에 넣지 않는 것이 보통이다. 만성폐쇄성 폐질환은 뚜렷한 원인의 규명이 어렵고 또한 증상도 확실하게 구분되어 있다기보다는 서로 얽혀 있으므로 어떠한 의학적 측면에서 보느냐에 따라 서로 다른 병명으로 부르게 되었다고도 볼 수 있다. 만성폐쇄성 폐질환의 대표적인 만성 기관지염과 폐기종, 그리고 천식에 대해 알아보면 다음과 같다.

만성폐쇄성 폐질환

만성폐쇄성 폐질환의 위험인자는 가족력이나 인구학적 특성, 감염발생 등이 있다. 이 질환의 가족력이 위험인자로 작용하는 데는 아마도 알파-1안티트립신의 생성과 관련된 유전적인 요인이 매우 중요할 것으로 생각되나, 가족 성원의 흡연이나 조리에 사용하는 연료에서 발생되는 실내 공기오염 또한 이 질환의 가족 집적성을 설명할 수 있는 한 요인으로 생각된다. 이 질환의 위험인자로 젊은 사람보다는 고령층에서, 여자보다는 남자에서 그 유병률이 더 높다.

어릴 때의 감염도 성인이 된 후의 만성폐쇄성 폐질환의 위험요인으로 추정되고 있다. 역학조사상 급성호흡기염이 만성 폐쇄성질환의 발병 및 진행에 관련되어 있음이 시사된 바 있고, 또 어릴 때의 심한 바이러스성 폐렴이 소기도의 만성폐쇄를 유발할 수 도 있다는 증거가 있다. 흡연, 대기오염, 직업적 특성 등을 들 수 있는데 일반적으로 흡연이 가장 중요한 위험인자이다. 흡연은 자체로도 만성폐쇄성 폐질환을 유발할 뿐만 아니라 다른 위험요인과의 상호작용을 통하여 만성폐쇄성 폐질환의 위험을 높일 수도 있다. 또한 만성폐쇄성 폐질환 환자의 약 85%가 흡연과 관련하여 사망한다고 한다. 대기오염과의 연관성은 사업화가 진행된 대도시에서 만성폐쇄성 폐질환의 발생과 그에 의한 사망률이 높다는 점에서 추정될 수 있는데, 아마도 대기오염 성분인 아황산가스(SO2)의 농도가 기관지염의 악화와 관련이 있다고 생각된다. 직업적으로 곡물먼지나 목화솜 먼지에 노출되는 것 또한 만성 폐쇄성 폐질환의 발생 위험을 높일 수 있다.

만성기관지염

만성 기관지염은 기관지에 염증이 생겨서 기침을 유발할 수 있을 정도의 과도한 객담[130]의 배출이 적어도 일 년에 3개월 이상, 최소한 2년 이상 지속될 때를 말한다.

성인 남자의 약 20%정도가 가지고 있는 질환이며, 여자보다는 남자에게 더 많다고 알려져 있다. (만성 기관지염의 특징적인 증상은 기침, 가래, 천명, 호흡곤란 등으로 증상에 따라 단순성.점액 농성과 폐쇄성으로 구분되며 치료 또한 그것에 따라 다르다. 흔히 기관지염이라 부르는 단순성 기관

130) 객담(喀痰); 가래를 뱉음. 또는 그 가래.

지염은 맑은 점액성 가래를 배출하며, 점액 농성 기관지염은 기관지 점막의 섬모조직이 장애를 일으켜 가래가 기도 내부에 고이고 여기에 세균 감염이나 바이러스에 감염되어 점액이 고름으로 변하여 황색 . 녹색의 가래가 나온다. 폐쇄성 기관지염은 기관지의 염증이 점점 심해지고 계속 반복되어 기관지의 점막이 파괴되고 섬유 조직이 늘어나 국소적으로 좁아지거나 넓어진다. 공기의 유통이 원활하지 못하여 호흡 곤란 등 폐쇄성 폐질환의 증상이 나타난다. 따라서 만성 기관지염이 되면 기침이 계속적으로 더 잦아지고, 누워있을 경우 기침이 더 심하게 되어 이로 인해 밤에 자주 잠을 깨게 되어 수면장애에 시달린다. 만성 기관지염은 오랫동안 서서히 진행되어 대개 50대에 나타나며, 적절하게 치료하지 않으면 호흡부전으로 사망할 수 있으므로 조기에 치료하는 것이 좋다. 오랫동안 담배를 피운 사람이 가래를 동반하는 기침을 계속하고 숨이 찰 때에는 만성 기관지염을 의심할 수 있으므로 진료를 받아야 한다.)

만성 기관지염이 생기면 저산소증과 혈액 속의 이산화탄소의 증가로 산혈증이 되어서 작은 폐동맥이 반사적으로 수축된다. 동시에 염증 때문에 기관지 주변의 혈관이 파괴되거나 막힌다. 이때 폐혈관계의 면적이 줄어들어 폐동맥 고혈압증이 발생하고 심해지면 심부전을 일으킬 수 있다. 감기 등에 걸리면 기도 감염으로 증세가 악화될 수 있으므로 감기에 걸리지 않도록 평소에 주의한다. 만약 기도 감염으로 짙은 가래나 피가래가 나올 경우 균 검사 후에 항생제를 투여한다. 가래가 많이 생길 때는 가래를 제거해야 한다. 이를 위해서는 실내의 습도를 높이고 충분한 수분을 섭취하여 가래를 묽게 하고 수면 전 체위배액법을 시행한다.

폐기종의 정의 및 유병률

폐의 대부분은 탄력이 있는 꽈리 모양의 폐포로 구성되어 있다. 이 폐포가 수축 . 확장의 운동을 지속적으로 하며, 산소와 이산화탄소를 교환한다. 폐기종이 되면 공기의 출입이 나빠지고 폐포가 확장된 상태로 수축되지 않는다. 이리하여 폐포 사이의 막이 터지면서 밑이 터진 커다란 주머니처럼 변하고 부풀어 오른다. 이리하여 폐는 탄력성이 저하되고, 기도에서 호기가 폐쇄되어 환기 장애와 호흡곤란이 만성적으로 진행된 상태로, 이를 폐기종이라 한다. 폐기종의 특징은 폐탄력성이 감소하고 폐용적이 증가하며 확산능력이 감소하지만 폐포와 함께 모세혈관이 손상을 받음으로 환기관류 장애는 적은 편이다. 아마도 성인 남자의 23% 성인여자의 14%가 폐기종을 가지고 있을 것으로 추정되며, 폐기종의 유병률은 연령과도 연관이 있어 40세가 지나면서 증가하고 70세가 지나면 더욱 증가한다. 폐기종도 만성기관지염과 마찬가지로 이 질환이 있다고 하더라도 대부분은 별다른 증상 없이 지내기 때문에 그 중요도가 실제보다 낮게 평가될 수도 있다. 몸을 조금이라도 움직이면 숨이 차고 2차적으로 세균 감염이 생겨 기침과 객담이 나오며, 기도가 좁아짐에 따라 천식과 같은 천명음을 동반하기도 한다. 천명은 천식처럼 분명한 것은 아니지만 폐의 반복되는 과대 팽창과 산소를 충분히 공급하기 위하여 위쪽 가슴 근육을 과다 사용하게 되어 가슴이 원통형으로 된다. 기침이 많이 나와 가슴의 통증이 느껴지며, 심하면 산소 부족증을 일으켜 청색증[131]이 발생하고 호흡부전증으로 사망에 이르기도 한다.

식이요법

만성폐쇄성 폐질환 환자의 식이요법은 일반적으로 제안되어지는 식이 요법과는 반대로 지방을 유리한 열량원으로 추천하고 있으며, 반면에 탄수화물은 산소 소모를 증가시키고 이산화탄소 생성과 보유량을 증가시키기 때문에 호흡기능부전 환자에게 치명적으로 일반적인 양보다 적은 양이 권장되고 있다. 그밖에 적당량의 단백질, 전해질, 무기염류 등이 공급되어야 한다.

기관지 천식

기관지에서 볼 수 있는 알레르기성 질환 중 우리가 흔히 볼 수 있는 예가 천식이라고 할 수 있다. 이 같은 천식은 만성기관지염이나 폐기종과 더불어 단순히 '해소' 라고도 불렸으나 이제는 의사가 아니더라도 천식 혹은 만성기관지염 등의 용어를 흔히 구분하여 사용하게 되었다. 이 질환의 특징은 여러 가지 자극에 대한 기도의 과민성에 있으며 기도의 협착에 의한 임상증상이 치료에 의하거나 때로는 자연히 소실될 수 있는 가역성이란 점이 또 다른 특징이기도 한다. 이같이 간헐적인 기관지 수축에 의하여 반복되는 호흡곤란, 해소 천명음 등을 주로 호소하게 되는데, 이 질환은 발작성 호흡곤란을 되풀이하는 것을 특징으로 하는 상태로서, 기관지의 경련성 수축에 의한 천명음을 수반한다. 천식의 일부는 알러지성 반응에 의한 것도 있다. 천식의 원인은 다음과 같다.

알레르겐[132] : 기관지내의 비만세포로 하여금 기관지 수축을 일으키는 화학매개체를 분비케 하는 데에는 여러 가지 알레르겐이 관여하고 있는데, 이는 집먼지, 진드기, 곰팡이, 동물의 털 혹은 계절에 따라 꽃가루 등이 있다. **감염** : 호흡기계의 여러 가지 감염에 따른 세포손상이나 동반되는 화학매개체의 유리에 따른 기관지 과민에 의하여 증상이 생기거나 악화될 수 있다.

자극성 물질 : 환경의 여러 조건이 복잡하여 질수록 수많은 오염 물질이 생기게 된다. 먼지나 가스 등에 의한 대기오염, 작업장에서의 환경문제에 따른 오염, 또 가깝게는 담배연기 등 모두가 기도를 자극할 수 있다. (기타 : 그 외에 음식물, 운동, 정서적요인 혹은 아스피린 등의 약물에 의하여 천식이 유발될 수 있다. 증상은 호흡 곤란 천명 기침이 발작적으로 나타나고, 비전형적인 경우에는 단순

131) 청색증; 청색병(靑色病)이라고 하며 혈액 내 환원 헤모글로빈의 증가나 헤모글로빈 자체의 구조적 장애로 인하여 피부나 점막에 푸른색이 나는 것을 통틀어 이르는 말. 선천성 심장병에 걸렸을 때 흔히 볼 수 있다.

132) 알레르겐(Allergen); 알레르기 반응을 일으키는 항원. 꽃가루, 동물의 털, 생선, 옻 따위가 있다

한 만성적인 기침, 혹은 흉부 압박감, 원인을 알 수 없는 호흡의 곤란만이 나타나는 경우도 있다. 천식으로 고생하는 사람들은 호흡할 때 횡격막 대신 늑간근을 지나치게 사용하는 경향이 있는데, 이것이 횡격막의 활동을 더욱 감소시킨다. 횡격막의 활동 감소는 들이마시는 공기의 양을 감소시키며, 호흡 시 상부근육에의 지나친 의존은 횡격막의 유연성을 감소시킨다.)

천식의 종류

1) 외인성(外因性)천식 : 원인 항원은 집 먼지 . 진드기가 가장 많으며, 이외에 물의 상피 . 꽃가루 . 곰팡이 등이 있다. 이러한 원인 항원에 노출되었을 때 외인성 천식이 나타난다. 보통 젊은 사람에게 많이 나타나고, 원인 항원에 대한 피부 시험이나 기관지 유발 시험이 양성 반응을 보인다.
2) 내인성(內因性)천식 : 성인형 천식에서 흔하게 볼 수 있는 것으로 운동. 상기도 감염 . 정서 불안. 한랭 기후 및 속도의 변화 등이 천식을 유발하거나 악화시킨다.
3) 운동 유발성 천식 : 평소에는 천식증세를 보이지 않다가 운동을 하게 되면 천식이 발생하는 환자를 일컬어서 운동유발성천식 환자라고 하며, 이는 호흡곤란, 흉부압박감, 기침, 가래의 증가 및 운동중단의 증상을 보인다. 일반적으로 천식환자의 80~90%가 운동 후 이러한 운동유발성 천식이 나타나며, 성인에 비해 소아천식 환자에게 7~8배 정도 잘 생기는 것을 볼 수 있다.
4) 직업성천식 : 작업장에서 흡입되는 먼지에 의해 발생된다. 처음에는 증상이 나타나지 않다가 몇 개월 혹은 몇 년 후에 증상이 나타난다. 이 증상은 주말이나 휴가 때에는 완화되었다가 직장에서 하는 일을 하면 다시 악화된다.
5) 혼합형 천식 : 내인성.외인성 원인이 혼합하여 나타나는 천식으로 소아형 천식에서 많이 발견된다.
6) 아스피린 유발성 천식 : 일종의 아스피린에 관한 특이체질반응으로서, 비용종(鼻茸腫) . 아스피린 불내성.기관지 천식의 3대증상이 나타난다.

대부분 새벽에 호흡곤란의 증세가 심하여 해소를 동반한다. 그 외에 계절적인 특성이나 기타 알레르겐에 노출되는 진찰소견에서는 천명음을 들을 수 있으며 비점막의 관찰 및 도말검사로서 세포변화를 관찰한다. 혈액검사 소견, 객담검사, 혈청검사, 피부반응 검사 등을 하게 된다. 천식을 일으키는 원인에는 여러 가지가 있기 때문에 한 가지 치료법이 별도로 있는 것이 아니다. 기관지 천식은 한 환자에서도 여러 가지 원인에 의하여 유발되는 예가 많음으로 원인적 분류는 거의 불가능하다. 다만 가능성 있는 원인이 추정 될 때는 단계적 치료법을 강구하여야 한다. 기관지 천식의 치료는 기관지 협착에 의해 폐의 환기장애, 이에 따른 저산소증 및 산염기평형[133]의 변화를 발작 전으로 원상회복시키는 과정을 말한다. 천식은 특정한 약물이 빈도나 심도를 감소시킬 수 있으며, 기관지를 확장시키고, 분비 층을 얇게 해주는 약물이 기도를 차단하는 점액을 제거하는데 유용하다. 외인성(外因性)천식원인 알레르겐으로부터 회피요법이 중요하며, 회피요법을 하지 못할 때에는 면역요법을 써 보아야 한다. 천식환자는 증상이 없을 때에는 다량의 수분을 섭취하는 것이 매우 좋다. 규칙적인 운동은 호흡기, 순환기 기능향상 및 심리적인 효과를 가져 오기 때문에 천식환자의 치료 방법으로 사용되는데, 이러한 운동의 효과는 신체 운동의 기술과 능률을 향상시킬 뿐 만 아니라 최대산소 섭취량을 증가시켜서 작업능력을 증가시킴으로써, 일상생활을 하는데 환기가 덜 되어도 되고 공기통로가 덜 건조되는 효과를 가져 온다. 또한 운동전에 천식 예방제를 흡입하면 증상을 예방할 수 있으므로 운동에 대한 두려움을 극복할 수 있다.

감기와 운동

감기 바이러스에 의해서 감염되는 것으로, 이 바이러스가 기관지에 염증을 일으켜서 알레르기가 일어나는 것이다. 감기는 보통 감기와 유행성감기로 구분되며, 유행성감기를 우리는 독감이라고 한다. 이 독감의 병원체도 역시 바이러스다. 이 바이러스는 A형 B형으로 구분되나 그 바이러스의 종류는 워낙 많기 때문에 그 정체를 알 수 없는 것이 정답인 것이다. 의학계에서는 21세기에 퇴치하기 제일 어려운 병이 암도 아니고 에이즈도 아닌 바로 감기라고도 한다. 감기는 때로는 아주 무서운 병이 되기도 한다. 1900년대 초에 스페인 감기로 인해 약 200만 명이 사망 했다. 이와 같이 퇴치하기 어렵고 무서운 감기를 이기는 최상의 방법은 예방이다. 그러기 위해서는 겨울철에 체온관리를 잘하고 충분한 영양 섭취와 과로를 피하며 적당한 휴식을 취하는 것이 필요한 것이다. 무엇보다 중요한 것은 체력을 길러 몸을 튼튼히 만드는 것이 감기에 이기는 지름길인 것이다. 체력을 높여 놓으면 감기 바이러스가 들어와도 저항력이 생겨 감기에 걸리지 않으나, 몸이 약해지면 감기가 제일 먼저 찾아오게 되는 것이다. 감기가 만병의 근원이 된다는 것을 잊지 말고, 평소에 적당한 운동으로 몸을 튼튼히 만들어야 하겠다.

호흡기계 질환과 운동

운동은 만성폐쇄성 폐질환을 가진 환자의 재활에 중요한 역할을 담당한다. 이는 심혈관계 기능, 근력 및 근지구력과 생리적 능력을 향상시키며, 환자의 사회적 활동을 증가시키고, 일상생활에서 오는 스트레스에 대한 저항력을 향상시킨다. 또한 운동에 대한 공포심을 감소시키고, 호흡 곤란증을 예방하며, 수면과 식욕의 난조를 막아 주고, 불안감을 감소시키며, 무력감을 없앤다고 보고되고 있

133) 산염기평형(酸鹽基平衡); 산과 염기 사이에서 이루어지는 화학 평형. 생체의 몸 안에서 이루어지는 산과 염기의 평형은 매우 중요하다.

다. 따라서 증상이 나타날 것을 염려하여 운동을 하지 않으면 오히려 호흡근이 폐용성 위축을 일으켜 병세는 날로 악화될 것이다.호흡운동에 익숙하지 못한 환자들은 운동 프로그램을 호흡운동부터 시작해야 한다. 호흡운동의 기법을 완전히 터득하여 운동 시 자동적으로 호흡이 이루어지도록 지도한다.

호흡 방식 개선을 위한 운동의 예는 다음과 같다.

가. 가슴과 허리를 조이는 옷은 느슨하게 풀어주고, 편안한 자세로 눕거나 등을 기대고 앉은 자세를 취한다. 이때 무릎은 구부리고 한쪽 손은 호흡을 확인 할 수 있도록 배 꼽 부위에 올려놓는다.

나. 목 근육을 이완시킨다. 그 다음에 가슴과 배 근육을 차례로 이완시킨다.

다. 목과 가슴은 이완시키고 복부는 긴장시킨다.

라. 공기를 들어 마실 때에는 천천히 코로 풍선을 더 이상 불 수 없을 때 처럼 들어 마신다.

마. 환자는 손으로 느낄 수 있으며, 체육지도자는 눈으로 확인 할 수 있다.

바. 내쉴 때는 가능한 천천히 입으로 내쉰다. 이 때 주의할 사항은 공기를 완전히 내쉬 기전에는 공기를 들여 마시면 안 된다. 사. 이런 방법으로 각 12회씩 반복하면 호흡운동이 끝난다.

운동요법의 처방

운동요법은 폐기능 검사를 통해서 임상적으로 평가된 환자의 개별적인 환기불능에 따라 달라지므로, 담당 전문의의 자문 하에 행해지는 것이 이상적이다.

1) 준비운동 :

유연성 체조, 스트레칭, 걷기, 팔굽혀 펴기, 윗몸일으키기 등으로 준비운동을 하며 각 운동별 6~10분 정도가 알맞다. 유의할 사항은 심박수가 분당 150회를 초과해서는 안 된다.

2) 운동 형태 :

빠르게 걷기, 자전거 타기, 조깅 등이 좋으며, 호흡계가 약한 자극에도 민감하게 자극되는 환자에게는 호흡에 참여하는 근육들을 발달시키는데 아주 이상적인 골프, 궁도, 변형된 웨이트 트레이닝 등이 적합하며, 수영은 피로하기 전에 운동을 중단할 수 있고, 수영핀과 킥 보드를 이용하여 최대의 운동 상태를 유지할 수 있기 때문에 만성 호흡기 질환자에게 적합한 운동이다. 즉 운동과 휴식을 번갈아 가며 할 수 있는 운동을 선택한다.

그러나 노젓기, 손 자전거운동과 같은 상체운동은 주어진 운동 강도 보다 많은 환기를 요구하기 때문에 피하는 것이 좋다. 운동 종목의 선택은 환자가 즐거워해야 함은 물론 일상생활의 활동능력을 직접적으로 향상시킬 수 있는 것을 선택하여야 한다.

3) 운동 강도, 지속시간 및 빈도 :

환자들이 호소하는 호흡곤란, 피로, 근심, 두통 등은 운동처방을 변형하는데 중요한 요소들이다. 심박수는 운동 강도를 결정하는 중요한 요소이지만 대부분의 환자들은 폐기능 장애로 인해 낮은 강도의 운동에도 심박수가 빨라질 수 있으므로 심박수 반응으로 환자의 운동 강도를 결정하는 것은 타당하지 않다.

따라서 운동자각 정도(RPE), 즉 운동 시 힘든 정도를 미리숫자로 표시해 놓은 운동 자각도를 참고로 운동을 하면서 환자들 본인의 운동 강도를 숫자로 알려주는 방법을 이용하는 것이 좋다. 운동 강도 지속시간 및 강도는 환자 상태에 따라 수정해야 하며, 운동 시작 후 점차적으로 강도, 시간, 빈도를 늘려나간다. 운동 강도는 최대심박수의 45%정도에서 시작하여 점차 증가시켜서 약 90%정도 범위 내에서 강도를 설정해야 하며, 운동지속시간은 30~60분 정도가 적당하다. 빈도 또한 3회에서 7회 정도로 점차 늘려나간다.

4) 정리 운동 :

횡경막 근육을 스트레칭, 이완하는 운동을 포함시켜야 하며, 이것은 호흡 효율을 높여주며 기침을 예방한다.

호흡기계질환과 운동의 효과

호흡기계 질환은 폐활량, 최대환기 능력 및 초기 폐활량 등을 감소시키는 결과를 낳게 되는데, 이는 규칙적이고 환자에 알맞은 운동을 통해서 어느 정도 그 질환을 악화시키는 것을 막아줄 수 있으며, 폐기능 및 작업능력을 향상시키며 또한 호흡곤란의 감도를 줄여준다. 이를 폐활량과 최대환기 능력 및 초기 폐활량의 운동전후를 비교함으로써 알아보면 다음과 같다. 규칙적인 운동이 호흡기계 질환자에게 나타나는 일반적인 운동효과를 재정리 해보면 다음과 같다.

① 작업의 효율성을 증가시킨다.(예 : 바른 자세의 보행과 향상된 보폭은 같은 강도의 보행 시 산소섭취량을 줄이며, 대사율을 낮춤으로 호흡 곤란의 감도를 줄인다.)

② 국소 근육에 혈액공급을 원활하게 하고 근효소 활동을 증가시킨다.

③ 최대한 운동 시 젖산축적 함량, 이산화탄소 생성량, 환기량을 줄인다.

④ 적혈구 함량을 증가시킨다. ⑤ 신체 조성의 변화를 가져온다.(예: 체지방을 줄인다.)

⑥ 최대산소섭취량을 증가시킨다. ⑦ 무산소 역치점을 향상시킨다.

⑧ 1회 호흡량의 증가로 인한 가스교환을 향상시킨다.

⑨ 혈중 지질 변화로 인한 심혈관 질환을 줄인다.

⑩ 정서적으로 안정감을 준다.

⑪ 일상생활의 질을 향상시킨다.

Chapter 02

Part 09

자연을 통한 자연치유요법

1. 향기를 치유수단으로 하는 아로마테라피(Aromatheraphy)

아로마테라피(Aromatheraphy)[134]는 각종 약물과 공격적인 치료에 대한 부작용과 화학성분에 대한 중독 등으로 자연에 의한 치료나 관리를 선호하는 경향이 늘어나면서 유럽이나 미국 일본 호주 등지에서는 아로마테라피(Aromatheraphy)가 이미 대중적으로 자리잡고 있으나 일부 제품은 의약품으로 분류되어 엄격히 취급되어지고 있기도 하다. 정유(식물에서 추출한 방향성오일인 에센셜 오일)는 다양한 종류의 나무, 풀, 꽃, 뿌리 등에서 추출하며 그 종류만도 수백 종에 이르고 효능 및 효과는 인체에서 일어나는 거의 모든 증상들과 연결된다. 정유의 활용범위는 점차 넓어져 보완대체의학분야는 물론이고 피부미용, 마사지, 방향이나 업무능률의 향상의 차원으로도 쓰여 지고 있으며 점차 사용범위가 넓어지고 있다. 일부 의료에도 적용을 시도하고 있으며 이비인후과 치료 등에서 많은 효과가 검증되었다. 청소년의 학습능률 향상에도 도움이 되는 것으로 밝혀져 있으며, 수험생을 공부방에 사용하면 성적을 올리는데 도움이 된다는 보고도 있다.

'아로마'란 좋은 향기, 즉 몸에 이로운 향기를 의미하고 '테라피'란 치료법을 뜻하는 말로서 아로마테라피는 흡입, 마사지등을 통하여 천연향오일인 에센셜 오일을 우리 체내로 흡

134)『향기요법(Aromatherapy)이라고 부르는 아로마테라피(Aromatheraphy)는 AROMA(아로마;향)와 THERAPY(테라피;치유)의 합성어로 식물에서 추출한 방향성오일인 에센셜 오일[Essential oil(精油)]을 이용하여 질병을 예방하고 치료하며 건강의 유지와 증진을 도모하는 자연치유분야이다.』

수시켜 몸과 마음을 건강하게 하는 자연 요법이다. 아로마 테라피는 육체뿐만 아니라 정신 그리고 감정적인 부분까지 다스릴 수 있는 자연치유법으로 건강증진, 질병예방, 미용에 부작용이 없고 그 효과가 매우 뛰어나 전 세계적으로 매우 주목받고 있다.

아로마테라피 요법의 종류

흡입법(Inhalation);

손수건, 티슈 또는 뜨거운 물컵에 1-2방울 떨군 후 코로 크게 심호흡하는 방법으로, 운전시 졸음방지로는 페파민트와 레몬, 알레르기 비염에는 유칼립투스가 좋다.

확산법(Vaporization);

아로마 램프, 아로마 스톤, 스프레이 등에 2-3방울 넣어 공기 중에 확산시켜 즐기는 방법이다. 이 방법은 아로마향 입자가 두뇌를 자극하여 감정적 변화를 조절하여 심신의 불균형을 바로 잡아주는 방법이 좋으며 수험생의 방에는 기억력과 집중력을 높이는 로즈메리와 바질이 좋다.

습포법(Compress);

근육통이나 삔 데, 타박상등의 질환에 냉습포나 온습포에 아로마 에센셜 오일을 떨구어 직접 환부에 대어주는 방법이다. 충혈, 눈 피로에는 저먼 카모마일 워터로 냉습포를 하면 좋다.

아로마 목욕법(bath)

입욕은 아로마의 효과를 느낄 수 있는 직접적인 방법이다. 아로마 목욕은 근육의 경직과 피로를 풀고 신진대사를 높여주는 탁월한 효능이 있다. 입욕 시 에센셀 오일을 욕조에 6~10방울 떨구고 15분간 입욕 또는 샤워 시 2-3방울 샤워 젤과 함께 섞어 문지르는 방법으로 즐길 수 있다.

다이어트를 위한 입욕법 ; 주니퍼 오일 10방울 + 천연소금 3TS 고온에서 발한 유도

족욕; 세수대야에 온수를 준비하고 에센셜 오일을 4방울 떨구고 10분간 족욕

발의 피로 : 페퍼민트 4방울 / 자주 붓는 발 : 주니퍼 4방울

좌욕; 미지근한 물에 엉덩이를 담그고 10분정도 좌욕

치질 : 싸이프러스 4방울 / 냉대하 : 티트리 2방울 , 타임 2방울

아로마(Aroma)활용법

아로마 마사지는 선택오일에 따라서 다양한 효과를 즐길 수 있다.

식물유에 에센셜 오일을 2-3% 희석하여 마사지 오일을 만든다.

=> 얼굴마사지 , 복부마사지, 목과 어깨마사지 , 발과 다리마사지
(예) 호호바유 100ml + 에센셜 오일 40방울

● 피부타입에 따른 사용법

건성피부 : (제라늄 6방울, 로즈 4방울, 샌달우드 10방울 + 스위트 아몬드유 100ml) 브렌딩오일로 매일 마사지

지성피부 : (쥬니퍼 10방울 , 레몬 10방울 + 호호바 오일 100ml) 브렌딩 오일로 마사지

노화피부 : 라벤더 10방울, 후랑킨센스 5방울, 로즈 5방울 + 마카다이마 너츠 오일 100ml

예민피부 : 카모마일 5방울, 로즈 2방울 + 호호바 오일 100ml

여드름 : 저먼 카모마일 5방울, 라벤더 10방울 + 호호바 오일 100ml 브렌딩 오일로 마사지하고 여드름을 짠 후에 라벤더 원액을 부위에 발라준다.

튼살 : 라벤더 20방울, 후랑킨센스 10방울, 네로리 10방울 + 호호바 오일 100ml

허벅지, 종아리 : 주니퍼 20방울, 그레이프 후룻 20방울, 싸이프러스 10방울 + 호호바 오일 100ml

복부비만 : 휀넬 20방울, 쥬니퍼 20방울, 블랙페퍼 10방울 + 호호바 오일 100ml

다리부종 : 페퍼민트 10방울, 싸이프러스 10방울, 로즈메리 20방울 + 호호바 오일 100ml

◎ 스트레스완화

스트레스로 인한 불안증과 건강 악화, 위궤양, 심장병 등이 올 수 있으므로 조절 작용이 필요하다. 부드럽고 상쾌한 향을 흡입하면 심신의 긴장을 풀고 여유를 느끼게 해준다.

램프확산 : 로즈메리3, 페퍼민트 2방울을 섞어 확산시킨다.

마사지 : 버가못 3, 바질 4방울에 캐리어오일 20ml를 희석하여 목, 어깨 마사지

라벤더 또는 마죠람을 램프에 5-6방울 떨어뜨리고 확산시키면 숙면을 취하는데 효과적이다. 또는 라벤더를 베개 밑에 2-3방울 직접 떨구어도 좋다.

기타효과; 살균작용(천연 방부제역할)자연 면역력 강화 작용/ 내분비계 활성화 작용

최음 작용 - 우울, 히스테리, 성적 불균형/세포재생 작용 - 스킨케어(에센셜 오일의 기능은 매우 다양하므로 자신의 상태에 맞는 오일을 처방에 따라 사용한다.)

◎ 편두통

한쪽 머리에 심한 통증이 오는 편두통의 원인은 대부분 스트레스에 있다. 그렇다고 스트레스를 받을 때 마다 약물을 복용하면 만성이 되어 위험하다. 상쾌한 아로마 향을 호흡하거나 근육을 마사지해 풀어주면 간단히 해결되는 것이 편두통이다.

흡입, 램프 확산 : 라벤더 3방울, 카모마일 1방울

마사지(관자놀이, 이마, 뒷목, 어깨를 마사지) : 제라늄1방울, 레몬2방울, 라벤더3방울에 캐리어 오일 1 티스푼을 섞어 사용.

◎ 위장장애

속이 답답하고 가스가 차거나 헛배가 부를 땐 식사 양을 줄이고 식단이나 조리법을 바꿔본다. 음식을 천천히 씹어 먹고 당분간 바나나, 우유, 오이, 콩, 양배추, 브로콜리 등 장내 가스를 유발하는 식품은 피하도록 한다. 그리고 크로브, 바질, 페퍼민트 등의 향을 맡음으로써 위산의 분비를 조절하고 소화를 도울 수 있다.

흡입 : 페퍼민트 2방울을 티슈에 떨어뜨려 흡입

마사지(복부) : 페퍼민트 2방울을 캐리어 오일 1티스푼을 섞어 상복부에 바른 뒤 시계 방향으로 원을 그리며 마사지 한다. 아로마 오일은 항 박테리아와 항진균 작용이 특히 강해 어떠한 무좀도 근원적으로 치료해준다.

각탕(발목욕) : 따뜻한 물에 라벤더 2방울, 티트리 2방울, 타임 2방울을 희석해 10분간 발을 담근 후 수건으로 닦지 말고 그대로 말린다.

도포 : 티트리 5방울원액 또는 타제트 5방울을 캐리어 오일 10ml에 희석해 바른다.

◎ 감기

감기는 아로마 요법과 마사지 등을 통해 면역성을 키워주는 것이 효과적이다.

흡입 : 유칼립투스 2방울, 페퍼민트 2방울, 티트리 2방울 또는 세이지 1방울

램프확산 : 페퍼민트, 유칼립투스, 로즈마리 각 2방울씩 섞어 확산 시키거나 라벤더를 면 손수건 또는 스카프에 2-3방울 떨어트리고 목에 감고 잔다.

◎ 생리통

복통과 요통 등 생리통이 심할 때는 휴식과 함께 아로마 요법을 실시한다.

마사지 : (하복부와 등허리) 라벤더 4방울, 카모마일 3방울, 마죠람 3방울과 식물유를 200ml 를 섞어 마사지.

더운 습포 : (하복부와 등허리)클라리세이지 3방울, 마죠람 2방울을 더운물에 희석하고 수건으로 적셔 사용한다.

◎ 성기능 장애

건강한 성생활은 밝고 활기찬 삶을 위해 중요한 부분이며 인간의 성욕은 뇌에서 생겨

발생하므로 심리적인 영향이 크다. 따라서 아로마 테라피 오일로 목욕을 하거나 바디로션으로 상쾌함을 주면 효과가 있다.

램프확산 : 파츄리 5방울, 샌달우드 2방울, 로즈 2방울

목욕 : 쟈스민 4방울, 버가못 2방울

좌욕 : 쥬니퍼베리 8방울 또는 샌달우드 2방울

마사지(전신); 샌달우드 5방울, 자스민 2방울, 이랑이랑 4방울, 로즈4방울 캐리어오일 30ml에 섞어 마사지

◎ 냉증이 심한 경우

많은 여성들이 겪고 있는 냉증에는 아로마를 이용한 좌욕이 효과적이다.

좌욕 : 클라리세이지 2방울, 주니퍼베리 2방울, 타임레드 1방울을 글리세린 2작은 술에 섞어서 미지근한 물에 풀어 사용한다.

◎ 산후 조리

라벤더와 자스민을 혼합한 오일을 헝겊에 묻혀 배에 올려놓으면 산후의 통증 완화에 좋다. 또 산모나 신생아의 방에 로즈, 자스민, 버가못 등의 향으로 확산 시키면 살균 효과와 함께 기분을 밝게 하는데 도움을 줄 수 있다.

마사지 : 로즈, 라벤더, 네로리, 클라리세이지 각 2방울을 섞어 마사지 한다.

램프 확산 : 라벤더 5방울, 로만카오마일 3방울

베이비 마사지 : 생후 백일까지는 코코넛 오일에 라벤더 1방울 섞어서 마사지 하면 연약한 아기 피부가 건강해 지고 아토피 등 피부병 예방에도 좋다.

백일 이후에는 호호바오일에 로즈 1방울 섞어서 마사지

밤낮을 못 가리고 보챌 때 : 가제 손수건에 라벤더 1방울 떨어뜨려 목에 감아 준다.

감기 : 유칼립투스를 아로마 램프를 이용하여 확산시키면서 감기예방 및 치료에 효과적이다.

아로마 블랜딩 오일 사용법

1. 릴랙세이션 오일 : 호호바 오일, 그레이프 씨드 오일 베이스에 라벤더와 오렌지가 배합된 오일로서 목욕 후에 베이비 마사지를 해주면 아기가 정서적으로 안정되며 성장발육에도 도움이 된다. 임산부위 경우, 복부마사지를 하면 임신선방지에 효과적이다.
2. 바디컨투어 오일 : 아몬드, 호호바 오일에 쥬니퍼, 티트리가 배합 된 오일로 베이비 마사지를 하면 면역기능이 좋아져 감가에 잘 안걸리고 잔병치레가 적게 된다. 엄마의 경우 산후조리

마사지를 하면 체내 노폐물 배출이 잘되어 회복이 빠르고 체중이 빨리 돌아온다.
3. 밸런스 오일 : 보습력이 좋은 호호바 오일에 항염작용이 뛰어나 저먼 카모마일이 배합된 오일이며 아토피 피부에 아주 효과적이다.

2. 원예치유(horticulture therapy)

A. 원예의 발달

고대 이집트에서는 정원 식물을 이용하여 치료를 했다는 기록이 남아있다. 정원은 자연이 제공해주는 신선한 공기와 햇빛, 시각을 즐겁게 해주는 꽃과 향기가 있어서, 치료라는 측면으로 보아 조금도 부족함이 없는 치료환경이다. 인류가 원시시대를 지나 농경사회로 접어들면서 식물자원의 활용이 연구되기 시작되고 원예의 원천인 재배와 농업의 발달이 발달하게 된다. 일정한 작물의 대량생산의 욕구로 부터서 과수원예나 채소원예의 전문적 원예가 시작된 것이다. 이렇게 먹을거리 위주의 단수한 식물의 재배를'1차 원예'라 하고 복지의 영역까지 확대된 원예를 2차 원예라고 명명한다. 원예(horticulture)라는 단어는 17세기에 처음으로 사용되었지만 '정원+경작'이라는 뜻에서 발전되었다. 그러나 3500년 전에 기록된 성경에는 이미 '에덴동산'이라는 단어가 나왔다. 그리고 이 동산은 '황홀한 동사' 즉, 파라다이스나 낙원이라는 뜻이 있으므로 '화훼원예'자체가 이미 인류가 창조될 때부터 시작되었다는 설도 있다. 우리가 접하는 천국과 낙원에 대해서 상상한 이미지와 회화에서 아름다운 꽃과 식물이 등장하지 않은 것은 찾아보기 힘들다.135)

BC 6세기경 중국에서는 채소와 과실원예가 발달되었고, 그리스시대에는 장미 백합 등을 재배했으며, 로마시대는 이미 용기(화분)재배까지 발달되었다. 그러다가 콜럼버스가 신대륙을 발견함에 따라 구대륙에서 신대륙으로, 신대륙에서 구대륙으로 식물이 이동되면서 원예의 획기적인 발전 시기가 된 것이다. 또한 그 이후 산업혁명을 거치면서 원에는 보편화와 아울러 대중화의 길로 들어서게 된다. 우리나라 또한, 삼국시대 이전부터 원예에 대한 기록들이 나왔고 조선시대에는'양화소록'이라는 전문원예서적이 처음 출현할 정도였다.

135) 한국자연치유과학협회, 자연치유 창간호, 2006 내용 중 참조

B. 원예치유의 시작

의식주의 제공 처인 자연에서 먹을거리의 대량재배로 1차원예의 발전을 한 인간의 원예는, 곧 이어서 특정원예의 발전까지 시작한 것이다. 즉, 식물은 우리에게 먹을거리를 주는 것은 물론이고, 약용식물로도 그 필요성이 높아졌기 때문이다. 약으로서 식물을 먹고 바른다는 단계에서, 미학적으로 보고 즐기는 단계, 그리고 향기를 맡아보고 치료와 안식을 찾는 단계에 이르게 된 것이다. 지금까지의 원예 즉, 먹을거리나 관상조경의 원예를 초월하여, 식물이 인간의 육체나 감정적인 면에 미치는 영향을 연구하고, 더 나아가서 우리의 삶의 질을 향상시키는 복지에 목적을 두는 원예는'2차 원예'이며 여기에는 가정원예, 사회원예, 도시원예, 치료원예 등 그 범위는 광범위하다. 이렇게 복지에 목적을 두는 2차 원예의 기록을 보면 고대 이집트에서는 정원 식물을 이용하여 치료를 했다는 기록이 있다. 정원은 자연이 제공해주는 신선한 공기와 햇빛, 시각을 즐겁게 하는 꽃과 향기가 있어서, 치료라는 측면으로 보아 조금도 부족함이 없는 치료환경인 것이다. 136)

C. 현대 원예치유의 발전

제2차 세계대전이 끝나면서 많은 환자들을 치료하는 의사와 심리학자들은 원예치유사들이 대량으로 필요함에 따라, 각 대학에서는 원예치유사라는 강좌가 신설되고 1955년에는 원예치유학사가 처음으로 탄생된 것이다. 질병의 원인이 병균설이나 체질설의 주장보다는 마음에 의해 생긴다는 '심인설(心因設)'이 우세해지고 또한 현대의학이 한계점에 와있다는 불신풍조에 시달리는 현시점에서는, 원예치유에의 찬사와 더불어 신선한 충격을 던져주고 있다.

현재 큰 병원이나 정양원등의 시설이 해변이나 숲 속이 아닌 콘크리트, 시멘트 속에만 지어진 시설물은 거의 없다. 도심에 있는 종합병원일 지라도 정원을 아름답게 꾸며서라고 자연을 모방하는 조경공법은, 병원건축의 기본요건이 된지 오래이다. 그래서 선진국일수록 국가의 시책에 의해서 사회원예나 도시원예에 큰 관심을 쏟고, 실천하고 있다. 서울시에서도 가로수를 꽃이 피는 나무들도 교체한다는 계획을 가지고 점차 도심의 가로수를 바꿔나가고 있다.

136) 8세기에 필라델피아의'벤자민'교수는 정신병자 중의 한사람이 흙과 꽃을 만지면서 병세가 호전됨을 발견하고 연구논문을 발표하였고, 1879년에는 정신치료 목적만으로 유리온실을 지었을 정도로 원예치료의 효과가 인정되는 시기이다. 18세기는 미국 및 영국, 스코틀랜드에서도 연구가 나와 원예치유는 심리학의 발전에 큰 기여가 되었다.

한 가정이나 학교, 병원이나 공공시설, 도시 전체의 도로나 옥상정원, 청계천 같은 하천에 이르기까지 아름답게 꾸밈으로써, 우리에게 안식처를 제공하여주는 정서순화의 차원은 물론이고, 병의 치유와 예방 등의 건강문제까지 담당하고 있는 것이 2차원예의 목적이 있는 것이다. 꽃과 나무를 가까이 하는 자연과 함께하는 삶은 원예치유의 긍정적 효과로 인해 항상 젊음과 건강이 확보된다고 할 수 있다. 원예치유는 가장 자연적 치유의 원형이라고 할 수 있을 정도로 자연 그자체가 치유의 의미를 지닌다.

3. 수(水)치료법(Hydrotheraphy)

우리 몸의 약 70%가 물이며 물은 생명의 근원이다. 기원 전 4 세기경에도 히포크라테스는 샘물을 마시고 목욕하는 등의 수치료법을 치료처방으로 사용한 바 있다. 그리스의 수(水)치유는 고대 이집트. 인도. 중국 등보다 이전이란 학설도 있다. 수(水)치료는 물을 여러 가지 방법으로 사용해 순환을 돕고 노폐물을 배설시키며 땀구멍을 통해 독소를 제거함으로써 효능이 나타난다.

오랜 수치료의 역사

수(水)치료 혹은 물 요법이라고도 하는 하이드로테라피(Hydrotheraphy)는 물을 이용한 자연치유요법으로 이의 효능은 누구나 인정한다. 따뜻한 물은 심신을 진정시키고 찬물은 인체를 자극하며 뜨거운 수증기는 통증을 완화한다는 사실을 경험적으로 잘 알고 있기 때문이다.

물을 이용하는 치료의 역사는 옛 그리스로 거슬러 올라가 기원전 4세기경 히포크라테스는 샘물을 마시고 목욕하는 등의 치료처방을 내린바 있다. 고대 이집트. 인도. 중국 등보다 이전이란 학설도 있다. 유명한 유럽의 스파들도 과거 로마시대에 만들어진 것이다. 물을 이용한 수(水)치료는 물을 여러 가지 방법으로 사용해 순환을 돕고 노폐물을 배설시키며 땀구멍을 통해 독소를 제거함으로써 효능이 나타나다. 냉온욕법, 온열 요법. 기포 목욕. 장세척. 관장 등 다양한 하이드로테라피(Hydrotheraphy)의 방법과 탁월한 효능을 지닌다.[137)]

137) 자연치유학입문, 김종수, AKCA, 2007 내용 중 일부 참조

냉온욕의 효과와 방법

우리가 일상적으로 행하는 목욕 중에 생리기능 조절과 건강유지에는 냉온욕이 효과를 나타낸다는 것은 경험적으로 알고 있다. 하지만 구체적인 원리와 적절한 냉온욕의 방법은 잘 모르는 수가 많다. 국소적으로 냉온욕은 피부의 말초순환을 원활히 하여 국소적인 진통소염효과를 나타내면서 신진대사가 촉진됨으로써 전신의 피로회복이 빨라진다.

냉온욕법; 먼저 냉탕에 입욕하여 전신을 가볍게 움직이며 1분간 보낸다. 다음에 온탕으로 가 서 안정 상태로 1분 동안 있다가 다시 냉탕에 입욕한다. 마지막 입욕은 반드시 냉탕에 마친 다. 처음 입욕 시는 하반신만 물에 잠기다가 점차로 잠기는 부위가 많아지게 한다. 40대 이 후의 중장년층은 냉탕 수온이 22도 정도로 하고 온탕은 39~40도 정도가 좋다.

효과; 만성피로, 위. 십이지장궤양, 고혈압, 저혈압, 당뇨병, 만성간질환, 각종 신경통, 류머티즘, 관절염

크나이프(Kneipp)수치료법:

크나이프는 근대 자연치유학의 아버지라고 하는 베네딕트 러스트의 스승이다. 독일 뢴블릭 클리닉 브리짓 뮐 박사는 "유럽에선 19세기에 독일의 세바스티안 크나이프(S. Kneipp)가 개발한 수치유법을 가장 체계적이고, 과학적인 것으로 인정한다."고 설명한다. 크나이프 박사는 환자에게 찬물을 뿌리거나 찬물을 밟고 다니게 하는 등 신체에 차가운 자극을 줘 혈액순환을 돕고, 숙면을 취하게 했다. 자신도 찬물로 결핵을 고쳤다고 하며 러스트도 이 방법으로 병이 치유되었다고 한다. <독일 바이에른에 있는 크나이프 클리닉(Keipp Clinic)은 온. 냉 교대욕이 우리 몸의 면역력에 미치는 효과를 분석했다. 3분간 온욕(38도)→30초간 냉욕(15~18도)→30분간 휴식을 4 주간 계속한 결과 온. 냉 교대욕은 면역 시스템에 매우 긍정적인 효과를 준 것으로 평가됐다.>

수치료법의 응용사례

1) 찬물에서 걷기

찬물에서 걷기 방법은 우선 샤워나 목욕을 한다. 이어 바로 발을 찬물에 담근 뒤 5초~5분간 걷는다. 발(특히 발바닥)을 타월로 힘주어 닦는다. 찬물에서 걷기는 면역력이 커져 감기 등 감염성 질환에 잘 걸리지 않는다. (주의사항: 발목. 발가락의 류마티스성 관절염, 골반 염증, 방광. 소화관 이상이 있는 환자는 금기한다.)

2) 스팀 쐬기

스팀 쐬기 방법은 먼저 깨끗한 주전자로 물을 끓인다. 이때 유칼립투스 몇 방울 또는 민트 잎 1~2 찻숟갈을 물에 넣는다. 끓인 물에 적신 수건을 조심스럽게 머리에 뒤집어쓴 뒤 느리고

깊게 호흡한다. (스팀쐬기는 콧물. 인후염. 가벼운 호흡기질환에 효과, 피부 청결. 보습 효과가 있으나 얼굴 화상을 조심하여야 한다.)

3) 엡섬 소금(Epsom salt) 문지르기

방법은 엡섬 소금이나 약간 촉촉한 소금을 한 움큼 쥔다. 소금으로 물기가 있는 피부를 붉어질 정도로 마사지한다. 전신을 다 하려면 소금이 450 ~ 900g 필요하다. 이어 따뜻한 물로 샤워하거나 욕조에 몸을 담근다. 10분간 휴식을 취한다. 샤워. 목욕이 끝난 뒤 몸을 말릴 때도 피부를 세게 문지른다. 매주 한번이나 한 달에 한번은 실시한다. (숙면. 디톡스(해독작용)의 효능이 있으며, 피부에 상처가 있거나 고혈압. 저혈압. 심장질환자에겐 금기한다.)

4. 사우나요법

우리는 흔히 핀란드식 사우나라는 표현을 많이 하는데 대부분 우리나라의 핀란드식 사우나는 무늬만 핀란드식 사우나라고 할 수 있다. 핀란드식 사우나의 시설구성을 보면 목재벤치, 불로 달구어진 돌을 담아두는 스토브, 물을 뿌리기 위한 물바가지, 피부를 자극해 주는 자작나무가지 뭉치 등으로 구성 한다.(우리나라에 있는 핀란드식 사우나는 목재로 만든 사우나실 만 있을 뿐 나머지는 비치되어 있는 것이 하나도 없다는 것이다. 그리고 시설 이용법에도 신체의 가열과 사우나 밖으로 나와 호수나 강가에서 몸을 냉각 시키는 행위를 여러 번 시행하는 것도 핀란드식 사우나의 특징이라고 할 수 있다.138))

여기서 사우나의 원리에 대해 언급하면 사우나의 대표적인 작용은 "온열작용"이다. 일반적으로 사우나를 하게 되면 체온이 1~2˚C가량 오르며 피부의 온도는 약 4~10˚C 정도 높아지게 된다. 이와 동시에 피부의 모세혈관이 확장되어 넓어지고 평소보다 많은 혈액이 몸속을 순환하게 된다. 온열작용을 치유에 이용한 온열요법은 가벼운 감기에서 부터 독감. 폐렴. 기관지염, 만성피로증후군(CFS)을 치유하며. 현대의 난치병인 에이즈와 암 치료에도 적극적으로 이용되고 있는 실정이다.

138) 목욕관리학, 강병덕, 대한목욕관리사협회, 2007 내용 중에서 일부 발췌

온열요법의 효과

독일 카셀의 하미히츠발트 클리닉의 폴커 슈미델 박사는 "온열요법은 체온(열)을 올리는 자연요법"이며 "현대의학에서 열은 질병의 한 증상이지만 자연의학에선 세균. 바이러스 등 외부 침략자를 막는 신체의 방어 장치"라고 요약했다. 자연의학에선 열이 나야 "치료가 잘 되고 있다"는 신호로 받아들인다. 뜨거운 물로 목욕하거나 증기탕에 들어가 몸에 열이 나도록 유도하면 면역시스템이 자극받아 항체와 인터페론(바이러스를 죽임)이 많이 생성된다는 것이다. 독일인 의사 발터 실러 박사는 "온열요법은 감기. 독감. 폐렴. 기관지염 심지어 만성피로증후군(CFS).에이즈. 암에도 활용 된다"며 "체온이 정상(37도)을 넘어서면 에이즈 바이러스가 활성을 잃는 것도 확인됐다"고 주장한다. 하미히츠발트 클리닉에선 온열요법을 암 치료에도 적극 활용한다. 그러나 이때는 뜨거운 물보다 초음파. 적외선 등을 이용해 체온을 자로 재듯 정확하게 올린다.
<치료 과정은 암 환자를 밀폐된 공간에 들어가게 한 뒤 서서히 몸에서 열이 나게 하는 것으로 시작된다. 환자의 최종 체온은 39~40도이며 이보다 온도가 높으면 정상세포까지 죽는다. 시술시간은 2~4시간. 시술 도중 환자가 땀을 흘리기 때문에 수분을 충분히 공급하고, 체온. 혈압 등을 15분마다 측정한다. 열이 오르면 환자가 경기를 일으킬 수 있어 예방조치로 마그네슘을 공급한다. 실러 박사는 "온열요법은 몸에 쌓인 독소를 제거하는 디톡스(해독)에도 유용하다"며 "특히 농약. PCB.중금속 등 유해물질이 땀 등을 통해 체외로 다량 배출된다."고 지적하고 그러나 "열에 민감한 사람, 빈혈. 심장병. 고혈압. 당뇨병. 뇌졸중. 결핵 환자, 임신한 여성은 온열요법의 금기 대상이다." 라고 한다.>
<우리 몸의 신진대사와 수분의 균형을 유지하는데 땀은 중요한 역할을 하기 때문에 땀이 배출되는 우리의 피부를 "제 3의 신장"이라고 부르기도 한다. 사우나욕은 냉수와 병행하여 사용할 때 더욱 큰 효과를 볼 수 있는데 건강한 사람이라면 냉수욕탕이나 냉수샤워 후에는 혈관이 반사적으로 더욱 넓어지고 온감은 강해져 혈관 반응을 강화하고, 교감 신경을 자극해서 자율신경의 활동을 높여주고 면역계를 활성화시켜 치유효과를 나타낸다. 이는 오랜 역사를 지닌 하이드로테라피로 발전하여 질병의 치유에 이용되어 왔다.>

사우나가 인체에 미치는 영향

사우나는 여러 가지 기능에서 인체에 많은 영향을 미치는데 심장과 혈액순환, 호흡기, 신진대사, 피부, 근육, 소화기, 신경조직, 호르몬 등에 영향을 미친다. 심장과 혈액순환의 관계에서는 혈관의 수축작용 이완작용을 통하여 심장을 튼튼하게 하며, 피의 흐름을 원활하게 하고, 혈압이 높은 사람의 경우 찬물로 몸을 식히지 않는다면 열을 받아 혈관이 넓어지므로 혈압을 내릴 수 있다. 호흡기와의 관계에서는 호흡기의 혈액순환을 7배까지 높일 수 있고, 가래를 삭히는데 도움이 되며,

호흡을 하는데 사용되는 근육의 이완작용으로 호흡이 쉬워지며, 신진대사와의 관계에서는 사우나 욕을 하는 동안 흘리는 땀은 신경작용을 도와서 배설물을 운반해주는 일을 하며, 몸 안의 수분이 빠지므로 부종을 방지하고, 일시적으로 체중이 감량된다. 또한 피부와의 관계에서는 피부를 강하게 하여 저항력을 길러주며 피부표면을 한 겹 벗기는 구실을 하여서 피부가 부드럽고 매끄러워지고, 피부의 노화작용을 막으면서 근육의 긴장도 풀어준다. 소화기와의 관계에서는 경련을 방지하고 장기능을 조절하며, 신경조직과의 관계에서는 사우나는 교감신경과 운동신경을 활발하게 하여 심장의 박동을 안정되게 해주며, 모든 내장 기관의 기능을 높여 줄뿐만 아니라 불면증이나 얼굴이 쉽게 붉어지는 사람에게 도움이 된다. 기타 호르몬과의 관계에서는 호르몬의 분비 역시 신경의 지배를 받기 때문에 사우나 욕으로 인해 활발해진 신경의 작용은 처해진 상황에 따라 적당량의 호르몬 분비가 될 수 있도록 하는데 에 도움을 준다.

5. 화증(火蒸) 요법

화증요법은 일명'찜질요법'이라는 용어로 한국인의 일상에 매우 익숙해져 있는 요법이다. 화증요법에는 불한증막, 찜질방, 황토방, 불가마체험 등이 이에 속하며 통칭하여 찜질방으로 통하고 있는데, 이러한 시설의 주요원리는 황토를 비롯한 주요마감재에서 방출하는'원적외선'을 이용한 시설이라는 것이 공통적인 요소이다. 사우나가 주위의 온도를 높여 땀을 배출시키는 것이라면 찜질방은 주위의 온도와 함께 바닥의 온도를 높여 놓은 것이라고 할 수 있다. 이들 시설의 공통점은 전통 재래식 한증막을 재구성하여 현대화한 시설로 땀을 빼는 효과와 찜질의 효과를 함께 맛 볼 수 있다는 것이 찜질방의 최고의 장점이라고 하는데 정작 중요한 것은 단순히 불을 쪼인다고 해서 모든 것이 해결되는 것이 아니라 적정한 이용방법 등을 알면 그 효과를 더욱 높일 수 있게 된다. 화증요법(찜질)의 원리는 전술한 사우나 욕의 원리인 온열작용에 의한 체온 조절 작용을 이용한 땀의 배출과 원적외선 원리라고 할 수 있다.139)

원적외선이란 물질이 태양광선을 맞아 발산하는 광선의 하나로 파장대가 2.1~1000미크론 사이의 긴 파장을 가진 전자파로 지구상의 모든 물질에서 나오지만 특히 돌, 황토, 맥반

139) 목욕관리학, 강병덕, 대한목욕관리사협회, 2007 내용 중에서 일부 발췌

석, 숯 등이 가열 될 경우 다량으로 많이 발생하게 된다. 원적외선은 탈취, 항균, 항곰팡이 작용을 한다는 것은 이미 과학적으로 입증되어 잘 알려진 사실이며, 원적외선 발열물질로 쓰이는 물질로 대표적인 것이 맥반석, 옥과 게르마늄 등을 발열체로 사용하는 경우가 대부분이다. 여기서 발열물질이 원적외선을 방출하는 온도에 차이가 나게 되는데, 맥반석은 약 750℃ 이상의 고온, 옥은 약 300℃내외의 저온에서 원적외선의 방사량이 최고로 달하게 되므로 찜질방의 방열온도를 이에 맞게 잘 조절하여 이용할 필요성이 있다.

- **화증요법의 이용방법 ;** 찜질을 하는 동안 수시로 물을 마셔 체내에 충분히 수분을 보충하여야 한다.발열체 가까이 있는 것을 피하고 장시간 과다한 피부노출은 오히려 좋지 않으므로 약 10분 정도가 좋으며 열기를 쬔 후에는 약 10분간 휴식을 취한다. 머리는 가능한 차게 유지하도록 유의 하는 것이 좋다. 간단한 마사지를 병행할 경우 효과가 더욱 좋아진다. 찜질 후에는 반드시 샤워를 할 필요가 있다.

관절 재활과 기포 목욕

프랑스 중심부에 있는 광천(鑛泉) 도시 비쉬에서는 과거 나폴레옹 3세가 즐겨 찾았던 칼루 광천을 개조해 목욕요법을 시행하는 수치료장으로 활용하고 있다. 류머티스성 관절염 환자는 온천탕 안에서 관절을 부드럽게 하고 통증을 완화하기 위한 수중 체조로 하루를 시작한다. 20 여 분간 체조를 한 뒤 기포 욕조에서 10분쯤 물 마사지를 받는다. 이곳 목욕요법, 수치유 전문가는 "기포 목욕은 손상된 근육. 관절을 재활시키는데 특히 유용하다"며 "퇴행성. 류머티스성 관절염과 근. 골격계 질환에 효과적"이라고 설명했다. 특히 스트레스, 긴장을 풀어주고, 쓰리고 부은 피부를 달래주는 것은 물론 화상. 동상 치유에도 도움을 준다. 기포 목욕을 하기 전 물에서 체조. 아쿠아로빅 등 운동을 하면 물리치료 효과를 얻을 수 있다.

목욕요법 참조사항

① 목욕 전에 마시는 물과 우유는, 발한을 도와주며 땀이 잘 나오도록 한다. 땀과 함께 피부 깊숙이 들어 있던 노폐물이 쏙쏙 빠져 나와 피부가 한결 개운해진 느낌뿐만 아니라 차가운 음료가 체온, 열기를 식혀주기 때문에 더욱 시원한 목욕이 가능하다. (목욕 후 갈증도 훨씬 덜하고 수분 공급 효과가 뛰어나다. 목욕 전 마시는 찬 우유나 물은 수분공급은 물론 발한작용도 도와준다.)

② 샤워는 미지근한 물에서, 마무리는 찬물로 물의 온도가 너무 뜨거우면 인체에 좋지 않다.

수건에 비누질하여 마사지하는 것처럼 둥글게 문질러 닦은 뒤, 따뜻한 물로 헹궈낼 것, 스펀지에 순한 비누를 칠해, 가볍게 문지르는 정도면 적당하다. 마지막에는 열린 모공을 닫아주도록 하기 위해서 약간 찬물로 마무리 한다. 샤워할 때는 온몸을 둥글게, 부드럽게 , 마사지 하듯 비누질 한다. (미지근한 물이 건강에 가장 좋다.)

③ 목욕, 사우나는 일주일에 한두 번 정도가 적당하다.

목욕이나 사우나 자체는 피부탄력 유지에 좋다. 문제는 너무 잦거나 긴 목욕을 하는 것이다. 특히 몸에 좋다고 온천에 가면 오래시간을 뜨거운 욕탕에 담그게 되는데 아무리 수질이 뛰어난 온천이라 하더라고 뜨거운 탕 속에 오래 들어가 있으면 피부가 금방 건조해진다. 사우나를 이용할 때는 피부가 빨갛게 얼룩지거나, 얼굴이 달아오르기 전까지만 있는다. 사우나를 너무 자주하면 피부가 건조해 지고 혈색이 나빠지며 빨리 늙는다. 냉온교대욕은 찬물에서 시작하여 찬물에서 끝낸다.

④ 너무 강하게 때를 미는 것은 피부의 적, 너무 강하게 문지르면 피부를 다친다.

사람마다 체질과 피부강도, 상태 등이 다르기 때문에 때를 밀 때는 피부에 상처가 나지 않도록 너무 세게 미는 것은 가능 한 피하는 것이 좋다. (꼭 때를 밀고 싶다면, 때를 충분히 불린 뒤 때밀이 수건을 착용하고 근육의 결을 따라서 길게 문지르는 정도가 적당하다. 심장에서 먼 곳부터, 심장을 향하여 힘을 주는 것이 순서다.)

⑤ 목욕 브러시, 해면은 부드럽게 클렌징 하듯이 섬유질로 만든 해면이나 목욕 브러시를 사용할 때는, 부드럽게 클렌징 해준다는 기분으로 써야한다.

⑥ 건조한 피부에는, 식물성 천연비누 또는 글리세린 비누를 사용한다.

비누의 성질은 강알칼리성이다. 인체에 붙어 있는 때는 산성이며 피부는 약산성상태이기 때문에 비누는 알칼리성이다. 그러나 너무 알칼리성이 강하거나 비누를 많이 사용하게 되면 피부의 산기를 떨어트리게 되어 세균 감염 및 피부를 건조하게 만드는 원인이 된다. 그러므로 특히 건성 피부인 사람이나, 잦은 샤워로 피부 가려움을 느끼는 사람이라면 반드시 식물성 천연비누를 쓰도록 한다. (일반비누는 합성성분과 계면활성제가 포함되어 있어 피부에 자극을 주게 된다)

⑦ 굳은살은 조금씩 마사지 하면서 벗겨 낸다.

흔히들 돌비누나 각질제거기로 박박 문질러 씻으면 그만이다 싶지만 천만의 말씀 만만의 콩떡이다. 각질은 죽은 세포로 기저세포에서 계속적으로 신규세포를 만들어 내고 각질층에서는 죽은 세포를 계속적으로 배출하고 있다. 그러기 때문에 한꺼번에 욕심 부리기보다는 샤워할 때마다 조금씩 하는 것이 효과적이다. 무리하게 제거하려고 하면 더 두꺼운 각질층이 생길 수 있다. 제거후 발에 로션 등을 발라 마사지 하면서 피부를 진정 시킨다. 사포로 된 발각질제거기는 발이 마른상태에서 사용한다.

⑧ 보습, 영양제품은 더워도 꼭 바를 것

사워나 목욕 후 보습을 안 해 주면 오히려 피부가 거칠어진다. 물기가 다 마르기전에 보디크림, 오일, 밀크 등을 발라 피부의 수분손실을 막는다. 목욕만 자주하고 수분, 영양을 공급하지 않으면 피부가 건잡을 수 없이 거칠어진다.

⑨ 가끔씩 천연재 목욕으로 영양과 수분을 보충한다.

여러 가지 야채나 과일을 면 보자기에 넣어 욕조 물에 담가 미용목욕을 해보라.

귤, 유자, 사과껍질은 죽은 각질 제거에 효과적이다. 생강은 보습효과가 높으며, 귤, 오이, 셀러리 등은 피로회복에 좋다. 죽염 목욕은 피부표면과 모공 속 노폐물, 지방분을 체외로 배출시키고, 자극이나 질병에 대한 저항력도 키워준다. 묵은 각질을 제거, 피부를 건강하고 매끄럽게 유지해 주는 천연 스크럽이나 살구씨, 커피찌꺼기, 오트밀, 죽염 등을 클렌징 밀크와 섞은 뒤, 원을 그리듯이 마사지 하면 좋다.

⑩ 목욕 후에는 파우더로 가볍게 마무리 한다.

땀이 많이 나는 겨드랑이, 허벅지 등을 중심으로 보디 파우더를 발라 마무리 한다. 목에서 가슴선에 이르는 앞가슴 부분도 땀으로 상하기 쉬운 부위이므로, 파우더로 잘 마무리 한다.

| 참고문헌 |

국내 서적

이현기 저, 흡각요법강론, 우리문화, 2007
이윤철 저, 自然治癒와 量子醫學, 동서의학신문사, 2005
전세일 외, 새로운 의학 새로운 삶, 창작과 비평사, 2000
강길준 외, 양자의학.간뇌의학, 자연치유대학, 2004
이근후 외, 최신임상정신의학, 하나의학사, 1988
오장근 저, 만성병시대, 도서출판 정담, 1996.
신태웅 편저, 자연치유학개론, 도서출판 국제선교, 2006.
황종국 저, 의사가 못고치는 환자는 어떻게 하나?, 우리문화, 2005
김종수 편저, 자연치유학入門, AKCA, 2007
정현희 저, 미술치료, 학지사, 2006
이장호 저, 상담심리학, 박영사, 1996
김완희 편저,「한의학원론」, 成輔社, 1995
김용남 저,「한방물리치료학」,현문사, 1999
김춘식 저,「오행생식요법」, 도서출판 오행생식, 1998
김춘식 저,「체질분류학」, 도서출판 오행생식, 2000
배병철 저,「皇帝內徑<靈樞 · 素問>」,成輔社, 1999
백윤기 저,「黃帝內徑運氣解釋」高文社, 1992
신인환 저,「알기쉬운 건강생활요법」, 오늘, 1999
이극노 저,「황제내경건강법」도서출판 큰방, 1997
이흥제 편저,「침술 14경락 도해」얼과알, 2001
장동순 저,「東洋思想과 서양과학의 接木과 應用」도서출판 청홍, 1999
조헌영 저,「통속한의학원론」학원사, 2001
최 하 저, 자연식 생식 자연요법」자연윤리사, 1993
설영환 외,「경락의 대발견」일월서각, 1999
전세일 저,「침술의학」계축문화사, 2005
오성선 외, 인체생리학, 효일, 2001
김홍경 저, 동의한마당. 신농백초, 1992
김형태 저, 상담의 이론과 실제, 동문사, 1998
김종수 편저, 진단과 지압, WCAN, 2007
공동철 저, 한약은 죽었다, 학민사, 1993
이영주 저, 자유명상, 정신문화사, 1993
신태웅 편저, 홍채학, 도서출판 국제선교, 2004
김공주 저, 색채과학, 대광서림, 1991
안현필 저, 공해시대 건강법, 길터, 1991
김종수 저, 보완대체자연치유학, AKCA, 2007
이여명 저, 건강을 얻는 마음의 지혜, 정신문화사, 1995
권덕진 저, 히포크라테스선서, 사이언스 북스, 서울, 2006
강 곤 외, 의용계측공학, 어문각, 1993.
김광윤 외, 자성 재료학, 반도출판사. 1992

김선복. 혈관자극에 의한 생체기능조절요법. 선지명, 1994
김선복, 신경과 혈관조절요법, 마라나다, 2000
김승수 편저. 화타경혈치료법, 성한 출판사. 1990
김종수 외, 코일을 이용한 뇌동맥류의 혈관내 치료: 효용성과 한계점. J Kor.Neurosur 27:749-756, 1998
김진호, 자기화학, 대학교과서 주식회사. 1990
성호경 외. 생리학. 제4판. 의학문화사 pp. 309-313, 1988
오흥근. 통증의학, 군자 출판사. pp. 384-388. 1995
유태우. 고려수지요법 강좌. 제5판. 1990
이인모, 이상목. 인체생리학. 형설출판사. 1994
이재학, 박찬의. 전기치료학 제3판, 대관서림. pp. 19-15, 1992
이태호 외. 사암도인침구요결, 행림출판사. p. 183. 1991
이형환 외. 생물학. 세진출판사. 1990
황무연. 한의원과 인체의 신비. 제1판. 고려의학. pp. 165-173. 1993
김선복. 수지혈압 진단과 처방, 도서출판 마라나다, 2002
김선복, 자기조절 유도의학 원리편, 도서출판 선지명, 2005
김석범, 보완대체의학과, 통합의학,영남대의과대학원 석사학위논문,2001, 2-3
전경수, 인류학과의 만남, 서울대출판사,1996,p57-60
전세일, 전홍준, 오홍근, 새로운 의학 새로운 삶, 창작과 비평사,2000,p51
한상복, 이문웅, 김관억, 문화인류학, 서울대학교출판부,1998,p63-84

번역서적

Weil Andrew,/ 김옥분 역, 자연치유(Spontaneous Healing,1996), 다산글방, 2005
Lown,Bernard./ 서정돈 외 역, 치유의 예술을 찾아서(The Lost Art of Healing 1996), 몸과 마음, 2003.
Plaugher Lopes/ 김종수 역. Textbook of Clinical Cairopractic , 푸른솔, 2004
칼 사이몬튼 외 공저/ 박희준 역, 마음의 의학과 암의 심리치료, 정신세계사,1998
야마다 유키히코 외 공저/ 홍영의 역, 의사가 필요 없는 건강비법, 팬더북, 1991
이시카와 마츠오/ 서상문 역, 동양적 사고로 돌아오는 현대과학, 인간사, 1990
渥美和彦、廣瀬輝夫、代替医学のすすめ、日本医療企画、2000、p14－37
小泉明,「健康概念に係わる理論的研究」「昭和60年度科学研究費補助金総合研究 (A)研究成果報告書」、1986
小池里予,・小池英, ホリスティック健康学.ホリスティック栄養学入門, ホリスティック栄養学研究所,2004
瀧澤利行、健康文化論、大修舘書店、1998、p18－35
畑 栄一、土井由利子、行動科学, 南江堂, 2003 . 이응철 역, 행동과학과 건강, 야스미디어, 2007,p1
松本千秋、健康行動理論の入門書、医歯薬出版、2002. 이응철 역, 건강행동이론의 입문, 야스미디어, 2007,p1

논문류 기타

보건복지부, 보완대체의료 활성화를 위한 정책토론회, 국회의원 김춘진, 2007
한국자연치유학회, 자연치유, 창간호, 2006
고덕순, 암환자의 대체요법 시행경험, 중앙대 대학원, 2000
김석범, 보완대체의학과 통합의학, 영남대학교 의과대학원 석사 논문, 2001
김종희, 대체의학의 수단으로서 방향요법의 활용과 현황, 경성대 석사 논문, 2003
김원길, 대체요법의 한 수단으로서 동종요법의 약국응용, 경성대 석사 논문, 2001
구정희, 대체요법 인식에 관한 연구, 인제대, 2002

장석종, 푸드테라피를 活用한 자연치유 增大方案에 관한 硏究, 서울장신대 자연치유선교대학원 석사 논문, 2006
고은애, 자연식품이 갖는 맛이 건강에 미치는 영향 고찰, 서울장신대 자연치유선교대학원 석사 논문, 2007
임상심리학회, 대체의학에 대한 일본인들의 태도 및 대체의학 선택에 영향을 미치는 심리사회적 특성, 유희정, 1998
한의학 연구원, 대체의학 실태조사 및 대응 방안 연구, 1999
조무성, 암환자의 삶의 질과 대체의학 요법의 행정방향, 하계 학술대회 논문집, 2002
한국미술치료학회, 미술치료의 이론과 실제, 미술치료연수회자료집, 2001
대한당뇨병학회지, 당뇨병 환자들의 대체의학 경험 실태와 관련요인, Vol24, No1, 2000
성노현, 맥동성 단극 자기장의 중추 신경제 장애기전에 관한연구. 서울 대학교 박사학위논문. 1996
이관호. 최신침구과학문답해설. 제2집. 충무도서 :73- 66. 이삼열, 정윤섭. 임상별리검사법, 연세대 출판부. 1991
이상훈 외, 체열촬영으로 관찰한 전기수지자극 의 효과. 대한 통증학회지 7:222-230, 1994
김성곤 외, 제18차 학술대회 및 연수교육. 대한통증학회 초록 p. 23. 1994
이예철 외. 체열 촬영으로 관찰한 전기수지자극의 효과. 대한통증학회지 7(2).222-230. 1994
안용모, 팔강약침요법이론과 실제. '94-Seoul International Acupuncture-Moxibusition Symposium, 1991

Ⅰ 저자 Ⅰ

이 형 환 (李 炯 煥)

연세대학교 대학원 생명과학, 이학석사
미국 University of Idaho 분자생물학, 이학박사
건국대학교 생명과학연구원장 이과대학장(역임)
동방대학원대학교 자연치유학과 교수 (동방학술원 원장)
저서;<생명의 물과 유전자비즈니스>외 25편/ 논문발표; 211편

이 응 철 (李 應 喆)

일본 교린(杏林)대학교 및 동 대학원, 보건학 석사
일본 鹿兒島(가고시마)대학교 대학원(생태인류학 전공), 농학박사
서울보건대학(현, 을지 대학) 겸임교수, 농촌자원개발연구소(농촌진흥청)연구원
서울 장신대학교 자연치유선교대학원 교수(대학원장) 역임
저서(역서); <행동과학과 건강>, <건강행동이론 입문>외 다수

고 은 애 (高 銀 愛)

서울 장신대학교 자연치유선교대학원(자연치유 전공), 자연치유선교학 석사
원광대학교 대학원 한의학 박사과정
서울장신대학교 자연치유연구소 연구원
대한통합의학교육협의회 및 한국자연치유교육협회 이사(현)
저서; <입맛대로 먹어라>, <자연치유학>외 다수

자연치유학

저자; 이 응철 · 고 은애 · 이 형환

2008년 1월 10일 초판 1쇄 발행
2010년 2월 20일 초판 2쇄 발행
2013년 3월 15일 초판 3쇄 발행
2021년 4월 30일 개정판 1쇄 발행
2022년 12월 25일 개정판 2쇄 발행

펴낸이; 채 말녀

엮은이; 김 수경

표지디자인 및 교정·교열; 김 아영

펴낸 곳; **아트하우스출판사**

주소; 서울 성북구 동선동 3가 250-1

전화; 02)921-7836/ 팩스; 02)928-7836

도서담당자; Mobile 010-8422-7833

E-mail; bestdrq@empal.com

ISBN 978-89-960425-0-1-93510

정가; 20,000 원